La Maladie du Sommeil
et
les Trypanosomiases animales
au Sénégal

PAR

A. THIROUX ET **L. D'ANFREVILLE DE LA SALLE**

Médecin major de 1re cl. des Troupes Coloniales
Directeur du laboratoire de Bactériologie
de Saint-Louis (Sénégal)

Médecin inspecteur d'hygiène
à Saint-Louis
(Sénégal)

PRÉFACE DU Dr A. LAVERAN
Membre de l'Institut et de l'Académie de Médecine

Avec dix-sept figures dans le texte

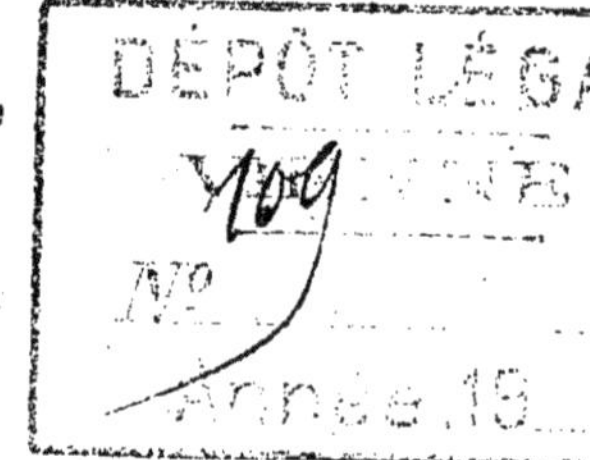

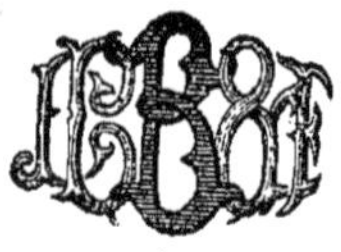

PARIS
LIBRAIRIE J.-B. BAILLIÈRE ET FILS
19, RUE HAUTEFEUILLE, 19

1911

La Maladie du Sommeil

et

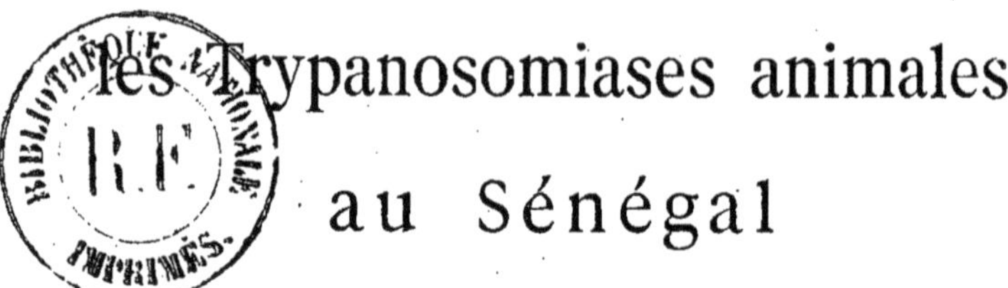

les Trypanosomiases animales au Sénégal

PAR

A. THIROUX
Médecin major de 1re cl. des Troupes Coloniales
Directeur du laboratoire de Bactériologie
de Saint-Louis (Sénégal)

ET

L. D'ANFREVILLE DE LA SALLE
Médecin inspecteur d'hygiène
à Saint-Louis
(Sénégal)

PRÉFACE DU Dr A. LAVERAN
Membre de l'Institut et de l'Académie de Médecine

Avec dix-sept figures dans le texte

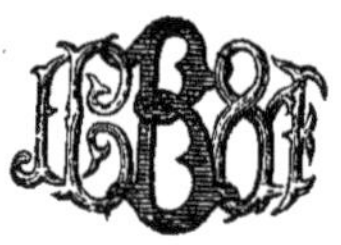

PARIS
LIBRAIRIE J.-B. BAILLIÈRE ET FILS
19, RUE HAUTEFEUILLE, 19

1911

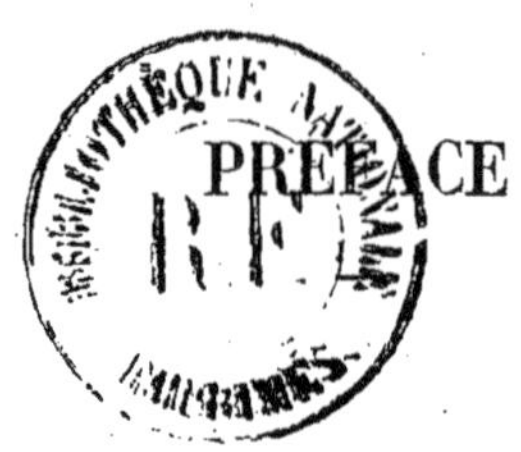

PRÉFACE

MM. Thiroux et d'Anfreville ont résumé dans cet ouvrage, qu'ils m'ont demandé de présenter au public médical, les nombreuses observations qu'ils ont faites sur les trypanosomiases pendant un séjour de trois années au Sénégal.

L'ouvrage est divisé en deux parties qui sont consacrées, l'une à la trypanosomiase humaine, ou maladie du sommeil, l'autre aux trypanosomiases animales rencontrées par les Auteurs au Sénégal.

Les symptômes et le diagnostic de la maladie du sommeil font l'objet des deux premiers chapitres. Les Auteurs étudient spécialement la polyadénite lymphatique, qui a une si grande importance au point de vue du diagnostic précoce de la maladie, les lésions cutanées, les douleurs nerveuses et musculaires, l'hypnose, les attaques épileptoïdes, la méningite aiguë, l'aliénation mentale, les troubles des fonctions génitales. Ils montrent que, à la 3e période de la maladie, *Trypanosoma gambiense* disparaît souvent du sang et des ganglions lymphatiques et que cette disparition est due, vraisemblablement, à la formation d'anticorps.

Les chapitres III et IV sont consacrés à la thérapeutique et présentent un grand intérêt, par le nombre des observations recueillies et par la variété des traitements employés. Ce sont les médications associées : atoxyl et orpiment, atoxyl et émétique, qui ont donné les résultats les plus favorables, comme pouvaient le faire prévoir les expériences de traitement poursuivies sur différentes espèces animales dans les laboratoires.

MM. Thiroux et d'Anfreville préconisent les injections hypodermiques de caféine pour prévenir les syncopes qui se produisent quelquefois à la suite des injections intra-veineuses d'émétique.

La répartition géographique de la trypanosomiase humaine et des glossines au Sénégal fait l'objet des chapitres V et VII.

M. Thiroux a été chargé par M. le Gouverneur du Sénégal de rechercher quelle était la fréquence de la maladie du sommeil dans les régions dites de la Petite Côte et des Niayes, et les résultats de cette mission ont été des plus intéressants ; il est aujourd'hui démontré que la maladie du sommeil est très répandue dans ces régions.

A proximité de Saint-Louis, M. Thiroux a découvert un petit foyer de trypanosomiase dans les forêts de palétuviers du delta du fleuve Sénégal.

Les deux seules espèces de glossines rencontrées par les Auteurs ont été *Gl. palpalis* et *Gl. longipalpis*. *Gl. palpalis* existe dans toutes les localités où la maladie du sommeil est endémique.

Le chapitre VI, intitulé : Voyages relatifs à la détermination des zones infectées, donne des renseignements pratiques qui seront très utiles aux médecins chargés de missions analogues à celle qui a été accomplie par M. Thiroux sur la Petite Côte et dans les Niayes.

Le chapitre VIII est consacré à la prophylaxie. Un village de ségrégation des indigènes atteints de la maladie du sommeil a été créé, sur les indications de M. Thiroux, à proximité de Saint-Louis, dans le faubourg de Sor, où il n'existe pas de glossines, ce qui est une condition très importante pour une création de ce genre. Des sujets atteints de trypanosomiase que l'on réunirait dans une localité infestée de glossines seraient un danger pour la région et pourraient constituer un centre d'expansion épidémique.

Les malades ont été logés, à peu de frais, dans des cases en paille semblables à celles des villages indigènes ; on leur distribuait les ustensiles de ménage nécessaires, de l'eau potable était mise à leur disposition et, moyennant une indemnité de o fr. 60 par jour, ils arrivaient à se nourrir très convenablement, avec des aliments à leur goût. Un hôpital installé à l'européenne aurait coûté fort cher et les indigènes, s'y trouvant fort mal, n'auraient eu qu'une pensée, celle d'en sortir, tandis qu'ils appréciaient fort le village de ségrégation de Sor et qu'ils venaient parfois de très loin pour s'y faire soigner. Il est à désirer que l'on crée dans les pays, où la maladie du sommeil est endémique beaucoup de villages sur ce modèle. Alors même qu'on ne guérit pas les malades, dont l'état est souvent trop grave à l'arrivée pour que le traitement puisse être fait dans de bonnes conditions, on supprime des causes d'infection, on fait de l'excellente prophylaxie.

Pour ce qui concerne les trypanosomiases animales, les Auteurs ont reconnu l'existence au Sénégal des infections dues à *Tr. dimorphon*, à *Tr. Cazalboui* et à *Tr. Pecaudi*. Le traitement de ces trypanosomiases chez le cheval, par l'orpiment seul ou associé à l'atoxyl, a donné des résultats remarquables ; des guérisons complètes, définitives, ont été obtenues et les médications préconisées par les Auteurs sont entrées dans la pratique vétérinaire.

En résumé, l'ouvrage de MM. Thiroux et d'Anfreville constitue une contribution de grande valeur à l'étude de la maladie du sommeil et des trypanosomiases animales. L'importance des trypanosomiases en pathologie humaine et en pathologie vétérinaire s'accroît de plus en plus, les livres qui, comme celui-ci, nous font mieux connaître l'étiologie et la symptomatologie de ces maladies, et surtout qui marquent un progrès au point de vue de leur traitement et de leur prophylaxie, sont donc les bienvenus.

A. Laveran.

Paris, 24 janvier 1911.

AVANT-PROPOS

Ce livre rapporte les résultats de trois années d'études de la maladie du sommeil et des trypanosomiases animales au Sénégal. Pendant cette période, nous avons reçu de nombreux encouragements de la part de M. le Gouverneur général de l'Afrique occidentale Merlaud-Ponty, qui s'est inscrit pour une souscription de 40 exemplaires, et de la part du Gouvernement du Sénégal.

La Caisse des recherches scientifiques nous a pendant deux années aidés d'importantes subventions.

La Société de géographie a bien voulu prendre cet ouvrage sous son patronage et nous aider pour sa publication.

Nous tenons à les remercier pour leur appui matériel et moral.

Le professeur Laveran, qui a bien voulu, dans sa préface, présenter notre livre au public, ne nous a pas ménagé pendant tout notre séjour au Sénégal les conseils presque journaliers de sa grande expérience, une fois de plus nous tenons à lui témoigner toute notre reconnaissance.

A. Thiroux,
d'Anfreville de la Salle.

LA MALADIE DU SOMMEIL

ET

LES TRYPANOSOMIASES ANIMALES

AU SÉNÉGAL

PREMIÈRE PARTIE

LA MALADIE DU SOMMEIL

SYMPTOMATOLOGIE

Dans la maladie du sommeil, les symptômes varient beaucoup; aussi, en établissant un type clinique, risque-t-on plus que dans toute autre maladie de voir un certain nombre de cas sortir du cadre tracé. Le terme lui-même de maladie du sommeil tend, à juste titre, à être remplacé par celui de trypanosomiase humaine depuis qu'une connaissance plus approfondie a fait rattacher à l'infection par *Trypanosoma gambiense* un grand nombre de cas, dans lesquels il n'existe pas d'hypnose.

Quelques auteurs ont cherché à faire une classification et ont décrit des formes atypiques, convulsives, délirantes, cataleptiques, médullaires, mais, le plus souvent, ces formes elles-mêmes empiètent les unes sur les autres et, pour faire une classification exacte, on arriverait presque à créer une forme pour chaque malade. Nous avons donc pensé qu'il était plus simple d'étudier chaque symptôme en particulier dans un chapitre spécial, sans chercher à en grouper un certain nombre pour en faire des types, qui ne correspondent généralement qu'à un petit nombre de cas particuliers.

Il n'est cependant pas indifférent de rappeler que certains

symptômes tels que la fièvre, l'hypertension vasculaire, l'accélération du pouls, les œdèmes, les hypertrophies ganglionnaires, les lésions cutanées appartiennent plutôt à la première période, ou période d'infection sanguine, tandis que les troubles nerveux, caractérisés par des céphalées, de l'hypnose, des attaques épileptiformes, des paralysies ou de l'aliénation mentale, se produisent plutôt pendant la seconde période, ou période d'envahissement des méninges.

Les rechutes, chez les malades traités, donnent lieu aux mêmes observations; c'est ainsi que ce que nous appelons les rechutes sanguines, caractérisées par la réapparition de *Tr. gambiense* dans le sang, sont plutôt accompagnées de fièvre, tandis que les rechutes médullaires pures, dues à la réapparition du parasite dans le liquide céphalo-rachidien, alors que le sang reste indemne, sont plutôt caractérisées par des accès épileptoïdes ou de l'aliénation mentale.

L'hypnose est un symptôme qui se montre rarement au moment des rechutes. Il est manifeste qu'elle est bien moins fréquente chez les malades qui ont été traités, même sans succès, que chez ceux qui n'ont subi aucun traitement.

DE L'HYPERTROPHIE DES GANGLIONS

Malgré de nombreuses discussions auxquelles elle a donné lieu, il existe encore, dans la question de l'hypertrophie des ganglions dans la trypanosomiase humaine, un certain nombre de points qui n'ont pas été bien mis en lumière. Les ganglions hypertrophiés de la région cervicale ou sus-claviculaire sont le plus souvent du volume d'un haricot; on en trouve rarement de plus petits, comme des lentilles ou des pois, ou de plus gros, comme des noisettes ou des amandes. Ils sont le plus souvent fusiformes, comme la balle d'un fusil de petit calibre (fusil Lebel, par exemple), ce qui s'explique parce qu'ils sont, particulièrement dans la région cervicale, situés dans des gouttières étroites et resserrés entre deux bords musculaires. Ils sont souvent plus nombreux ou plus gros d'un côté que de l'autre, on peut même voir des malades présentant de l'hypertrophie unilatérale des ganglions cervicaux. Il est, dans ces conditions, plus fréquent d'observer l'hypertrophie du côté gauche. Ce fait d'observation semble difficile à expliquer. Les ganglions sont assez souvent douloureux au toucher, mais ce qui les rend surtout reconnaissables, ainsi que nous l'avons fait constater par tous les confrères, qui ont bien voulu venir visiter le village de ségrégation de Saint-Louis, c'est leur consistance molle et presque diffluente au *début de la maladie*.

Gray et Tulloch (1) ont bien constaté ces caractères qu'ils

(1) Reports of the sleeping sickness commission of the Royal Society. 1907, n° VIII.

décrivent ainsi : « Ganglions mobiles, mous, offrant la consistance d'une prune mûre. » De tels ganglions renferment toujours des trypanosomes, et, lorsqu'on a l'habitude de les examiner, on sait à l'avance que l'on y trouvera des parasites. L'importance du diagnostic précoce par simple palpation des ganglions, proposé par Dutton et Todd (1), ne paraît donc pas, dans les cas de trypanosomiase humaine *à son début*, avoir été exagérée par ces savants. Nous ajouterons, avec Kingborn et Montgomery (2), que, seuls, des médecins sont capables d'obtenir de bons résultats de la méthode de Dutton et Todd et, avec Hodges (3), qu'il est nécessaire que ces médecins soient rompus à l'examen des ganglions.

Sous l'influence du traitement, ou sous l'influence de la marche de la maladie, passant à une période plus avancée, les ganglions diminuent de volume, ils deviennent difficiles à palper et disparaissent même souvent. Quand on arrive à les saisir, on s'aperçoit qu'ils sont durs. Par suite de la sclérose de leurs tissus, précédemment enflammés, ils ne forment plus, au bout d'un certain temps, qu'un petit noyau cicatriciel ; il devient difficile d'en retirer même une très petite quantité de lymphe et les trypanosomes en disparaissent dans presque tous les cas.

Chez les malades *qui ne présentent plus que de l'infection méningée pure, sans infection sanguine*, les ganglions ont toujours subi cette transformation scléreuse et ne renferment plus de trypanosomes. La sclérose et la désinfection des ganglions, d'après nos observations, précèdent toujours de beaucoup la disparition des parasites du sang, qui est plus lente à s'effectuer, et c'est la première victoire de l'organisme ou de la médication sur le parasite. Mais il est aussi des cas, il ne faut pas l'oublier, cas non traités, dans lesquels les trois infections, ganglionnaire, sanguine et méningée, persistent jusqu'à la mort des malades.

Mole (4) a, comme nous (5), signalé la sclérose fréquente des ganglions à la dernière période de la maladie. Les ganglions sclérosés n'offrent plus aucun caractère spécial et peuvent être facilement confondus avec des ganglions syphilitiques ou avec des ganglions ayant une origine quelconque. Les ganglions mous de la première période de la trypanosomiase humaine sont donc les seuls caractéristiques, et les auteurs, qui ont décrit des ganglions durs dans la maladie du sommeil, n'ont jamais observé

(1) Liverpool school of tropical medicine, 1906. Mémoir XVIII.
(2) *Annals of tropical medicine and Parasitology*, 1908, p. 82.
(3) Reports of the sleeping sickness commission of the Royal Society, 1908, n° IX.
(4) Liverpool school of tropical medicine, 1906, Mémoir XXI, p. 69.
(5) Thiroux, Wurtz et Teppaz. Maladie du sommeil et trypanosomiases animales à la Petite Côte et dans la région des Niayes au Sénégal. *C. R. Société de Pathologi exotique*, 13 mai 1908, p. 271, et *Annales de l'Institut Pasteur*, juillet 1908, p. 566

les ganglions de la première période de l'infection trypanosomiasique.

On peut voir se produire, quoique cela soit relativement rare, des poussées ganglionnaires successives. Nous avons vu chez plusieurs malades, à la première période de l'infection, apparaître de nouveaux ganglions cervicaux, renfermant des parasites, les ganglions primitifs, ayant déjà subi un commencement de sclérose et ne contenant plus de trypanosomes (Observ. n°s 3-13-20-22). Chez une malade à la deuxième période, avec hypnose et état général médiocre, nous avons ponctionné sans succès trois ganglions cervicaux assez gros, mais manifestement déjà durs et sclérosés ; nous étant aperçu qu'il existait à côté un chapelet de petits ganglions, à peine gros comme des pois, offrant une consistance molle, nous avons eu la sensation très nette que la malade présentait des ganglions d'un âge très différent, nous avons ponctionné les derniers, les plus mous et, quoiqu'ils fussent les plus petits, leur examen s'est montré positif (Observ. n° 54).

Nous nous sommes surtout occupé jusqu'à présent des ganglions cervicaux et sus-claviculaires, parce que ce sont ceux qui renferment le plus souvent des trypanosomes et qu'ils sont les plus caractéristiques. Les ganglions sous-maxillaires sont fréquents chez les indigènes, mais nous les avons très rarement trouvés parasités ; ils sont souvent plus gros et plus durs, et n'offrent pas l'aspect particulier qu'on note dans les ganglions cervicaux. A notre sens, leur engorgement dépend plutôt d'infections naso-pharyngées, très communes chez les indigènes, particulièrement chez les enfants, qui ne sont jamais mouchés.

Les ganglions axillaires, lorsqu'ils sont hypertrophiés atteignent le plus souvent le volume d'une noisette, on y rencontre rarement des parasites. Ils sont généralement arrondis, mais d'une consistance qui rappelle, au début, celle des ganglions cervicaux. Les ganglions inguinaux sont peu caractéristiques et renferment très rarement *Tr. gambiense*.

L'époque exacte de l'apparition des adénites dans la trypanosomiase humaine est difficile à préciser, parce qu'on n'observe presque jamais les malades dès le début de leur infection. Il est néanmoins probable que, de même que dans le syphilis, il s'écoule quelques jours entre ce moment et l'apparition des engorgements ganglionnaires. C'est l'opinion d'un certain nombre de savants, car à la suite d'une communication que nous fîmes sur l'hypertrophie ganglionnaire dans la maladie du sommeil, la rédaction du Bulletin du Sleeping Sickness Bureau fit la remarque suivante (1) : « Les auteurs ne disent pas s'ils ont observé des

(1) *Bull. of the sleeping sickness bureau*, 12 août, 1909, p. 331.

« cas de trypanosomiase au début, sans engorgement ganglion- « naire ; ils existent certainement. » C'est aussi notre avis, mais il doit être très difficile de s'en rendre compte, parce qu'on n'assiste que très rarement au début de l'infection, qui ne semble qu'exceptionnellement marquée par une réaction locale et parce que la période, pendant laquelle l'adénite n'existe pas encore, doit être relativement très courte, rappelons, à titre de simple rapprochement, que, dans la syphilis, la polyadénite suit l'apparition du chancre dès le commencement du deuxième septenaire.

DE L'HYPERTROPHIE DE LA RATE

Dans une communication à la Société de Pathologie exotique, Laveran (1) rappelle que, chez les cobayes morts de trypanosomiase, on trouve constamment une hypertrophie splénique plus ou moins marquée. Les altérations de la rate seraient plus fréquentes chez les animaux infectés de *Tr. congolense* ou de *Tr. gambiense*. L'hypertrophie splénique a été peu étudiée dans la trypanosomiase humaine. Laveran et L. Martin la signalent cependant comme un des symptômes d'infection par *Tr. gambiense*. Elle n'est pas très accentuée chez les indigènes et nous avons presque toujours constaté que nos malades du sommeil étaient porteurs de rates, sinon normales, du moins à peine augmentées de volume. La mégalosplénie peut cependant être assez accentuée dans la trypanosomiase des indigènes et la rate peut acquérir chez eux un volume considérable, tout comme dans les cas les plus graves de cachexie paludéenne. C'est ainsi que nous avons observé une malade à la première période (Observ. n° 22), dont la rate descendait jusque dans la fosse iliaque gauche et s'avançait en avant jusqu'à une ligne verticale passant par l'ombilic. Elle occupait un tel volume dans l'abdomen que cette malade donnait l'impression d'une femme enceinte de 6 à 7 mois. Au point de vue du paludisme, elle n'offrait rien de suspect, pas d'hématozoaires ni de fièvre. Son état général était même très satisfaisant, on ne constatait pas encore d'hypnose. Au bout d'un an de traitements divers, arsenic et antimoine, sans quinine, la rate a diminué au point de ne plus dépasser les fausses côtes. Malheureusement, pendant que cette malade s'améliorait de ce côté, des symptômes de lésions cérébro-médullaires apparaissaient, s'accentuaient rapidement, et la malade succombait.

(1) LAVERAN. Sur quelques altérations de la rate chez les cobayes infectés de trypanosomes. *Bull. de la Soc. de Path. exotique*, 8 juillet 1908, p. 393.

DE LA FIÈVRE

La fièvre est vraisemblablement, dans l'infection de l'homme par *Tr. gambiense*, la première manifestation de la réaction de l'organisme.

On a rarement l'occasion d'observer l'accès de fièvre primitif parce que les malades ne viennent nous consulter que beaucoup plus tard et parce que bien souvent, d'autre part, cet accès est confondu par le médecin comme par le malade avec un accès paludéen. D'après les renseignements que nous avons pu recueillir, nous pensons cependant pouvoir conclure que cet accès est plus violent que ceux que l'on peut observer dans la suite au cours de la trypanosomiase et qu'il est aussi plus long, sa durée atteignant en moyenne huit jours.

Les accès que l'on observe plus tard n'offrent aucun caractère de périodicité. Ils coïncident dans 50 o/o seulement des cas avec la présence de *Tr. gambiense*, visible à l'examen microscopique direct dans le sang. Ils sont peu fréquents et nous les avons observés rarement chez nos malades sénégalais, le plus grand nombre d'entre eux ayant pu passer plus d'une année au village de ségrégation sans présenter d'accès fébriles. L'hyperthermie, au cours de la maladie du sommeil comme la présence de *Tr. gambiense* visible à l'examen microscopique direct dans le sang, semble avoir été plus souvent observée chez les malades de l'hôpital de Brazzaville qu'au Sénégal.

La fièvre ne se manifeste pas d'habitude par une température très élevée, nous avons le plus fréquemment noté 38° à 39°; cependant, dans un cas, nous l'avons vue s'élever à 39°9 chez une enfant de onze ans.

Contrairement à ce qui se passe pour la fièvre de première invasion, qui persiste plus longtemps, les accès qui surviennent au cours de la maladie ne durent d'habitude que trois jours. La température tombe assez régulièrement en lysis de 1 degré par jour, que les malades soient traités ou non.

L'hyperthermie est le plus souvent accompagnée de céphalalgie, mais ce qu'on observe surtout d'une façon constante c'est un état saburral des voies digestives avec vomissements, analogue à celui qui caractérise les accès paludéens à type bilieux. L'adynamie est presque toujours assez prononcée. On observe parfois un léger délire durant quelques heures, principalement pendant la nuit.

LES TROUBLES DE LA CIRCULATION ET LES ŒDÈMES

Les troubles de la circulation sont très fréquents dans la trypanosomiase humaine, cependant nous nous refusons à admettre que chez *tous* les malades on rencontre de l'accélération du rythme cardiaque. Si le nombre des pulsations est généralement au-dessus de la moyenne, il est aussi très variable ; il va généralement, d'après nos observations, de 90 à 120, mais nous avons aussi observé des malades du sommeil avec 68 pulsations. Ce

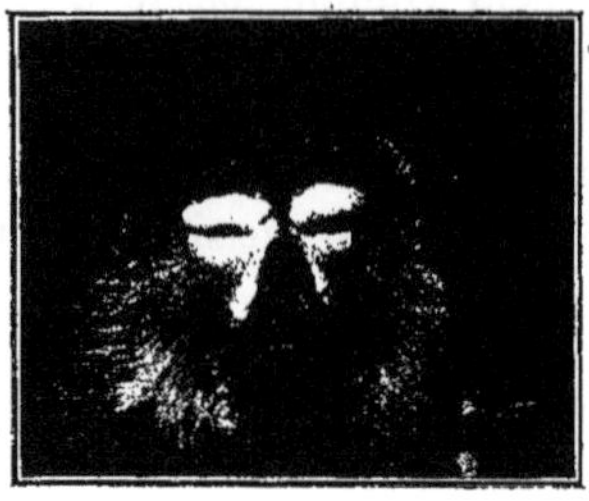

Fig. 1. — Œdème des paupières chez *Cercopithecus ruber* infecté par *Tr. Pecaudi*.

fait est rare et se rencontre plutôt à la période d'infection des méninges.

Nous avons aussi, comme Martin et Lebœuf, noté de l'arythmie cardiaque; mais, d'après nos observations, elle ne s'est jamais montrée que chez des malades qui avaient été traités par l'émétique et au cours de véritables crises d'asystolie, nous en faisons un symptôme d'intoxication et non un symptôme de trypanosomiase.

Les œdèmes sont très fréquents dans la maladie du sommeil. Lorsqu'ils siègent à la face, ils constituent un symptôme d'autant plus précieux qu'il frappe immédiatement la vue, et cependant il ne faudrait pas en faire un signe indiscutable d'infection par *Tr. gambiense* chez l'homme, car nous avons vu nombre d'enfants indigènes paludéens présenter des œdèmes de la face très comparables à ceux de la maladie du sommeil. Il est intéressant de signaler qu'on retrouve ces œdèmes avec une forme absolument semblable chez les singes infectés de *Tr. Pecaudi* (fig. 1).

L'œdème de la face est très souvent accompagné d'œdème prétibial (Observ. n° 16); dans des cas plus rares, il est généralisé, on peut voir des malades gonflés comme de véritables outres, et offrant une certaine ressemblance avec les béribériques (Observ. nos 28-31). Quelle que soit l'étendue de l'œdème, il se résorbe d'habitude au bout de quelques semaines et l'état général n'en paraît pas très altéré.

LES TROUBLES DE L'INTESTIN ET DU POUMON

De même que dans le paludisme, dans lequel différents auteurs (1) ont décrit des formes intestinales, dans la maladie du sommeil, on voit se produire des états inflammatoires de l'intestin. Les malades arrivent très souvent avec des diarrhées très tenaces, qui les conduisent rapidement à la cachexie, certains présentent même de la dysenterie, ainsi que l'ont observé Kérandel (2), Heckenroth (3) et nous-même (Observ. nos 11-13-26-29).

Malgré l'allure grave de ces dysenteries, nous n'avons cependant jamais perdu un seul malade de leur fait; il nous a même semblé que, dans certaines circonstances, elles influaient d'une façon favorable sur la marche de la trypanosomiase. On peut, dans quelques cas, être hésitant sur la cause qui les produit, surtout lorsqu'on a affaire à des malades qui sont soumis à de fortes doses de médicaments tels que l'arsenic ou l'antimoine, dont l'action toxique peut se manifester par la production de troubles intestinaux à forme dysentérique. Cependant, il arrive que ces dysenteries surviennent 8 à 10 jours seulement après que la médication arsenicale est déjà terminée et dans un cas nous avons vu le sang disparaître des selles après une injection d'atoxyl, faite à la suite d'une crise épileptoïde (Observ. n° 11). Il nous est d'ailleurs arrivé fréquemment d'observer de semblables dysenteries chez des singes infectés de *Tr. gambiense*, et lorsque le sang de ces animaux renfermait des parasites, on les retrouvait dans le sang de leurs selles, mélangés le plus souvent à *Trichomonas intestinalis*.

Les troubles de l'appareil pulmonaire, que peu d'observateurs ont signalés, puisqu'on n'en trouve trace nulle part, sauf dans une observation de L. Martin et Darré (4), sont cependant assez fréquents. Ils se manifestent par de la gêne respiratoire accompagnée par une toux quinteuse, fatigante, sans signes sthéthoscopiques très nets; on ne note en effet que de la diminution du murmure vésiculaire et quelquefois un peu de submatité. Nous attribuons ces troubles à un léger œdème des bronches et de la

(1) MARCHOUX. Accès paludéens à formes pneumonique et dysentérique. *Bull. de la Soc. de Path. exotique*, 8 avril 1909, p. 224.
(2) KÉRANDEL. *Bull. de la Soc. de Path. exotique*, 9 juin 1909.
(3) HECKENROTH. Les Symptômes de la trypanosomiase humaine. *Bull. de la Soc. de Path. exotique*, 12 mai 1909, p. 265.
(4) LOUIS MARTIN et DARRÉ, *in* G. MARTIN, LEBŒUF et ROUBAUD. La Maladie du sommeil au Congo Français. Paris, Masson, 1909, p. 326.

trachée. A un état plus aigu, on peut voir évoluer de véritables pneumonies avec râles sous-crépitants (Observ. n° 2).

D'autres fois, des malades se présentent avec des signes de bronchite du sommet, tels que diminution du murmure vésiculaire, sibilances, nous avons même observé des craquements humides (Observ. n° 16). De tels malades sont cliniquement des tuberculeux, quoique l'analyse bactériologique ne permette pas de déceler le bacille de Koch dans leurs crachats, et on est très étonné de voir, sous l'influence d'un traitement à l'atoxyl, associé à l'orpiment, par exemple, disparaître en quatre à cinq jours tous les symptômes d'infection des sommets. Dans des tuberculoses vraies, le traitement arsenical, quoique relevant au début les malades, est beaucoup moins bien supporté, et l'orpiment, en particulier, ne peut être donné qu'à très petites doses.

De Brun a signalé des cas analogues dans le paludisme ; il les désigne sous le nom de pneumo-paludisme du sommet. Marchoux (1) a publié des observations de pneumonie paludéenne. Nous-même avons observé très fréquemment, chez les enfants paludéens au Sénégal, une toux spasmodique, quinteuse, avec signes sthéthoscopiques presque nuls et se produisant principalement pendant la nuit ; le sang de ces enfants contenait dans quelques cas des hématozoaires, et toujours l'administration de la quinine a fait en quelques heures disparaître la toux.

LES LÉSIONS CUTANÉES

Les savants qui ont étudié la trypanosomiase humaine ont presque tous signalé, chez les Européens atteints, des érythèmes, qui peuvent affecter la forme de marbrures, de placards irréguliers, ou de taches circinées ; Louis Martin et Darré (2), Heckenroth, Gustave Martin et Lebœuf (3) ont publié des observations de ces taches érythémateuses ; ils proposent très judicieusement de les nommer *trypanides*, par analogie avec les syphilides, dont elles se rapprochent beaucoup. Ces érythèmes, qui seraient toujours plans, n'auraient jamais été observés d'une façon certaine chez les indigènes. Nous-mêmes n'avons jamais noté de lésions semblables chez nos malades sénégalais, sur la peau noire desquels les érythèmes se manifestent cependant par des taches plus claires. Ce fait est à rapprocher de la constatations suivante, faite par nombre d'auteurs, et en particulier par

(1) MARCHOUX. *Loc. cit.*

(2) LOUIS MARTIN et DARRÉ. Trypanosomiase chez les blancs. *Bull. de la Soc. de Path. exotique*, nov. 1908, p. 574.

(3) G. MARTIN, LEBŒUF et ROUBAUD. La Maladie du sommeil au Congo Français. Paris. Masson, 1909, p. 308.

Jeanselme (1), quelle qu'en soit d'ailleurs l'explication, c'est que la roséole ne se montre guère chez les indigènes syphilitiques. Contrairement à ce qui a été observé par le même auteur, en Extrême-Orient, les papules syphilitiques ne sont pas rares chez les noirs du Sénégal et si, d'autre part, nous n'avons jamais vu de roséole ou d'érythème plan chez nos malades du sommeil indigènes, nous avons observé très fréquemment chez eux d'autres lésions cutanées, dont les caractères se rapprochent, au moins pour quelques-unes, d'une façon frappante de syphilides ; nous avons notamment retrouvé toutes les variétés de lésions papuleuses décrites dans la vérole.

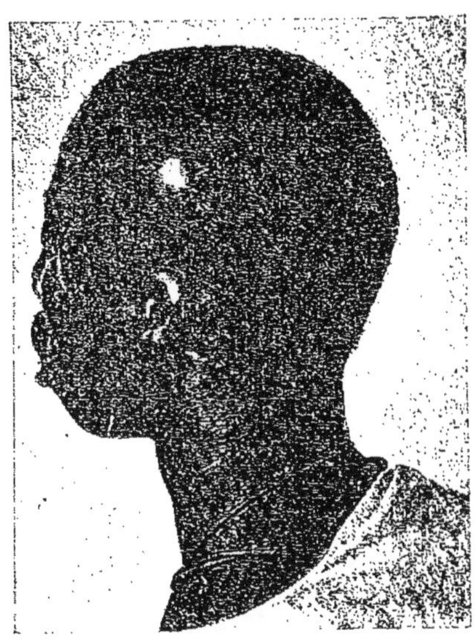

Fig. 2. — Lésions papuleuses en placard, chez un malade du sommeil (Observ. n° 46).

1° Lésions à petites papules, variant depuis la dimension d'une tête d'épingle jusqu'à celle d'un grain de millet. — Chez une petite malade de huit ans, non suspecte de syphilis héréditaire ou acquise, les papules ont débuté sur les deux épaules au milieu d'avril 1909, l'éruption s'est généralisée et est devenue confluente au milieu de mai, pour disparaître au milieu de juin (Observ. n° 31).

2° Lésions papuleuses en placard. — Nous avons retrouvé cette lésion chez plusieurs malades (Obs. n°s 45-46), les placards sont légèrement saillants, ils mesurent 5,10 à 12 centimètres de diamètre, ils ont des contours sinueux et légèrement granuleux (fig. 2). Ils siègent fréquemment au niveau de la nuque, où ils affectent parfois une disposition symétrique; on peut aussi les rencontrer en d'autres points du corps. Le malade (Observ. n° 46), dont les lésions sont représentées fig. 2, présentait au niveau de la nuque deux placards symétriques, un troisième se trouvait à la partie postérieure du bras gauche. Les placards papuleux semblent se rencontrer de préférence à la partie postérieure du tronc et des membres.

(1) JEANSELME. Dermatologie exotique. Paris, Masson, 1904, p. 141.

3° Lésions papulo-ulcéreuses. — Un de nos malades (Obs. n° 51), déjà à une période très avancée de la trypanosomiase, présentant de l'hypnose et une apathie intellectuelle très marquées, était, à son arrivée, couvert de papules ulcérées (fig. 3), au point que le nettoyage des bras, pour les injections intraveineuses d'émétique, était rendu très difficile. Chez cet indigène, âgé de seize ans environ, chez lequel, autant qu'on peut s'en rendre compte, il n'y a

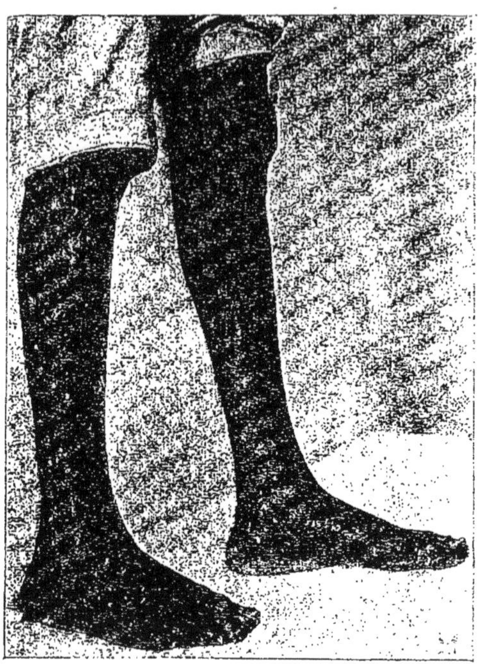

Fig. 3. — Lésions papulo-ulcéreuses chez un malade du sommeil (Observ. n° 51).

pas à soupçonner la syphilis, les lésions papulo-ulcéreuses ont régressé avec le traitement stibio-arsenical, mais tout comme des syphilides, dont on ne saurait les distinguer par un simple examen, elle ont laissé des cicatrices pigmentées (fig. 4), qui ont mis plusieurs mois à disparaître.

Toutes ces lésions semblent bien appartenir réellement à la trypanosomiase humaine. On peut, en employant la terminologie usitée en syphiligraphie, les appeler trypanides et l'on distinguera dans la maladie du sommeil, comme dans la syphilis, des trypanides papuleuses à petites papules, des trypanides papuleuses en placards et des trypanides papulo-ulcéreuses.

La syphilide pigmentaire, dite collier de Vénus, syphilide maculeuse du cou, semble également avoir son sosie dans la trypanosomiase humaine. Chez deux de nos malades, non suspects de vérole, et dont l'un est un enfant de dix ans environ, nous avons noté cette lésion pigmentaire, avec sa disposition en forme de réseau noirâtre, circonscrivant des ilôts de peau, paraissant

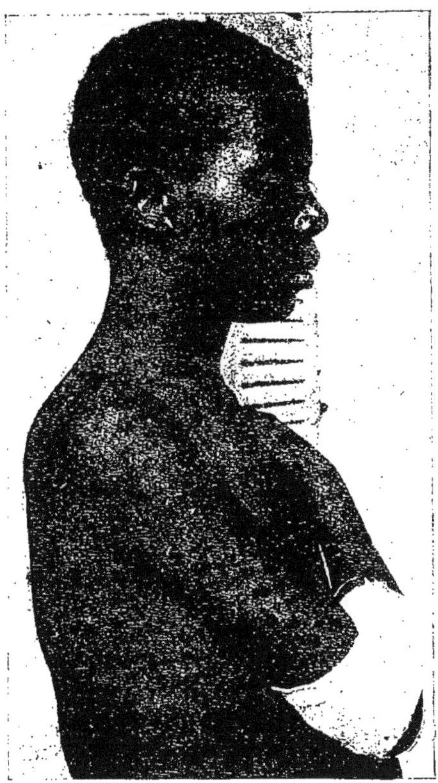

Fig. 4. — Cicatrices pigmentées ayant succédé à des lésions papulo-ulcéreuses (Observ. n° 51).

plus claire, de la dimension d'une grosse lentille (Observ. nos 5-19). Le siège de prédilection, presque exclusif, de cette trypanide, comme celui de la syphilide correspondante, semble être le cou; mais plus fréquemment que dans la vérole, elle semble pouvoir s'étendre aux épaules et à la partie antérieure du thorax. D'après Fournier, le collier de Vénus apparaît dans le cours de la première ou de la deuxième année de l'infection syphilitique, les observations, que nous avons faites dans la trypanosomiase humaine, semblent bien assigner la même époque à l'apparition des macules pigmentaires.

Pour être complet, nous devons encore citerdes lésions cutanées, qui ne sont pas rares chez l'indigène atteint de la maladie du sommeil, et qui consistent en éruptions de petites vésicules. Ces vésicules, grosses comme un grain de millet, sont, quelquefois, réparties régulièrement sur le trajet d'un nerf ; nous les avons observées une fois dans la région sus-claviculaire et sur l'épaule gauche d'une petite malade (Observ. n° 14) ; une autre fois, nous les avons notées, superposées à un espace intercostal d'un seul côté (zôna) (Observ. n° 46). Elles renferment un liquide clair, contenant quelques hématies, nous n'y avons jamais retrouvé de trypanosomes.

D'autres fois, les vésicules, un peu plus grosses, sont réparties sur tout le corps et assez discrètement, simulant à s'y méprendre la varicelle (Observ. n° 22). Nous rappellerons, sans trop vouloir insister sur le rapprochement avec ces syphilides rares, que Horteloup a décrit une syphilide varicelliforme et Fournier une syphilide herpétiforme ou militaire. Ces lésions appartiendraient aussi, d'après ce dernier auteur, à la première ou à la seconde année d'infection, ce qui coïnciderait à peu près avec nos observations, en ce qui concerne la maladie du sommeil.

LES DOULEURS NERVEUSES ET MUSCULAIRES

Parmi les douleurs diverses que l'on observe dans la trypanosomiase humaine, la plus commune est certainement la céphalalgie. Elle ne fait défaut à peu près dans aucun cas et c'est le symptôme qui frappe le plus les malades indigènes. Lorsqu'on fait leur interrogatoire, tous se plaignent de céphalalgie, tandis qu'il est le plus souvent très difficile de leur faire dire qu'ils ont eu des accès de fièvre. La céphalalgie doit être assez précoce, puisqu'à n'importe quelle période de la trypanosomiase humaine les malades la signalent. On l'observe souvent par crises de 3 à 4 jours après lesquels elle disparaît le plus fréquemment d'une façon spontanée. Les anti-névralgiques n'apportent aucun soulagement aux malades. Durant ces crises, la douleur conserve jour et nuit la même intensité, lorsqu'elle est très violente et persiste longtemps, elle doit faire craindre, ainsi que nous l'avons signalé (1), des accidents graves du côté des méninges ou du côté du cerveau, ainsi que l'a observé Louis Martin.

Des douleurs à type rhumatoïde se montrent aussi au cours

(1) THIROUX et PELLETIER. De la méningite aiguë dans la trypanosomiase humaine. *Bull. de la Soc. de Path. exotique*, 21 juillet 1909, p. 400.

de la maladie du sommeil. Elles sont d'habitude localisées aux pieds, où nous les avons exclusivement observées ; elles sont assez intenses pour que le malade se tienne difficilement debout et pour gêner considérablement la marche. Elles ne persistent le plus souvent que quelques jours, un simple enveloppement ouaté suffit chez les indigènes pour en atténuer beaucoup l'intensité et en abréger la durée. On n'observe aucun œdème ni aucun gonflement péri-articulaire. Les douleurs des pieds ont été également signalées par L. Martin. Sans être aussi fréquent que la céphalalgie, ce symptôme s'observe néanmoins assez souvent et même chez des malades en cours de traitement.

La myopathie profonde s'observe également dans la maladie du sommeil, c'est d'ailleurs un symptôme depuis trop longtemps connu pour qu'à notre avis il soit utile de lui donner un nom nouveau, c'est un des symptômes les plus anciennement décrits dans le béribéri et dans nombre d'affections nerveuses. La myopathie profonde, caractérisée par la douleur musculaire se produisant par la plus légère pression exercée sur les muscles, est un des phénomènes qui frappe le plus les indigènes, comme les malades européens, et il est assez facile d'avoir par eux des renseigements assez précis sur ce point. La myopathie profonde serait assez fréquente, elle s'observerait dans un quart des cas à peu près. Nous n'avons jamais eu l'occasion de la voir se produire chez nos malades, il semble que ce soit un symptôme de la première période de la maladie, qui disparaît pour ne plus réapparaître chez les malades qui suivent des traitements réguliers.

DE L'HYPNOSE

L'hypnose est un des symptômes les plus frappants de la maladie du sommeil, celui d'ailleurs auquel elle doit son nom. Elle débute plus ou moins longtemps après l'infection sanguine primitive, il semble même qu'on puisse ne l'observer que plusieurs années après. Elle indique toujours l'existence de l'infection méningée.

Tout d'abord le malade résiste assez bien au besoin de dormir et ceux qui le voient à la visite ne constatent aucun changement dans son habitus, mais lorsqu'il est seul ou avec sa famille, il se laisse aller, et bien avant que le médecin puisse s'en apercevoir, les personnes qui vivent à côté de lui savent déjà qu'il dort. L'apathie et la somnolence constituent une période plus avancée, la volonté de résister est devenue absolument inefficace et le malade est dans l'impossibilité de se défendre. Le sommeil, une fois bien établi, procède par crises, le malade, encore en bon état et vaquant à ses occupations, aussitôt assis ou couché s'endort d'un sommeil profond ; on ne réussit à le réveiller qu'en l'interpellant très fort, en le secouant; il se rendort presque immédiatement. Dans un cas, nous avons observé chez un malade encore en bonne état des crises de sommeil accompagnées de résolution complète, semblable à la résolution due au chloroforme. Les bras et les jambes soulevés retombaient tout d'une pièce sur le sable, sans que le malade s'en souciât le moins du monde. On n'obtenait le réveil qu'en le secouant pendant un certain temps (Observ. n° 46).

L'hypnose manque cependant d'une façon complète dans un assez grand nombre de cas de maladie du sommeil à la période d'infection des méninges. D'autre part, elle disparaît en quelques jours par le traitement atoxylique et même par le traitement à l'émétique d'aniline, quoique ce médicament, très trypanocide pour les parasites vivant dans le sang, n'ait aucune action sur ceux qui vivent dans les méninges. Une fois disparu, le symptôme hypnose ne réapparaît qu'exceptionnellement chez les malades, qui font des rechutes méningées *pures*, plutôt caractérisées par des attaques épileptoïdes. Dans les rechutes méningées accompagnées de rechute sanguine, on voit quelquefois l'hypnose réapparaître (Observ. n°s 25-56); mais, même dans ces cas, ce symptôme n'est pas fréquent chez les malades traités, et nous avons été le plus souvent, au Sénégal, dans l'impossibilité de faire voir un seul dormeur aux personnes qui venaient visiter le village de ségrégation. De tous ces faits nous concluons que l'hypnose, dans la trypanosomiase humaine, n'est due qu'indirectement à l'infection des méninges. Nous pensons qu'à l'origine elle est occasionnée par des troubles des centres vaso-moteurs, provoquant une hypertension artérielle et des rétentions d'eau interstitielles consécutives. Ces rétentions, véritables œdèmes, sont, d'après certains auteurs (1), la cause du sommeil. La régularisation par le traitement de la pression explique la disparition rapide du symptôme hypnose.

L'absence, à une époque plus éloignée, de l'infection sanguine et des réactions d'hypertension qui l'accompagnent peut expliquer comment l'hypnose ne réapparaît presque jamais chez les malades dont le sang reste indemne, alors que la rechute se produit seulement dans les méninges.

LE TREMBLEMENT INTENTIONNEL

C'est un des premiers symptômes et des plus frappants de l'invasion des méninges. Il consiste dans la production de trem-

(1) M. Devaux. Relation entre le sommeil et les rétentions d'eau interstitielles. *C. R. à l'Ac. des Sciences*, 24 mai 1909.

blements de la main et du bras au moment d'un acte volontaire, tel que le mouvement de porter un verre à la bouche. Tel qu'on l'observe dans la maladie du sommeil, il est impossible de le différencier du tremblement de la sclérose en plaques. Il siège toujours aux membres supérieurs, il est souvent précédé d'une période de douleurs névralgiques.

Ce symptôme est d'un très mauvais pronostic, il indique en effet des lésions déjà avancées de la moelle. On le voit cependant quelquefois rétrocéder sous l'influence du traitement, mais les malades n'en restent pas moins voués dans un avenir prochain aux crises épileptoïdes et aux manifestations les plus graves de la trypanosomiase méningée.

DES ATTAQUES ÉPILEPTOIDES QUE L'ON OBSERVE LORS DES RECHUTES TARDIVES CHEZ DES MALADES DU SOMMEIL, TRAITÉS PAR L'ATOXYL SEUL OU ASSOCIÉ A D'AUTRES MÉDICAMENTS, ET DE LEUR CAUSE

Dans un mémoire sur le traitement de la dourine par l'atoxyl, Uhlenhuth et Woïthe (1) rapportent avoir observé qu'un cheval, qui paraissait guéri depuis plusieurs mois, mourut subitement, après avoir présenté des convulsions; on remarquait, à l'autopsie, une hémorrägie intestinale, cause de la mort. Ces auteurs rapprochent leur observation d'observations semblables des membres de l'expédition Koch, qui ont vu des malades du sommeil traités par l'atoxyl, apparemment guéris depuis longtemps, et ne présentant plus aucun symptôme de maladie, mourir subitement avec des convulsions. Chez quelques malades, on aurait noté des selles dysentériques quelques jours avant la mort. Uhlenhuth et Woïthe se demandent si ces symptômes sont dus à la maladie ou *à une intoxication arsenicale.*

Comme les membres de la mission Koch, nous avons observé des faits semblables. Les attaques épileptoïdes, forme la plus fréquente des rechutes à une période avancée chez les malades traités, surviennent comme un coup de foudre, en l'absence de tout autre symptôme, sauf, cependant, une céphalée persistante, chez des sujets qui pouvaient passer pour guéris, non seulement au point de vue clinique, mais dont le sang et même le liquide céphalo-rachidien ne s'étaient pas montrés infectants à plusieurs reprises pour *Cercopithecus Ruber*. Chez un de nos malades, la ponction lombaire négative avait été faite 45 jours (Observ. n° 13) et chez un autre 13 jours (Observ. n° 16) avant l'apparition des crises épileptoïdes. Cependant, chez une malade dont le sang n'infectait

(1) UHLENHUTH et WOÏTHE. Expérimentelle untersuchungen über Dourine mit besonderer berücksichtigung der atoxyl behandlung. *Kaiserl. Gesundheitsamte,* nov. 1908, pp. 403-451.

pas le singe, nous avons aussi retrouvé des trypanosomes par simple centrifugation du liquide cérébro-spinal, après une crise épileptoïde, survenue, 2 mois seulement, il est vrai, après la fin du traitement. Si le parasite n'existe pas dans tous les cas, dans le liquide céphalo-rachidien, on peut cependant l'y retrouver et lorsqu'on ne l'y rencontre pas, nous pensons qu'il doit alors exister dans le liquide des œdèmes méningés.

Ces œdèmes sont reconnus comme des lésions caractéristiques de la maladie du sommeil et, à notre sens, ils causent, par suite de la compression qu'ils exercent sur l'encéphale, des crises épileptoïdes, qui constituent presque toujours les symptômes ultimes de la maladie, même chez les malades non traités. Les crises épileptoïdes se produisent, en effet, chez eux, et c'est un argument de plus contre la théorie qui les attribue à l'atoxyl. Elles coexistent alors avec d'autres symptômes qui, comme l'hypnose, disparaissent le plus souvent d'une façon définitive chez les malades traités. On doit donc admettre que, dans les cas où la guérison semble obtenue et où on observe des attaques épileptiformes tardives, en l'absence d'autres symptômes, il existe encore des trypanosomes dans le liquide céphalo-rachidien ou dans une partie quelconque de l'encéphale et qu'il y a rechute méningée, et non intoxication par l'atoxyl.

Mais un autre argument de grande valeur peut être tiré de ce que ces attaques, qui sont le plus souvent journalières ou subintrantes, au point de plonger les sujets dans un coma coupé de convulsions cloniques, *status epilepticus*, sont suspendues par des injections d'atoxyl, quelquefois pour quelques jours seulement, mais aussi d'autres fois pour un temps suffisamment long, pour que les malades soient de nouveau soumis à un traitement de durée.

Nous avons vu un malade, plongé dans le coma depuis deux jours, à la suite de ces attaques, se relever complètement sous l'influence de deux injections d'atoxyl et retomber, il est vrai, quinze jours après pour ne plus se relever (Observ. n° 13). Un autre malade a présenté une attaque épileptoïde avec coma durant six heures, une seconde attaque six jours après, ne durant plus que quinze minutes, grâce à deux injections d'atoxyl; depuis, cette malade n'a plus présenté d'attaques ; son état général étant resté assez instable, elle est décédée, cinq mois après, d'asystolie au cours d'un traitement à l'émétique (Observ. n° 28).

SPASME DU PHARYNX ET CONTRACTIONS MUSCULAIRES SPASMODIQUES

Nous n'avons observé ces symptômes que dans un seul cas, la veille de la mort, chez un petit malade qui avait présenté, quelques jours auparavant, une attaque épileptoïde grave (coma pendant 48 heures) (Observ. n° 13). Ils nous ont beaucoup frappé en ce sens qu'ils se rapprochent beaucoup de ce qu'on observe dans la rage. La difficulté de la déglutition due au spasme du pharynx est la même et le spasme pharyngien entraîne de même des secousses musculaires généralisées, qui peuvent occasionner la chute du malade.

L'excitation cutanée chez ce même malade entraînait de même la tétanisation (contraction avec tremblements fébrillaires) des fragments de muscles sous-jacents. C'est ainsi qu'une légère friction sur l'abdomen avec un tampon de sublimé provoquait une déformation très curieuse du ventre, due à la contraction de segments de muscles correspondant à la zone cutanée excitée (partie du grand droit et partie du grand oblique dans la circonstance).

D'ailleurs, la marche générale de la rage n'est pas sans se rapprocher de la marche de la trypanosomiase. Dans les deux affections les localisations sur les centres nerveux ne suivent qu'à un intervalle généralement éloigné et très variable l'infection primitive. Aussi, malgré les différences qui existent en particulier au point de vue de ce qu'on pense de la propagation du virus rabique le long des nerfs, il ne nous semble pas impossible de rapprocher la rage de ce groupe de maladies qui est constitué par les trypanosomiases et les spirochetoses.

LA MÉNINGITE AIGUE

Dans deux circonstances, nous avons observé de la méningite aiguë au cours de la trypanosomiase humaine. Nous pensons qu'il est d'autant plus nécessaire de connaître bien ces faits que la méningite cérébro-spinale sévit souvent dans les régions où l'on observe la maladie du sommeil ou dans des régions voisines et qu'en face d'un cas de méningite aiguë on peut, en l'absence de commémoratifs bien nets, être porté à attribuer au microbe de Weichselbaum ce qui revient à *Tr. gambiense.*

Dans la trypanosomiase humaine, les symptômes méningitiques apparaissent brusquement à un moment quelconque de la seconde période de la maladie, caractérisée par l'envahissement des méninges. Ils se montrent quelquefois d'une façon précoce, alors que les symptômes de l'infection du canal rachidien sont encore très peu apparents. Le premier signe que l'on observe est une céphalalgie violente et persistante, mais comme la céphalalgie se rencontre aussi dans les formes ordinaires de la maladie du sommeil, on est tenté de n'y attacher qu'une importance relative. La céphalalgie, qui précède la méningite aiguë, nous a cependant semblé être plus intense, plus continue et plus persistante que celle dont se plaignent souvent les malades du sommeil, qui ne sont pas menacés à bref délai de méningite aiguë. A la suite de la céphalalgie, qui précède quelquefois de 8 à 10 jours l'apparition des autres symptômes, on observe de la fièvre, la position en chien de fusil, le signe de Kernig; plus tard, la raideur de la nuque et du rachis et le coma final coïncidant souvent avec une chute de la température.

Dans la trypanosomiase humaine, la méningite aiguë peut survenir au cours d'un traitement. Sa marche ne semble pas modifiée par la médication atoxylique, elle est rapidement mortelle. Elle peut survenir de bonne heure, alors que les premiers symptômes de la maladie du sommeil, encore peu développés, ont pu passer inaperçus, ou chez des malades chez lesquels ces symptômes n'ont pas été suffisamment caractéristiques, pour permettre auparavant de faire un diagnostic clinique.

On peut évidemment objecter que, dans un pays comme le Sénégal, où la méningite cérébro-spinale épidémique est loin d'être rare, les symptômes observés peuvent être dus à une infection secondaire des méninges par le méningocoque. Nous ne pensons pas qu'il en soit ainsi dans la majorité des cas. Chez un premier malade, en effet (Observ. n° 61), la ponction lombaire a ramené un liquide *absolument transparent*, ne contenant que très peu de leucocytes mononucléaires, *sans polynucléaires*, et de rares trypanosomes. La coloration des frottis, faits avec le culot de la centrifugation, n'a pas permis d'y retrouver de méningocoques. La ponction lombaire n'a pu être pratiquée dans le second cas (Observ. n° 23) ; nous pensons cependant que, comme dans le premier, les symptômes de méningite aiguë ont été occasionnés uniquement par *Tr. gambiense*, sans que le microbe de Weichselbaum ait eu à intervenir.

L'ALIÉNATION MENTALE

Nous avons été un des premiers (1) à signaler l'aliénation mentale comme constituant une des formes qu'affecte la trypanosomiase humaine à la période d'infection des méninges et nous avons constaté depuis que la présence d'aliénés dans une région suspecte de maladie du sommeil peut même être considérée comme une probabilité d'infection de cette région, alors même que l'on ne pourrait déceler la présence de trypanosomes chez ces

(1) Thiroux, Wurtz et Teppaz. La Maladie du sommeil et les trypanosomiases animales à la Petite Côte et dans la région des Niayes au Sénégal. *Bull. de la Soc. de Path. exotique*, 15 mai 1908, p. 271, et *Ann. de l'Institut Pasteur*, juillet 1908, p. 566.

malades, chez lesquels on ne les retrouve le plus souvent que dans le liquide céphalo-rachidien.

L'aliénation mentale est en effet une forme de la trypanosomiase humaine assez commune au Sénégal. Nous en avons observé, en 2 ans, 7 cas (Observ. n°s 12, 14, 15, 18, 44, 46), sur 58 malades du sommeil qui sont passés par le village de ségrégation que nous avons installé à Saint-Louis, soit une proportion de 12 o/o. Quatre malades sont arrivés présentant déjà des symptômes caractérisés, chez d'autres la folie s'est montrée pendant leur séjour au village de ségrégation, au cours même ou au début d'un traitement ou dans l'intervalle compris entre deux traitements.

L'aliénation mentale est généralement précédée de céphalées violentes, mais elle peut aussi s'établir sans prodromes nets et même quelquefois chez des malades dont le diagnostic n'a pas encore pu être fait. Chez les sujets traités, elle peut succéder à une période d'hypnose profonde et certains ne se réveillent, grâce à la thérapeutique, que pour retomber dans la folie.

Les formes en sont très variables, le plus souvent c'est la confusion mentale que l'on observe, les malades prononcent des phrases dénuées de sens ou alignent des mots sans suite. Très fréquemment les indigènes atteints de cette forme de folie chantent d'une façon constante jour et nuit et présentent du noctambulisme.

La confusion mentale peut aussi être accompagnée de délire furieux et c'est souvent alors le symptôme initial et celui qui domine, les malades se précipitent en vociférant et en prononçant des phrases dénuées de sens sur ceux qui les entourent, et les frappent. Si on les enferme, ils continuent à vociférer et cherchent à briser les portes. Le délire furieux, dans les cas que nous avons observés, est assez fugace, il cède généralement au bout de quelques jours au traitement.

Une autre forme de l'aliénation mentale trypanosomiasique se manifeste par des idées de grandeur, qui peuvent affecter une forme systématisée. L. Martin et Darré (1), dans un article très remarquable sur la forme cérébrale de la maladie du sommeil, rapportent qu'ils n'ont jamais observé de délire systématisé. L'absence de ce symptôme sépare pour ces savants la folie trypanosomiasique de la paralysie générale. Nous ne pouvons partager leur opinion, car nous avons observé le délire systématisé en particulier chez un malade qui voulait être traité en fils de roi et en chef de province.

La manie de la persécution est le plus souvent, chez les malades

(1) Louis Martin et H. Darré, *in* G. Martin, Lebœuf et Roubaud. La Maladie du sommeil au Congo Français. Paris, Masson, 1909, p. 337.

du sommeil, liée à des hallucinations de la vue et de l'ouïe. Ils voient des ennemis qui sortent des parois de leur case et les injurient. Comme la précédente, cette forme peut être accompagnée de délire furieux, un de nos malades atteint de manie de la persécution tirait des coups de révolver dans le village de Nianing.

Sous toutes ses formes, l'aliénation mentale trypanosomiasique aboutit au gâtisme. Nous avons observé dans un cas de la coprophagie.

Très fréquemment, surtout lorsque la folie doit présenter d'emblée le caractère furieux, les malades sont tout d'abord atteints de manie ambulatoire. Ils disparaissent pendant des journées entières du village de ségrégation et souvent présentent de la kleptomanie, volant dans les magasins et les marchés au cours de promenades sans but déterminé. Les actes délictueux que peuvent commettre les malades du sommeil, qu'ils précèdent ou non une manifestation bien caractérisée d'aliénation mentale, doivent être bien connus, car ils peuvent en constituer une des premières manifestations morbides. C'est ainsi que nous avons vu un garde indigène, vieux serviteur jusque-là bien noté, révoqué pour brutalités et rapines diverses, entrer à l'hôpital civil pour tuberculose et y être reconnu atteint de maladie du sommeil.

Tr. gambiense doit donc être recherché systématiquement dans tous les cas d'aliénation mentale chez les sujets qui ont séjourné à la côte occidentale d'Afrique, et principalement au sud du fleuve Sénégal. Cette recherche a d'autant plus d'importance que, d'après nos observations, dans un certain nombre de cas, l'amélioration obtenue par le traitement permet aux malades de vivre de l'existence de tout le monde pendant un certain temps. Deux de nos malades (Observ. n°s 14, 15) ont vu ainsi disparaître, sous l'influence du traitement atoxyl-orpiment, toutes leurs manifestations psychiques pendant 6 mois et 1 an ; un troisième (Observ. n° 56), d'abord interné à l'hôpital civil après un traitement atoxyl-émétique d'aniline, a pu être évacué sur le village de ségrégation, où il vit au milieu de ses camarades, ne présentant plus d'aliénation mentale, sans cependant que *Tr. gambieuse* ait disparu de son sang. Les deux premiers malades, qui sont morts au bout de 6 mois et un an, après avoir guéri de leurs manifestations psychiques, ont succombé par suite d'attaques épileptoïdes répétées. L'un d'eux a présenté aussi de l'hypnose, mais il n'y a eu dans aucun cas de rechute de folie. Si l'on n'obtient pas la guérison, il est déjà très beau de pouvoir, tout en augmentant la durée de la vie du malade, le faire échapper à la folie et à l'internement pendant les jours qui lui restent à vivre, et ce résultat rémunère largement la peine que l'on se donne pour faire un diagnostic, qui demande un travail un peu spécial, mais indispensable, car la folie trypanosomiasique présente, comme nous venons de le voir, tous les symptômes, qui se rencontrent dans la paralysie générale, et il est impossible, sans examen microscopique, d'en faire le diagnostic.

Presque toutes les colonies de l'Afrique occidentale possèdent aujourd'hui des laboratoires où ce diagnostic peut être fait; mais comme tous les malades, dans tous les postes, ne passent pas par les mains de spécialistes, entraînés à la recherche de *Tr. gambiense* et que, d'autre part, un certain nombre de fonctionnaires peuvent rentrer en France, venant des colonies, atteints de trypanosomiase sans que le diagnostic ait pu en être fait, on rencontre parfois en Europe des aliénés trypanosomiasiques, qu'il importe d'autant plus de bien connaître qu'il est possible de faire quelque chose pour eux au point de vue thérapeutique.

Quelques-unes de nos possessions ouest-africaines, ne pouvant supporter les frais d'entretien d'un asile d'aliénés, trouvent avantageux d'envoyer leurs malades dans les asiles de la métropole. C'est plus spécialement dans ces asiles que l'étude de la maladie du sommeil permettra aux médecins aliénistes de rendre de grands services aux quelques malades coloniaux qui auront pu échapper à l'examen des bactériologistes.

La méthode de l'*open door*, dans les colonies d'aliénés, qui semble devoir donner d'excellents résultats pour les fous non criminels, peut permettre d'ériger en principe que les aliénés trypanosomiasiques doivent être conservés dans les villages de ségrégation, où ils seront plus facilement soumis aux médications spécifiques, à la condition de prévoir, dans ces villages, les cabanons indispensables pour maîtriser au besoin pendant quelques jours les sujets atteints de crises d'excitation.

LES LÉSIONS OCULAIRES

Nous avons eu l'occasion d'observer, dans 4 cas, des troubles oculaires dans la trypanosomiase humaine. Dans le premier cas il s'agissait d'une diminution de l'acuité visuelle avec héméralopie et douleur très violente des deux globes oculaires, chez un malade qui n'avait jamais pris d'atoxyl et qui présentait un œdème assez intense de la papille. Le traitement, que nous craignions d'appliquer dans ce cas, fit au contraire disparaître en quelques jours les accidents.

Dans deux autres cas nous avons observé de l'irido-cyclite, dans un des cas l'inflammation de l'iris a disparu très rapidement sous l'influence de la médication, dans le second, elle a été plus tenace et s'est maintenue pendant environ 3 semaines, entraînant la production de quelques petites synéchies postérieures, malgré l'usage de l'atropine. Chez cette malade, l'iritis a été précédé par de la conjonctivite phlycténulaire, et par quelques petites lésions de kératite ulcéreuse, qui ont assez rapidement évolué sous l'influence de pansements au calomel.

Le 4e malade a été atteint de kératite diffuse à marche chronique, diminuant d'intensité au moment des traitements et présentant des poussées plus intenses au moment des rechutes. Les variations étaient surtout rendues sensibles par l'aspect plus ou moins opaque de la cornée. Cette kératite chez l'homme, quoique à marche moins rapide, ressemble beaucoup à celle que l'on observe si fréquemment chez les animaux trypanosomés.

LES FONCTIONS GÉNITALES, ET EN PARTICULIER DE LA CONCEPTION ET DE LA GROSSESSE, AU COURS DE LA TRYPANOSOMIASE HUMAINE

Dans la majorité des trypanosomiases à marche rapide, la fonction de la reproduction est absolument annihilée chez les femelles, chez lesquelles la cachexie empêche rapidement la conception ou amène l'avortement. C'est l'état cachectique de la mère seul, qui, dans ces cas, est en cause et peut amener l'expulsion du fœtus, car, ainsi que l'ont démontré pour *Tr. Lewisii* Chauvrat, Lewis, Lingard, Rabinowitch et Kempner, Laveran et Mesnil (1), les parasites ne semblent pas pouvoir traverser le placenta et lorsque les femelles pleines sont infectées, on ne trouve pas de trypanosomes dans le sang des fœtus.

La constatation de faits semblables est plus difficile et plus rare lorsqu'il s'agit de trypanosomes pathogènes, amenant rapidement chez les animaux une déchéance organique, incompatible avec la reproduction. Cependant, au cours de quelques trypanosomiases, qui prennent chez certaines races d'animaux une allure chronique très lente, on peut voir des femelles infectées mettre bas à plusieurs reprises des produits bien constitués. Notre camarade, le docteur Bouffard, a laissé, en 1908, au laboratoire de Saint-Louis, une brebis atteinte de Souma, encore en assez bon état, laquelle avait eu plusieurs portées depuis qu'elle était infectée (2). Cette brebis, qui ne présentait des parasites dans son sang qu'à intervalles très rares, un à deux jours par mois, est morte depuis de cachexie, alors que son sang n'infectait même plus d'autres moutons à la dose de 20 à 40 centimètres cubes. Elle appartenait à cette race du Fouta-Djallon que Bouf-

(1) Laveran et Mesnil. Trypanosomes et Trypanosomiases. Paris, Masson, 1904, p. 88.

(2) Communication particulière du Docteur Bouffard.

fard (1) signale comme très résistante : « Nous avons, dit-il, au « laboratoire, infectés depuis 6 mois, et en assez bon état, deux « de ces moutons ; les parasites, constamment présents dans le « sang pendant trois semaines, ne se montrent actuellement qu'ir- « régulièrement. »

Nous-même avons observé à Nianing, chez des moutons, des infections chroniques à *Tr. Cazalboui* et même, dans un cas, une infection due à *Tr. Cazalboui* et à *Tr. dimorphon* associés, qui laissaient aux animaux tout leur embonpoint, et il n'est pas douteux que de tels animaux eussent pu reproduire.

La trypanosomiase humaine, qui évolue d'une façon chronique sur un terrain résistant, devait également se comporter de la même façon. Au point de vue de la conception, si les époques sont, chez la femme, le plus souvent supprimées à une période avancée de la maladie, elles peuvent persister assez longtemps au début, ou même réapparaître, sous l'influence d'une médication qui relève l'état général. C'est ainsi que nous avons observé une femme, arrivée au village de ségrégation de la maladie du sommeil de Saint-Louis avec une hypnose marquée, ayant disparu 16 jours après le début d'un traitement mixte atoxyl-orpiment, concevoir des œuvres d'un tirailleur, qui venait la retrouver au village de ségrégation, 26 jours après la fin de ce traitement, dont la durée avait été de 40 jours. Cette femme, saignée 5 jours après, infectait avec son sang *C. ruber ;* elle n'était donc pas à ce moment-là débarrassée de ses parasites.

Cette indigène subit, 2 mois après la fin de son premier traitement, un nouveau traitement de 30 jours (atoxyl-acide picrique) suivi également, au bout d'un mois, d'une rechute constatée par l'inoculation au singe. L'état de grossesse, datant d'environ 6 mois, constaté à cette époque, nous empêcha de soumettre la malade à une médication intensive, étant donné que nous avions perdu, d'atrophie jaune aiguë du foie, une malade dans les mêmes conditions. Nous nous bornâmes à administrer tous les mois ou 2 fois par mois, lorsque l'état général semblait moins bon et que l'hypnose, qui avait reparu, s'accentuait, une dose de 0,75 centigrammes d'atoxyl. La malade accoucha le 31 mai 1909 d'un enfant à terme, sans aucun stigmate et sans parasites dans son sang. La mère, vérifiée par inoculation de 60 centimètres cubes de son sang à *C. ruber*, fut de nouveau constatée infectée 15 jours après l'accouchement. L'enfant a pu jusqu'à présent, comme les enfants nés sains de mères syphiliques et d'après la loi de Profeta, être nourri par sa mère sans s'infecter. Cette dernière a pu être de

(1) BOUFFARD. La Souma, trypanosomiase du Soudan Français. *Ann. de l'Institut Pasteur*, juillet 1907, p. 590.

nouveau soumise à un traitement intensif, atoxyl-orpiment, pendant lequel elle a pris un gramme d'orpiment par jour, sans que son nourrisson semble souffrir de la médication, malgré tout ce qui a été dit sur le passage des sels d'arsenic dans le lait des nourrices (Observ. nº 25).

Chez l'homme, on observe que le sens génital est le plus souvent aboli dans la maladie du sommeil, principalement à la 2e période ; mais, au cours du traitement, il réapparaît dans la plupart des cas, et quelques malades du village de ségrégation ont insisté pour faire venir leur femme ou même se sont mariés à Saint-Louis.

LE DIAGNOSTIC MICROBIOLOGIQUE DE LA TRYPANOSOMIASE HUMAINE

Quelles que soient les probabilités que donne l'ensemble des symptômes cliniques observés, on ne peut le plus souvent conclure d'une façon absolue à la trypanosomiase humaine, que lorsqu'on a constaté chez un malade la présence de *Trypanosoma gambiense*. Il est évident que, lorsque le parasite se voit à l'examen microscopique direct du sang, le diagnostic est facile, mais cela est excessivement rare dans certaines régions, et en particulier au Sénégal, et nous n'avons observé qu'une fois sur 50 cas un malade se présentant avec des trypanosomes visibles à l'examen microscopique direct du sang (Observ. n° 11).

Pour établir un diagnostic microbiologique, on peut employer la méthode des centrifugations successives et dans le plus grand nombre des cas les parasites peuvent être décelés par ce moyen. On saigne le malade en enfonçant une aiguille grosse et courte dans une des veines du pli du coude. Nous employons pour cet usage des aiguilles en platine iridié du calibre des aiguilles n° 2 de l'aspirateur Dieulafoy et d'une longueur de 5 centimètres environ. Un petit ajutage de caoutchouc et un tube de verre amènent le sang dans le tube à centrifuger, qu'on a préalablement rempli à moitié d'eau citratée.

On fait l'équilibre de l'autre côté de la centrifuge avec un tube qu'on remplit d'eau jusqu'à ce qu'il pèse exactement le même poids que celui qui contient le sang. On centrifuge 10 minutes, au bout de ce temps, toutes les hématies sont rassemblées au fond, et le sérum, mélangé à l'eau citratée, surnage plus ou moins clair, mais généralement sans globules rouges. On aspire avec une boule, en ayant soin de ne pas pénétrer dans ces derniers, on transvase le sérum dans un tube propre, on rétablit l'équilibre avec le second tube, et on centrifuge de nouveau 10 minutes. Ordinairement, au bout de ce temps, on remarque au fond du tube de sérum, lequel doit être assez finement conique, un très petit flocon blanchâtre, qui ressemble à un petit caillot de fibrine. Il faut alors aspirer le liquide avec une pipette à boule, très finement effilée, de façon à assécher presque complètement ce petit caillot, sur lequel on laisse à peine un quart de goutte de sérum, juste la quantité nécessaire pour examiner le dépôt. Très souvent on trouve déjà des parasites dans ce second dépôt. Si l'examen en reste négatif, on centrifuge une troisième fois le liquide décanté, pendant 30 minutes, on prélève le dépôt avec les mêmes précautions que précédemment, car c'est le point délicat de l'opération, et on l'examine au microscope.

Pour obtenir de bons résultats par ce procédé il est indispensable de posséder une centrifuge marchant à petite vitesse. Quelques auteurs indiquent la vitesse qu'il ne faut pas dépasser en nombre de tours à la minute, mais comme le nombre de tours est fonction de la rapidité avec laquelle on tourne, nous pensons qu'il vaut mieux indiquer la multiplication obtenue. Notre expérience nous a démontré qu'on peut employer n'importe quelle centrifuge à la condition que son axe soit bien vertical, et ne présente pas de trépidations, et qu'un tour de manivelle ne représente pas plus de 20 tours des porte-tubes, ce qui est facile à vérifier en comptant le nombre de tours qu'exécutent ces porte-tubes pendant un tour de manivelle.

Si excellents que soient les résultats donnés par cette méthode, elle constituera toujours plutôt un procédé de laboratoire, et entrera difficilement dans la pratique. Il faut compter qu'un pareil examen demande une demi-journée pour un seul sujet et que, lorsqu'un médecin a une trentaine de malades à soigner, il préférera un procédé qui soit plus expéditif, tout en restant aussi sûr.

La ponction ganglionnaire, que les membres de la mission du Congo tentent de remplacer par la centrifugation du sang, nous semble constituer le procédé de choix. Nous avons toujours pu très rapidement, et après une à trois ponctions au maximum, déceler l'existence de *Tr. gambiense* dans les ganglions, chez 61 malades, au moment de leur entrée, sauf dans deux cas; encore s'agissait-il, dans un de ces cas, d'une malade dont le sang ne contenait pas lui-même de parasites, et dans l'autre d'une malade ayant subi l'exérèse ganglionnaire.

On peut admettre, d'autre part, que lorsqu'on trouve *Tr. gambiense* dans les ganglions, le sang est toujours infecté, nous n'avons jamais rencontré d'exception à cette règle; la centrifugation du sang devient donc inutile.

La ponction ganglionnaire, beaucoup plus simple et plus rapide, permet d'examiner en quelques instants un grand nombre de malades, c'est à elle que nous donnons la préférence, lorsqu'il s'agit de faire un diagnostic bactériologique chez un malade qui n'a encore subi aucun traitement.

Quoique ce soit une opération, le plus souvent facile, que l'on emploie le procédé de Gray et Tulloch (ponction avec une aiguille sans seringue) ou celui de Dutton et Todd (ponction avec aspiration dans une seringue), elle peut être encore facilitée par l'emploi d'un petit appareil spécial, que Wurtz, faisant passer dans la pratique des idées échangées au cours d'une mission d'études que nous fîmes ensemble, a fait établir par la maison Collin. Ce petit appareil, que nous avons essayé dernièrement, est très commode. Il permet de faire préalablement le vide dans l'appareil ; on n'a qu'à ouvrir un robinet commandé par un bouton, une fois l'aiguille en place, pour que l'aspiration se produise. Un certain nombre d'aiguilles et de petits réservoirs spéciaux peuvent être stérilisés à l'avance et permettent de faire une série de ponctions ganglionnaires, sans avoir à se préoccuper à chaque instant de la stérilisation. Avec ce petit appareil, la ponction des ganglions très petits et difficilement accessibles devient facile et on peut même avec lui explorer des ganglions, qu'il serait impossible d'atteindre par les procédés ordinaires.

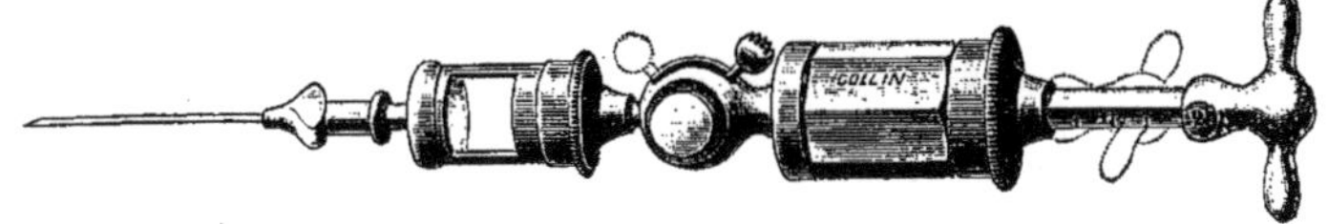

Fig. 5. — Seringue à ponctions ganglionnaires.

Lorsque, dans certaines circonstances, la ponction ganglionnaire ne donnera pas de bons résultats, on devra examiner le sang par centrifugations successives, ou mieux par inoculation au singe et au besoin pratiquer la ponction lombaire; mais, dans la majorité des cas, l'examen des ganglions suffira pour établir un premier diagnostic.

Lorsque les malades auront déjà été soumis à un traitement, il ne faudra plus compter sur les ganglions, qui se sclérosent et diminuent de volume en même temps que les trypanosomes en disparaissent; mais, dans ce cas encore, nous préférons à la centrifugation l'inoculation de 60 centimètres cubes de sang défibriné au singe, parce que c'est une méthode bien moins laborieuse et plus sûre.

EMPLOI DE *CERCOPITHECUS RUBER* OU *PATAS* COMME ANIMAL TÉMOIN DANS LA MALADIE DU SOMMEIL.

Laveran, depuis le début des recherches sur la trypanosomiase humaine, a insisté sur la nécessité d'inoculer des animaux d'épreuve, afin d'établir l'infection, dans les cas assez fréquents où *Tr. gambiense* ne peut être retrouvé ni dans le sang, ni dans les ganglions lymphathiques, ni dans le liquide céphalo-rachidien. Il recommande principalement, comme animaux d'expérience, les cobayes, les chiens et les singes, les cynocéphales exceptés (1). Peu d'expérimentateurs ont suivi ces sages conseils, on relève même, dans le n° 2 du Sleeping Sickness Bureau, cette assertion: « L'inoculation aux animaux témoins est une méthode « de diagnostic très infidèle et la période d'incubation est lon- « gue. Elle est rarement employée dans la trypanosomiase « humaine (2). » Nous prétendons, au contraire, que si cette méthode n'est pas passée dans la pratique pour la trypanosomiase humaine, alors qu'elle a été soigneusement conservée au

(1) Laveran. Art. Trypanosomiase humaine. *Traité de Médecine et de Thérapeutique* de Brouardel et Gilbert, p. 120. Paris, Baillière, 1905.
Sonder Abdruck aus dem Bericht über den XIV internationalen Congres für Hygiene und Demographie. Berlin, 1907, p. 764.
(2) Sleeping Sickness Bureau, *Bull.*, n° 2, déc. 1908, p. 60.

laboratoire, c'est qu'on n'avait pas su trouver d'animal suffisamment sensible pour servir de réactif certain.

Depuis 4 ans que nous étudions la trypanosomiase humaine au Sénégal, nous avons eu fréquemment l'occasion d'inoculer des animaux d'épreuve. On se procure difficilement des cobayes dans les pays chauds, ces animaux s'y conservent et s'y reproduisent avec peine ; de plus, leur sensibilité est très inégale. Une fois qu'un trypanosome est habitué à cet hôte, il passe facilement de cobaye à cobaye, mais on n'est jamais sûr de faire une inoculation positive avec un produit ne renfermant que des quantités de parasites non décelables au microscope, et provenant directement de l'homme. Il en est de même pour le chien. Parmi les singes, les Cercopithèques sont sensibles à *Tr. gambiense*, mais à des degrés très différents. Nous avons pu vérifier le fait avancé par Brumpt et Wurtz (1), que *C. fuliginosus* était très résistant à l'infection. Ce cercopithèque a, d'ailleurs, beaucoup de points de ressemblance avec *Cynocephalus babuin*, qui est aussi à peu près réfractaire. La tête est presque semblable, et les paupières, vues en dessus, présentent la même teinte pâle, tranchant avec le reste de la face, quand l'animal ferme les yeux. Le *C. callitrichus*, singe vert, s'infecte assez facilement; néanmoins, chez lui, les trypanosomes sont toujours rares et ils disparaissent très vite.

Le *C. ruber* ou *patas*, singe pleureur, est, au contraire, un animal très sensible à *Tr. gambiense*, au point que nous comparons souvent son rôle dans la maladie du sommeil à celui du cobaye vis-à-vis de la tuberculose. Les chiffres et tableaux ci-après résument nos observations; elles portent sur 180 *C. ruber* et tiennent compte de toutes nos inoculations, quel qu'en ait été le résultat.

1° 15 *C. ruber*, inoculés dans le péritoine avec du sang de singe, de souris ou de rat, contenant *Tr. gambiense*, visible au microscope, se sont infectés dans un temps variant de 4 à 17 jours. Un seul est mort 15 jours après inoculation, avec des symptômes de trypanosomiase, sans avoir présenté de parasites dans son sang.

2° Un *C. ruber* a été infecté par injection intrapéritonéale de 20 cm³ de sang de *Cynocephalus babuin*, mort avec symptômes cérébro-médullaires de trypanosomiase sans parasites décelables à l'examen microscopique direct du sang.

3° 3 *C. ruber*, inoculés dans le péritoine avec 10 cm³ de liquide céphalo-rachidien de malades contenant *Tr. gambiense* visible au microscope après 30 minutes de centrifugation, se sont infectés en 11-18 jours.

4° Un *C. ruber*, inoculé dans le péritoine avec une goutte de lymphe ganglionnaire, contenant des parasites visibles au microscope, s'est infecté en 30 jours.

(1) Brumpt et Wurtz, *Soc. de Biol.*, 26 mars 1904.

TABLE n° 4

C. Ruber, *inoculés dans le péritoine avec 10 centimètres cubes de liq*[illegible]*alo-rachidien, ne renfermant pas de trypanosomes, décelables au microscope après centrifugation de 30 minutes.*

NOM DU MALADE	ÉTAT DU MALADE au moment de la vérification	NUMÉRO du singe	QUANTITÉ de liquide céphalo-rachidien injecté	RÉ-SULTA[illegible]	DURÉE d'incubation	ÉTAT ACTUEL du malade	OBSERVATIONS
				Mala[illegible]on guéris.			
1. Moussa Diallo....	Avant traitement..................	1	10 cm³	+	[illegible]8 jours	Mort...............	Liquide céphalo-rachidien contenant avant traitement des trypanosomes rares visibles après centrifugation.
2. Moktar N'Doye...	Après 1er traitement...............	1 2	10 cm³ 10 cm³	+ +	[illegible]7 jours 12 jours	Mort...............	
3. Momar Low......	4 mois après 2e traitement..........	1	10 cm³	+	[illegible]8 jours	En traitement........	La rechute s'est produite en même temps dans le sang.
4. Momar Faye......	5 mois après 3e traitement......... 7 mois après 3e traitement et 2 jours après 2 injections émétique d'aniline............................	1 2	10 cm³ 10 cm³	+ +	[illegible]7 jours [illegible]7 jours	En fuite............	Sang non infecté depuis 5 mois.
5. Seka Pika......	15 jours après 1er traitement.......	1	10 cm³	+	[illegible]1 jours	Mort................	Sang non infecté.
6. Awa Diop........	4 mois après 1er traitement.........	1	10 cm³	+	30 jours	En fuite............	Rechute méningée pure. Sang non infecté depuis 6 mois.
7. N'Golo Siddibé....	1 mois après 2e traitement..........	1	10 cm³	+	55 jours	Rechute méningée pure.	Sang non infecté depuis 1 an, date de la fin du 1er traitement.
8. Makiro Fall.....	6 mois après 1er traitement.........	1	10 cm³	—	»	Rechute méningée 3 mois plus tard. Mort.	Rechute 7 mois après cessation du traitement constatée par centrifugation du liquide céphalo-rachidien.
9. Goundiourou Moussa	1 mois après 3e traitement	1	10 cm³	—	»	Rechute méningée pure.	Constatée le mois suivant par centrifugation du liquide céphalo-rachidien. Sang non infecté depuis 10 mois. Mort 4 mois après la rechute.
10. Dembané Vade....	3 mois après 3e traitement..........	1	10 cm³	—	»	Mort................	Rechute méningée avec crises épileptoïdes 2 mois après.
11. Fatimata Dieng...	1 mois après 1er traitement.........	1	10 cm³	—	»	Mort................	Rechute avec crises épileptoïdes ; sang non infecté.
12. Mahmoud.........	5 semaines après 2e traitement......	1	10 cm³	—	»	Satisfaisant..........	En vérification. Sang non infecté depuis 5 mois.
13. Baye Li..........	2 mois après 2e traitement.........	1	10 cm³	—	»	Rechute méningée pure 6 semaines après.	Sang non infecté depuis 6 mois.
				Mala[illegible]upposés guéris.			
14. Adhiba...........	Après 1er traitement...............	1 2 3	10 cm³ 10 cm³ 10 cm³	— — —	» » »	Traité en 1906, en parfaite santé en 1908.	Liquide céphalo-rachidien contenant avant traitement des trypanosomes très rares, visibles après centrifugation.
15. Maladou Sakeliba	11 mois après 1er traitement........ 12 mois après 1er traitement.......	1 2	10 cm³ 10 cm³	— —	» »	Supposée guérie.....	Renvoyée dans son village 15 mois après la fin du traitement.
16. Aram Tope.......	4 mois après 2e traitement.......... 5 mois après 2e traitement..........	1 2	10 cm³ 10 cm³	— —	» »	Supposée guérie.....	Renvoyée dans son village 6 mois après la fin d'un 2e traitement.
17. Gone N'Diaye....	7 mois après 2e traitement......... 8 mois après 2e traitement.........	1 2	10 cm³ 10 cm³	— —	» »	Supposée guérie.....	Renvoyée dans son village 8 mois après la fin d'un 2e traitement.
18. Awa Diallo......	4 mois après 1er traitement......... 5 mois après 1er traitement.........	1 2	10 cm³ 10 cm³	— —	» »	Supposée guérie.....	Renvoyée dans son village 6 mois après la fin d'un 1er traitement.
19. Kanissa Diallo...	4 mois 1/2 après 2e traitement...... 5 mois 1/2 après 2e traitement......	1 2	10 cm³ 10 cm³	— —	» »	Supposée guérie.....	Renvoyée dans son village 6 mois après la fin du 2e traitement.
20. Mody Sidibé......	4 mois 1/2 après 2e traitement...... 5 mois 1/2 après 2e traitement......	1 2	10 cm³ 10 cm³	— —	» »	Supposé guéri.......	Renvoyé dans son village 6 mois après la fin du 2e traitement.
21. Mapenda.........	4 mois après 1er traitement......... 5 mois 1/2 après 1er traitement.....	1 2	10 cm³ 10 cm³	— —	» »	Supposé guéri.......	Renvoyé dans son village 6 mois après la fin du 1er traitement.
22. Assa Mariko.....	7 mois après 2e traitement......... 8 mois après 2e traitement..........	1 2	10 cm³ 10 cm³	— —	» »	Supposée guérie.....	A demandé à prolonger son séjour au village de ségrégation.

TABLE 2.

C. Ruber *inoculés dans le péritoine avec 20 à 60 centimètres cubes de* [illegible]*rifiné de malades du sommeil, ne renfermant pas de trypanosomes à l'examen microscopique direct.*

NOM DU MALADE	ÉTAT DU MALADE au moment de la vérification	NUMÉRO du singe	QUANTITÉ de sang injecté	RÉSULTAT	DURÉE d'incubation	ÉTAT ACTUEL DU MALADE ET OBSERVATIONS
				Malades non guéris.		
1. Goundiourou Moussa	Après 2e traitement	1	40 cm³	—	»	Rechute avec trypanosomes à l'examen microscopique direct après 1er traitement, désinfection du sang après 2e traitement, l'infection méningée persiste
		2	40 cm³	—	»	
		3	60 cm³	—	»	
2. Momar Low	Avant traitement	1	20 cm³	—	8 jours	Infection méningée persistante. Rechute sanguine vérifiée par centrifugation le mois après la dernière vérification.
	Après 1er traitement	2	20 cm³	—	20 jours	
	Après 2e traitement	3	20 cm³	—	7 jours	
	Après 3e traitement	4	40 cm³	—	»	
		5	40 cm³	—	»	
		6	60 cm³	—	15 jours	
	Après 4e traitement	7	60 cm³	—	»	
		8	60 cm³	—	»	
		9	60 cm³	—	»	
		10	60 cm³	—	»	
3. Momar Faye I	Après 1er traitement	1	20 cm³	—	»	Sang non infecté. Liquide céphalo-rachidien encore infecté. En fuite.
		2	20 cm³	—	24 jours	
	Après 2e traitement	3	40 cm³	—	»	
		4	60 cm³	—	»	
		5	60 cm³	—	»	
4. Momar Gaye	Après 1er traitement	1	20 cm³	—	10 jours	En fuite.
	Après 2e traitement	2	40 cm³	—	16 jours	
5. Dembané Wade	Après 1er traitement	1	20 cm³	—	22 jours	Décédé.
	Après 2e traitement	2	60 cm³	—	»	
		3	60 cm³	—	25 jours	
6. Touti N'Diaye	Après 1er traitement	1	20 cm³	—	12 jours	Décédée avec symptômes médullaires. Sang non infecté.
	Après 2e traitement	2	20 cm³	—	21 jours	
	Après 3e traitement	3	60 cm³	—	»	
		4	60 cm³	—	»	
7. Bougouna N'Diaye	Après 1er traitement	1	20 cm³	—	»	Décédée avec symptômes médullaires. Sang non infecté.
		2	20 cm³	—	»	
		3	20 cm³	—	»	
8. Mademba Thioume	Après 1er traitement	1	20 cm³	—	»	Décédé avec symptômes médulaires. Sang non infecté.
		2	20 cm³	—	»	
9. Seka Picka	Après 1er traitement	1	50 cm³	—	»	Décédée avec trypan. dans le liquide céph.-rach. Sang non infecté.
10. Makero Fall	Après 1er traitement	1	20 cm³	—	»	Sang non infecté, rechute méningée avec trypanosomes dans le liquide céphalo-rachidien 10 mois après la fin du traitement. Décédé.
		2	20 cm³	—	»	
		3	20 cm³	—	»	
		4	20 cm³	—	»	
11. Kani Mariko	Après 1er traitement	1	20 cm³	—	8 jours	Rechute vérifiée par centrifugation après 3e traitement. Centrifugation négative après 4e traitement, inoculation positive au singe. En traitement.
	Après 2e traitement	2	40 cm³	—	13 jours	
	Après 4e traitement	3	50 cm³	—	20 jours	
		4	60 cm³	—	17 jours	
12. Fatimata Dieng	Avant traitement	1	20 cm³	—	»	Trypanosomiase méningée pure dès le début. Décédée avec trypanosomes dans le liquide céphalo-rachidien.

TABLEAU N° 2 (*suite*).

C. RUBER *inoculés dans le péritoine avec 20 à 60 centimètres cubes de sang défibriné de malades du sommeil, ne renfermant pas de trypanosomes à l'examen microscopique direct.*

NOM DU MALADE	ÉTAT DU MALADE au moment de la vérification	NUMÉRO du singe	QUANTITÉ de sang injecté	RÉSULTAT	DURÉE d'incubation	ÉTAT ACTUEL DU MALADE ET OBSERVATIONS
Malades non guéris (*Suite*).						
13. COMBA SAM	Après 1er traitement	1	20 cm^3	+	19 jours	Décédée.
		2	60 cm^3	−	»	
	Après 3e traitement	3	60 cm^3	+	20 jours	
14 SOKNA N'DIAYE	Après 1er traitement	1	20 cm^3	−	»	En fuite après 3e traitement.
		2	40 cm^3	+	19 jours	
	Après 2e traitement	3	60 cm^3	+	19 jours	
15. N'GOLO SIDIBÉ	Après 1er traitement	1	60 cm^3	−	»	Sang non infecté depuis la fin du 1er traitement datant de 1 an. Trypanosomes dans le liquide céphalo-rachidien.
		2	60 cm^3	−	»	
		3	60 cm^3	−	»	
	Après 2e traitement	4	60 cm^3	−	»	
16. ADOLPHE	Après 1er traitement	1	60 cm^3	+	21 jours	Rechute après 2e traitement vérifiée par centrifugation.
17. MOUSSA SAKO	Après 1er traitement	1	60 cm^3	+	15 jours	En vérification après 3e traitement. Centrifugation négative et inoculation positive au singe après 2e traitement.
	Après 2e traitement	2	60 cm^3	+	15 jours	
	Après 3e traitement	3	60 cm^3	−	»	
18. DAMA COULYBALY	Après 1er traitement	1	60 cm^3	+	18 jours	Sang non infecté. Décédé par suite de rechute méningée pure.
	Après 2e traitement	2	60 cm^3	−	»	
19. NANTIO TARAROÉ	Après 1er traitement	1	60 cm^3	−	»	Rechute sanguine et méningée. En traitement.
		2	60 cm^3	+	25 jours	
	Après 2e traitement	3	60 cm^3	−	»	
		4	60 cm^3	+	34 jours	
20. MASAMBA DIOUF	Après 1er traitement	1	60 cm^3	−	»	En fuite.
21. GARI-BA	Après 1er traitement	1	60 cm^3	+	18 jours	Rechute 2 mois après 2e traitement.
		2	60 cm^3	−	»	
	Après 2e traitement	3	60 cm^3	+	6 jours	
22. MAHMOUD	Après 1er traitement	1	60 cm^3	−	»	Sang non infecté depuis 5 mois. Rechute méningée pure ayant nécessité un 2e traitement. En vérification.
		2	60 cm^3	−	»	
		3	60 cm^3	−	»	
		4	60 cm^3	−	»	
	Après 2e traitement	5	60 cm^3	−	»	
23. AWA DIOP	Après 1er traitement	1	60 cm^3	−	»	Sang non infecté, rechute méningée pure 4 mois après la fin du traitement. En fuite.
		2	60 cm^3	−	»	
		3	60 cm^3	−	»	
24. SAMBA DIAKITÉ	Après 1er traitement	1	60 cm^3	−	»	En vérification.
		2	60 cm^3	−	»	
25. SIDI DIALLO	Après 1er traitement	1	60 cm^3	+	19	Centrifugation négative encore 1 mois après que le sang s'est montré infectant pour le singe.
26. SAMBA N'DIAYE	Après 1er traitement	1	60 cm^3	−	»	En vérification.
		2	60 cm^3	−	»	
27. MANABA DIARRA	Après 1er traitement	1	60 cm^3	−	»	Rechute méningée pure 4 mois après la fin du 1er traitement.
		2	60 cm^3	−	»	
		3	60 cm^3	−	»	
		4	60 cm^3	−	»	

TABLEAU 2 (*suite*).

C. Ruber *inoculés dans le péritoine avec 20 à 60 centimètres cubes de sang défibriné de malades du sommeil, ne renfermant pas de Trypanosomes à l'examen microscopique direct.*

NOM DU MALADE	ÉTAT DU MALADE au moment de la vérification	NUMÉRO du singe	QUANTITÉ de sang injecté	RÉSULTAT	DURÉE d'incubation	ÉTAT ACTUEL DU MALADE ET OBSERVATIONS
				Malades non guéris (*Suite*).		
28. Bayk Li	Après 2e traitement	1	60 cm^3	—	»	Dernière vérification faite 3 mois après la fin du 2e traitement. Rechute méningée pure après les 2 traitements.
	Après 1er traitement	1	60 cm^3	—	»	
29. Cl. R.	Après 1er traitement	2	40 cm^3	—	»	Rechute méningée pure, constatée par centrifugation du liquide céphalo-rachidien 3 mois après la fin du traitement.
				Malades supposés guéris.		
30. Adhiba	Après 1er traitement	1	20 cm^3	—	»	Traité en 1906. — Encore en parfaite santé.
		2	20 cm^3	—	»	
31. Maladou Sakeliba	Après 1er traitement	1	20 cm^3	—	»	Dernière vérification faite 10 mois après la fin du traitement. Liquide céphalo-rachidien non infecté 1 an après traitement.
		2	20 cm^3	—	»	
		3	20 cm^3	—	»	
		4	60 cm^3	—	»	
32. Aram Tope	Avant traitement	1	20 cm^3	+	8 jours	Dernière vérification faite 3 mois après la fin du traitement. Liquide céphalo-rachidien non infecté.
	Après 1er traitement	2	20 cm^3	+	9 jours	
		3	40 cm^3	—	»	
	Après 2e traitement	4	40 cm^3	—	»	
		5	60 cm^3	—	»	
33. Gone N'Diaye	Après 1er traitement	1	20 cm^3	—	12 jours	Dernière vérification faite 4 mois après la fin du traitement. Liquide céphalo-rachidien non infecté.
		2	40 cm^3	—	»	
		3	40 cm^3	—	»	
	Après 2e traitement	4	40 cm^3	—	»	
		5	60 cm^3	—	»	
34. Awa Diallo	Après 1er traitement	1	60 cm^3	—	»	Dernière vérification faite 3 mois après la fin du traitement. Liquide céphalo-rachidien non infecté.
		2	60 cm^3	—	»	
		3	60 cm^3	—	»	
35. Kanissa Diallo	Après 2e traitement	1	60 cm^3	—	»	Dernière vérification faite 4 mois après la fin du 2e traitement. Liquide céphalo-rachidien non infecté 6 mois après traitement.
		2	60 cm^3	—	»	
		3	60 cm^3	—	»	
36. Mody Sidibé	Après 1er traitement	1	60 cm^3	—	16 jours	Dernière vérification faite 5 mois après la fin du traitement. Liquide céphalo-rachidien non infecté à la même époque.
		2	60 cm^3	—	»	
	Après 2e traitement	3	60 cm^3	—	»	
		4	60 cm^3	—	»	
		5	60 cm^3	—	»	
		6	60 cm^3	—	»	
		7	60 cm^3	—	26 jours	
37. Assa Mariko	Après 1er traitement	1	60 cm^3	—	»	Dernière vérification faite 8 mois après la fin du traitement. Liquide céphalo-rachidien non infecté à la même époque.
	Après 2e traitement	2	60 cm^3	—	»	
		3	60 cm^3	—	»	
		4	60 cm^3	—	»	
		5	60 cm^3	—	»	
38. Mapenda	Après 1er traitement	1	60 cm^3	—	»	Dernière vérification faite 5 mois après la fin du traitement. Liquide céphalo-rachidien non infecté à la même époque.
		2	60 cm^3	—	»	
		3	60 cm^3	—	»	
		4	60 cm^3	—	»	
		5	60 cm^3	—		

De l'examen du tableau n° 1, il ressort tout d'abord clairement que l'inoculation à *C. ruber* permet de déceler des trypanosomes dans des liquides où il n'est pas possible d'en trouver au microscope après centrifugation. C'est donc déjà un procédé beaucoup plus délicat que la centrifugation. Lorsqu'on examine le sang par centrifugation, l'observation ne porte guère sur plus de 5 à 7 centimètres cubes; la contenance des tubes de centrifugeurs ne dépasse guère 15 centimètres cubes et l'on doit ajouter moitié d'eau citratée pour empêcher la coagulation. En injectant, dans le péritoine des singes, 20 à 60 centimètres cubes de sang défibriné, sans addition d'eau citratée, on opère donc sur 4 à 12 fois plus de liquide.

Nous employons, depuis 2 ans, à notre entière satisfaction, pour vérifier la guérison des malades du sommeil, que nous avons soumis à des essais de traitement, ce procédé qui a été depuis adopté par un grand nombre de savants, et a été en particulier utilisé par Ayres Kopke. Un mois après la fin du traitement, chaque malade est saigné et on inocule dans le péritoine d'un *C. ruber* 60 centimètres cubes de sang défibriné. Si le sang du malade renferme encore des parasites, le singe s'infecte en 7 à 30 jours, si le singe ne s'infecte pas, le malade subit, tous les 30 jours, la même vérification, pendant un certain temps.

En examinant attentivement le tableau n° 2, on se rend compte de ce que, sur 126 singes inoculés, 33 ont indiqué, chez 18 malades, une rechute sanguine en un temps variant de 5 à 7 semaines après la fin du traitement. On peut parcourir toute la littérature de la maladie du sommeil, on ne trouve aucun procédé indiquant aussi rapidement la situation du malade, surtout étant donné que la majorité de nos malades était constituée par des malades dits en bon état, chez lesquels les trypanosomes disparaissent rapidement des ganglions, sous l'influence du traitement, la plupart du temps pour n'y plus reparaître.

L'inoculation de 60 cmc. de sang défibriné dans le péritoine de *C. ruber* est le procédé le plus rapide pour faire le diagnostic de l'infection du sang. Nous ajouterons que c'est le plus sûr. En effet, dans 1/3 des cas, nous avons vu le singe s'infecter alors que la centrifugation n'avait donné que des résultats négatifs. Dans une circonstance nous avons même observé que la centrifugation donnait encore des résultats négatifs alors que, depuis 1 mois déjà, l'inoculation au singe était positive (Observ. n° 32).

Enfin, quelques *C. ruber* ne sont pas infectés lors de la première ou de la deuxième injection, 1 ou 2 mois après la fin du traitement; ils se sont infectés le mois suivant, à la suite d'une 2e ou d'une 3e inoculation faite 2 ou 3 mois après la fin du traitement. Loin d'impliquer la défaillance du réactif, ce fait indique plutôt son exquise sensibilité, qui marque ainsi la date approximative de la rechute sanguine.

La conclusion pratique que l'on peut tirer des faits énoncés plus haut, c'est que, après 3 vérifications négatives du sang par inoculation à *C. ruber*, faites 1 mois après traitement et à 1 mois d'intervalle, on devra pratiquer des ponctions lombaires tous les mois pendant 2 à 3 mois et, au besoin, injecter le liquide céphalo-rachidien dans le péritoine du singe.

Lorsque le sang n'infecte plus *C. ruber* depuis au moins 3 mois, nous pensons, d'après nos observations, que la possibilité de la rechute sanguine peut être considérée le plus souvent comme définitivement écartée. Il nous a paru logique, dans la vérification des résultats thérapeutiques, comme d'ailleurs aussi pour l'établissement du diagnostic, de ne jamais pratiquer de ponctions lombaires chez des malades dont les symptômes cliniques n'indiquent pas nettement une infection médullaire, avant d'établir que le sang n'est plus infecté ; on peut en effet craindre qu'à la suite d'une ponction lombaire intempestive une goutte de sang ne vienne introduire *Tr. gambiense* dans un liquide céphalo-rachidien encore indemne.

Les singes, qui ne se sont pas infectés dans une première ou dans plusieurs expériences, ne perdent, ainsi que nous l'avons vérifié, rien de leur sensibilité. Nous n'avons jamais trouvé un animal naturellement réfractaire ou rendu tel par les qualités hémolytiques acquises par son sérum (1) à la suite d'injections massives d'hématies humaines. Les animaux qui ne s'infectent pas peuvent donc servir plusieurs fois ; cependant, au bout de 2 ou 3 injections, ils meurent, probablement de phénomènes d'anaphylaxie.

A la suite de la communication à la Société de Pathologie exotique des résultats que nous avions obtenus par l'inoculation de *C. ruber* ou *patas*, le Sleeping Sickness Bureau a eu l'excellente idée de donner, d'après une récente monographie du genre Cercopithèque (2), les caractères zoologiques du groupe *patas* : Les *patas* (vulgairement appelés pleureurs) se distinguent ainsi des autres Cercopithèques : aspect général d'un rouge brique, membres, au-dessous des genoux et des coudes, blancs chez les adultes. Ce sont de grands singes se tenant droits sur leurs membres longs et grêles. Leur aire de distribution s'étend du Sénégal au Nil Supérieur.

« *Cercopithecus patas patas* est la sous-espèce propre à

(1) Levaditi et Rosenbaum. Action des substances hémolytiques sur les Spirochètes. les Protozoaires et les Vibrions. *Bull. de la Soc. de Path. exotique*, fév. 1908, p. 117.

(2) Pocock. A monographic revision of the monkeys of the genus Cercopithecus *Zoological procedings*, 1907, pp. 667-746.

l'Ouest-Africain; elle peut être ainsi décrite : poils noirs sur le nez, s'étendant en arrière de façon à rejoindre la bande noire qui forme les sourcils. Cette bande renferme généralement une petite quantité de poils blancs et s'étend de chaque côté jusqu'aux oreilles, en dessinant un léger angle au-dessus du temporal. Poils blancs autour de la bouche et sur le menton chez les adultes. Favoris dirigés en bas et en arrière, noirs au niveau de la face, passant ensuite au blanc grisâtre pour devenir graduellement plus jaunes et annelés de noir au voisinage des oreilles.

« Poils sur le sommet de la tête, courts, fortement cuivrés ou rouge-orange en avant, devenant tachetés à la partie postérieure, la couleur cuivrée se fondant graduellement avec les teintes du reste de la tête. Sur l'occiput, la nuque, les épaules, et la partie antérieure du dos, les poils sont rouges à la base, avec l'extrémité noire et un anneau subterminal jaune pâle. Sur les régions lombaire et sacrée, la racine de la queue et les parties supérieures des cuisses, les poils sont uniformément rouges. Sur les épaules, les poils sont longs et noirâtres, avec un large anneau subterminal pâle donnant à cette région une teinte gris-fer. Sur les côtés du cou, les poils sont jaunâtres; sur les côtés du corps ils sont plus longs et plus rouges que sur le dos. Queue d'un chaud rouge, foncé en dessus, grise ou jaunâtre en dessous, plus pâle à son extrémité. Menton, poitrine, ventre, face interne des membres et callosités ischiatiques blancs ou blanc grisâtre.

« *Cercopithecus patas pyrrhonotus* est la sous-espèce spéciale à l'Est de l'Afrique; elle provient de l'Ouganda et du Gondokoro; elle se distingue de la sous-espèce *patas* par les caractères suivants : nez blanc chez l'adulte, poils des joues également blancs. Sur le sommet de la tête, tache rouge bien délimitée et bordée, devant et sur les côtés, par une étroite bande noire qui « limite la région sourcilière à partir de l'angle externe de l'œil. Les épaules, d'une couleur gris-fer, moins marquée que dans la sous-espèce précédente.

« D'après Pocock, *C. patas* et sa sous-espèce constituent une espèce qui vit dans les régions découvertes et non dans les forêts.

Nous devons relever dans l'excellente description de Pocock, rapportée dans le bulletin du Sleeping Sickness Bureau, une légère inexactitude. *C. patas pyrrhonotus* n'est pas une sous-espèce spéciale à l'est africain et nous avons rencontré au Sénégal (1) ce singe, qui n'avait pas encore été signalé à la côte occidentale d'A-

(1) Thiroux. De la présence de *C. patas Pyrrhonotus* au Sénégal. *Bull. de la Soc. de Path. exotique.* Juillet 1910, p. 453.

frique, où il est moins commun que *C. patas patas*. Il se retrouve d'ailleurs dans les mêmes régions que ce dernier, à côté duquel il vit le plus souvent.

Malgré l'abondance des singes pleureurs au Sénégal, il nous a été, pendant un certain temps, difficile de nous en procurer en assez grande abondance, pour suivre régulièrement tous nos malades. Actuellement, grâce à l'amabilité de M. l'administrateur Nicolas, qui commande le Cercle de Saldé et qui a réussi à prendre ces animaux au piège, nous n'en manquons jamais. Les glossines sont inconnues dans cette région et les singes n'y sont jamais naturellement infectés de trypanosomes.

Afin d'économiser les animaux d'expérience, et lorsqu'on en a le loisir, il est bon de pratiquer tout d'abord la centrifugation du sang, car, dans des cas assez nombreux, on trouvera les trypanosomes à l'examen microscopique du 2e ou du 3e sédiment, mais lorsqu'on ne trouve pas de parasites, on devra toujours pratiquer l'inoculation de 60 cm³ de sang défibriné dans le péritoine de *C. ruber*.

TRYPANOSOMA GAMBIENSE CONSTITUE BIEN UNE ESPÈCE DISTINCTE

Nos expériences ont été instituées dans le but de rechercher les rapports qui pouvaient exister entre *Tr. Pecaudi* et *Tr. gambiense*. En effet, nous avions trouvé, dans des préparations de *Tr. gambiense*, provenant de six malades différents, de petites formes courtes, larges, à flagelle libre très court. Ces petites formes de *Tr. gambiense*, qui ont été également signalées par Minchin (1), rappellent beaucoup les petites formes de *Tr. Pecaudi*. Nous avions aussi remarqué, comme l'avaient déjà fait Gray et Tulloch (2), qu'une forte mortalité sur les chiens indigènes, due à *Tr. Pecaudi*, coïncidait le plus souvent avec une endémicité grave de la maladie du sommeil chez les indigènes. Notre but était de rechercher l'action préventive du sérum des malades atteints de trypanosomiase humaine, inoculé mélangé avec *Tr. Pecaudi*, comparativement à l'action du sérum humain normal injecté dans les mêmes conditions.

Quatre *C. ruber* furent inoculés sous la peau ou dans le péritoine avec du sang citraté, riche en *Tr. Pecaudi*, additionné de 6 cm³ ou 12 cm³ de sérum de malades du sommeil; deux de ces animaux ne s'infectèrent pas. Sur deux témoins inoculés avec du sang citraté riche en *Tr. Pecaudi*, additionné de 6 cm³ ou 12 cm³ de sérum humain normal, un seul s'infecta.

(1) *The Quarterly. Journ. of. microsc, sciences*, mars 1908.
(2) *Sleeping-Sickness. Commiss. of. the R. Soc*, n° VIII, février 1907.

La durée d'incubation a été de 8 à 13 jours, sans qu'il y ait une différence marquée en faveur du sérum des malades atteints de maladie du sommeil. Le sérum humain a donc, dans trois cas sur six, empêché le développement de *Tr. Pecaudi* chez les animaux inoculés. Chez les singes infectés, la période d'incubation semble avoir été légèrement allongée, car trois autres *C. ruber* inoculés avec *Tr. Pecaudi* sans sérum ont été contaminés en 5 jours.

Contrairement à ce qui a été observé par O. Gœbel pour le Nagana, le sérum s'est montré actif, quoique inoculé aussitôt mélangé avec le virus. Ce dernier a été recueilli par l'un de nous sur un chien dans la région de la Petite Côte, au Sénégal, et identifié par le Professeur Laveran.

Les animaux qui ne sont pas infectés avec le mélange virus-sérum humain ne possèdent pas l'immunité et s'infectent facilement.

Il restait à savoir si le sérum humain possédait, vis-à-vis de *Tr. Pecaudi*, la même action curative que celle qu'il possède vis-à-vis de *Tr. Brucei*. Deux *C. ruber*, présentant des trypanosomes nombreux, furent inoculés dans le péritoine avec 12 cm³ de sérum humain normal; chez tous les deux, les parasites disparurent en 24 heures pour 12 jours chez le premier et pour 8 jours chez le second.

Afin de savoir si l'action du sérum s'affaiblissait rapidement et s'il ne se formait pas relativement vite des races sérum-résistantes, nous avons renouvelé les injections de sérum humain. Une seconde injection a amené une seconde disparition des parasites; de même, une troisième et une quatrième chez un seulement des deux singes, sans qu'il se soit produit une diminution notable de l'activité du sérum ou une résistance particulière de *Tr. Pecaudi*.

Des faits qui précèdent nous pouvons conclure que le sérum humain a, vis-à-vis de *Tr. Pecaudi*, une action préventive et curative manifeste, semblable à celle qu'il possède vis-à-vis de *Tr. Brucei*, *Tr. Evansi* et *Tr. equinum*, et que cette action ne s'affaiblit que très lentement.

Le sérum des malades atteints de maladie du sommeil, que l'un de nous a démontré (1) être préventif contre *Tr. gambiense* n'influence *Tr. Pecaudi* que comme le sérum humain normal. D'autre part, *Tr. gambiense*, n'étant pas influencé par le sérum humain normal (2), fait que nous avons de nouveau vérifié pour

(1) Thiroux. Sur les propriétés préventives du sérum de deux malades atteints de trypanosomiase humaine (forme maladie du sommeil). *C. R. à la Soc. de Biol.*, 4 mai 1906.

(2) Laveran. Action du sérum humain sur quelques trypanosomes pathogènes. *C.R. à l'Acad. des Sc.*, 22 février 1904.

le virus de *Tr. gambiense* que nous possédions, et notre savant maître, le Professeur Laveran, ayant bien voulu, d'autre part, nous communiquer le résultat d'expériences non encore publiées d'après lesquelles les animaux ayant l'immunité pour *Tr. Pecaudi* s'infectent à la suite de l'injection de *Tr. gambiense*, il y a lieu de penser, malgré certaines ressemblances morphologiques, que *Tr. Pecaudi* et *Tr. gambiense* constituent deux espèces bien distinctes.

Il n'est cependant pas absolument impossible que les caractères différentiels qui séparent les deux espèces ne représentent que des particularités acquises par le trypanosome en même temps qu'une résistance spéciale au sérum humain.

L'ABSENCE DE *TRYPANOSOMA GAMBIENSE* DANS LE SANG ET LES GANGLIONS DES MALADES DU SOMMEIL A LA TROISIÈME PÉRIODE ET DE L'INFLUENCE DES ANTICORPS SUR LA DÉSINFECTION DU SANG.

Dans une communication à la Société de Pathologie exotique, MM. Martin et Lebœuf (1) rapportent avoir observé, lors des rechutes se produisant après traitement des malades du sommeil à la première et à la deuxième période, que les trypanosomes apparaissent d'emblée dans le liquide cérébro-spinal, tout en respectant le sang et les ganglions. Ils semblent établir, entre cette localisation et le traitement, une relation de cause à effet. Nos observations ne sont pas absolument concordantes avec celles de nos deux camarades. Nous avons rapporté, dans un paragraphe précédent, un certain nombre de rechutes sanguines observées chez 18 malades au cours de la première ou de la deuxième période de la maladie, mais surtout pendant la première.

D'autre part, nous avons observé des rechutes avec crises épileptoïdes et parasites dans le liquide céphalo-rachidien chez un certain nombre de malades dont le sang, vérifié après traitement, s'était constamment montré dépourvu de trypanosomes.

L'observation de ces faits, en particulier celle des 34 cas de rechute sanguine, nous donne à penser qu'il ne faut pas rechercher exclusivement dans la thérapeutique employée la cause de la disparition du sang et des ganglions, des parasites qui, chez certains malades, persistent dans le liquide cérébro-spinal ou l'envahissent à cette époque.

Etudiant, en 1905-1906, l'action préventive du sérum des malades atteints de la maladie du sommeil, *que l'un de nous fut le*

(1) MARTIN et LEBŒUF. Les Rechutes dans le traitement de la trypanosomiase humaine. *Bull. de la Soc. de Path. exotique*, janvier 1909, p. 55.

premier à signaler, nous écrivions (1) : « Ni l'un ni l'autre des deux malades fournisseurs de sérum préventif n'a présenté de trypanosomes dans son sang, même après centrifugation, nous nous demandons si l'absence de parasites dans le sang n'est pas en rapport avec la présence dans le plasma de substances préventives et si leur passage dans le liquide céphalo-rachidien, que l'on sait être presque complètement dépourvu de matières albuminoïdes et, probablement, de substances préventives, n'est pas dû à la même cause. » A la suite d'une mission d'études dans les régions contaminées du Sénégal, nous nous exprimions ainsi (2) : « L'examen du sang restant négatif, la constatation du trypanosome chez les malades dont les méninges sont envahies devient plus difficile en route, par la raison que, très souvent, les ganglions semblent à cette période moins volumineux et qu'ils sont moins souvent infectés. Les faits observés confirment les assertions souvent répétées par les habitants du pays, qui prétendent que les ganglions fondent lorsque les malades commencent à dormir. »

L'étude des qualités préventives, acquises par le sérum des animaux trypanosomés, a été reprise par Mesnil et Brimont (3). Ces savants rappellent que, lorsque la maladie a, chez un animal infecté de trypanosomes, une marche subaiguë et surtout chronique, le sérum acquiert des qualités préventives particulières. Ils étudient sur les animaux les propriétés des trypanosomes devenus résistants au sérum.

Dans la maladie du sommeil, la formation de races sérum-résistantes ne saurait être opposée au fait qu'à une époque de l'infection de l'homme par *Tr. gambiense* le sang peut quelquefois, sans le secours d'aucune médication, se débarrasser du parasite, qui passe ou subsiste, s'il était préexistant, dans le liquide céphalo-rachidien. D'ailleurs, en relisant nos notes de 1905-1906, époque à laquelle on ne parlait pas encore de races sérum-résistantes, notes relatives à nos expériences sur les propriétés préventives de sérum de 2 malades du sommeil, nous constatons que, dans la première expérience, c'est le même malade qui a fourni le sérum et le trypanosome. Le parasite isolé du liquide céphalo-rachidien, par inoculation positive à un souris blanche, le 6 avril 1905, est réinoculé avec le sérum du même malade le

(1) Thiroux. Sur les propriétés préventives du sérum de 2 malades atteints de trypanosomiase humaine (forme maladie du sommeil). *C. R. Soc. de Biol.*, 3 mai 1906, p. 778.

(2) Thiroux, Wurtz et Teppaz. La Maladie du sommeil et les trypanosomiases animales sur la Petite Côte et dans la région des Niayes, au Sénégal. *Annales de l'Institut Pasteur*, juillet 1908, p. 506, et *Bull. de la Soc. de Pathologie exotique*, mai 1908, p. 270.

(3) Mesnil et Brimont. Sur les propriétés préventives du sérum des animaux trypanosomés. *C. R. Soc. de Biol.*, 12 juillet 1908, p. 77.

12 avril, la saignée ayant eu lieu vers le 12 ou le 14. Le retard des traités sur les témoins a été, dans cette expérience, de 9 et de 21 jours. Dans une seconde expérience, faite avec le même trypanosome et le sérum d'un autre malade, le retard des traités sur les témoins a été de 18 à 32 jours.

Ces expériences tendraient à justifier cette opinion que, contrairement à ce qui se passe pour d'autres trypanosomes, *Tr. gambiense* n'acquiert pas toujours une résistance absolue aux anticorps qu'il forme *dans le sang humain*, et qu'à un moment donné ces anticorps sont suffisamment actifs pour l'éliminer du sang. D'autre part, *Tr. gambiense*, passant dans le liquide céphalo-rachidien, d'une façon précoce, il se développe dans ce milieu fermé, à l'abri des anticorps que d'autres parasites formeront dans le sang et y constitue une race, qui ne devient pas sérum-résistante.

G. Martin et Lebœuf (1) s'élèvent contre notre manière de voir, ils attribuent uniquement à la médication la disparition du parasite du sang, ils pensent que, ainsi que l'ont démontré les travaux de Mesnil et Brimont (2), pour les trypanosomiases animales, *Tr. gambiense* se vaccine constamment contre les anticorps formés par l'organisme. Ces savants semblent oublier que d'autres travaux de Mesnil et Brimont (3) montrent que les trypanosomes se vaccinent au moins aussi facilement contre les médicaments ; ils ont surtout le tort d'admettre que la vaccination de *Tr. gambiense* contre les anticorps est absolue et se produit toujours avec la même intensité au cours de la maladie. On est convenu d'appeler crises trypanolytiques, chez les animaux, le laps de temps pendant lequel les parasites cessent d'être visibles dans le sang à l'examen microscopique direct. Ces crises correspondent, d'après les travaux de Massaglia (4), avec une augmentation des anticorps dans le sang circulant. L'homme infecté de *Tr. gambiense*, dans le sang duquel le parasite n'est qu'exceptionnellement visible à l'examen direct, est donc presque constamment en crise trypanolytique.

D'autre part, nous avons observé des cas, dans lesquels un traitement très incomplet et de très petites doses d'arsenic ont réussi à amener la guérison définitive. Nous avons vu entre autres une malade (Observ. n° 2) guérir avec un seul traitement atoxyl-orpiment. L'orpiment était donné à des doses qui se sont mon-

(1) G. Martin et Lebœuf. La Maladie du sommeil au Congo Français. Paris, Masson, 1907, p. 706.

(2) Mesnil et Brimont. Sur les propriétés protectrices du sérum des animaux trypanosomés. Races résistantes à ces sérums. *Ann. de l'Institut Pasteur*, fév. 1909, p. 147.

(3) Mesnil et Brimont. Sur les propriétés des races de trypanosomes résistantes aux médicaments. *Ann de l'Institut Pasteur*, novembre 1908, p. 856.

(4) Massaglia. Des causes des crises trypanolytiques et des rechutes qui les suivent. *C. R. à l'Acad. des Sciences*, 21 oct. 1907.

trées depuis notoirement insuffisantes chez d'autres malades (0,30 centigrammes) et une pneumonie intercurrente a même empêché de terminer ce traitement unique. Des cas semblables ont été observés aussi par Broden et Rhodain (1), qui s'expriment ainsi : « Nous savons qu'à certains malades il suffit *de l'appoint* « d'une quantité quelconque minime d'arsenic pour débarrasser « l'organisme des trypanosomes. » Nous estimons, pour notre part, que, chez ces malades, pris à époque particulière de leur infection, les parasites sont, vis-à-vis des anticorps, dans un état d'équilibre très instable et qu'il suffit, pour détruire cet équilibre, de très petites quantités de médicaments.

D'un autre côté, le plus souvent, le sang ne se débarrasse de ses parasites qu'après un certain nombre de traitements et surtout après un laps de temps assez long. Nous estimons que, dans ces conditions, en outre de son action directe sur les parasites, la médication a l'avantage, en relevant les forces des malades et en les prolongeant, de leur permettre de continuer à renforcer leurs anticorps. Nous pensons même que, chez ceux qu'on peut prolonger assez longtemps, on doit toujours obtenir l'état d'équilibre instable entre les anticorps et *Tr. gambiense* et la disparition de ce dernier du sang.

Guidé par des observations analogues aux nôtres, Balfour (2) a proposé en 1909 d'injecter dans le canal rachidien des trypanosomiasiques du sérum de malades traités d'une façon intensive par les arsenicaux. Quant à Broden et Rhodain (3), ils partagent actuellement tout à fait notre opinion et déclarent avec nous que ce sont les anticorps qui amènent la disparition des trypanosomes du sang et qu'il y a lieu d'en tenir compte dans l'estimation de la valeur d'une substance médicamentese.

Martin et Lebœuf font à notre théorie une autre objection : s'appuyant sur ce fait que les parasites disparaissent des ganglions bien avant qu'ils ne disparaissent du sang, ils déclarent que les anticorps, actifs dans les ganglions, devraient l'être également dans le sang. Les trypanosomes disparaissent des ganglions par suite de la sclérose de ces organes, ainsi que nous l'avons démontré (4) et par un processus complètement différent de ce qui se passe pour le sang.

Quant à l'absence de *Tr. gambiense* dans le sang de certains malades à la 3e période, et non encore traités, que n'ont jamais

(1) Broden et Rhodain. Traitement de la trypanosomiase humaine par la solution arsenicale de Lœffler. *Bull. de la Soc, de Pathologie exotique*, 14 oct. 1908, p. 506.

(2) Balfour, cité dans le *Bull. of the sleeping sickness Bureau*, fév. 1909, p. 63.

(3) Broden et Rhodain. Traitement de la trypanosomiase humaine. Le Tryparosane. *Arch. f. Schiffs u. tropen hyg.*, 1910, pp. 215-226.

(4) Thiroux et d'Anfreville. De l'hypertrophie des ganglions dans la trypanosomiase humaine. *Bull. de la Soc. de Path. exotique*, 21 juillet 1909, p. 398.

observée G. Martin et Lebœuf, elle peut être relativement rare, mais elle existe très certainement, et dès 1907 nous avons signalé l'existence de trypanosomiases exclusivement méningées. En dehors des trois observations que nous avons publiées à cette époque (1), et dans lesquelles l'absence des parasites a été seulement établie par centrifugations successives du sang, nous rapportons, au chapitre Observations, le cas d'une malade non traitée, chez laquelle l'absence de trypanosomes dans le sang a été établie par le procédé beaucoup plus sensible de l'inoculation à *C. ruber* (Observ. n° 16).

D'ailleurs, le savant Directeur de l'Hôpital Pasteur, Louis Martin, s'exprime ainsi sur cette question : « Il est assez rare de trouver des trypanosomes dans le sang ou dans les ganglions des malades qui présentent des accidents cérébraux; à cette période de la maladie, c'est dans le liquide céphalo-rachidien qu'il faudra chercher les parasites (2). »

Notre opinion sur le rôle des anticorps dans les infections spécialisées aux méninges après disparition de l'infection sanguine s'est trouvée confirmée, en janvier 1910, par l'observation d'un singe, trouvé infecté naturellement d'un spirille que nous avons décrit sous le nom de *Spirillum pitheci.* Ce singe a guéri sans médication de son infection sanguine, et a présenté ensuite des accidents cérébro-médullaires, caractérisés par de l'atrophie du globe oculaire gauche et des crises d'épilepsie Jacksonienne. A l'autopsie, on a constaté une augmentation considérable (10 cmc.) d'un liquide céphalo-rachidien comprimant surtout la partie postérieure de l'hémisphère droit et renfermant encore des spirilles. Cette intéressante observation a été communiquée à la Société de pathologie exotique (3).

Depuis plusieurs années déjà, nous avons comparé les accidents de la trypanosomiase humaine, limités au domaine cérébro-spinal avec la syphilis cérébrale. Ces accidents, comme leurs homologues de la syphilis, peuvent se manifester tardivement et sans prodromes, le plus souvent par de l'aliénation mentale chez des trypanosomiasiques quelquefois méconnus jusque-là. Nous pensons que, chez les syphilitiques, de même que chez les malades du sommeil, tous les tissus, à l'exception des centres nerveux, acquièrent peut-être, dans certaines circonstances, la même immunité que l'on sait exister pour les téguments vis-à-vis du chancre induré.

(1) Thiroux et d'Anfreville. La Maladie du sommeil au Sénégal. *Ann. d'hygiène et de Méd. coloniales*, 1907.

(2) Louis Martin et H. Darré, *in* G. Martin, Lebœuf et Roubaud. La Maladie du sommeil au Congo Français. Paris, Masson, 1909, p. 338.

(3) Thiroux et Dufougeré. Sur un nouveau spirille du singe. *C. R. Acad. des Sciences*, 10 janvier 1910. — Persistance de l'infection des méninges chez un singe guéri sans médication d'une infection sanguine à spirilles naturelle. *Bull. de la Soc. de Path. exotique*, janvier 1910, p. 23.

A côté des cas d'immunité acquise d'une façon tardive par les tissus autres que les centres nerveux dans la syphilis, Rach a présenté, le 29 février 1910, à la Société des médecins de Vienne, un cas d'immunité précoce de la même nature, chez un enfant né de père syphilitique. Cet enfant a présenté du coryza, mais jamais d'exanthème; peu après la naissance, on constata une notable augmentation du volume du crâne, de l'inégalité pupillaire, de l'exagération des réflexes et une inspiration striduleuse. Le liquide céphalo-rachidien contenait *Treponema pallidum* absent dans le sang (1). L'observation de Rach se rapproche d'une façon frappante de celle de notre singe. Elle pose en outre pour la syphilis le problème de la possibilité d'une immunité sanguine, probablement acquise pendant la vie fœtale, vis-à-vis de *Tr. pallidum*, coexistant avec une infection persistante des méninges. Elle expliquerait l'existence de tares nerveuses, jusque-là rapportées à des dystrophies héréditaires, chez les enfants nés en apparence indemnes de parents syphilitiques.

Les faits que nous avons observés dans la trypanosomiase humaine et la spirillose du singe, et que nous nous sommes efforcés de rapprocher d'autres observations, semblent bien prouver que : *la persistance de toute une catégorie de parasites dans le liquide céphalo-rachidien ou les centres nerveux, alors que le sang s'en est déjà débarrassé au moyen des anticorps qu'il forme, constitue une règle générale, qui, malgré qu'elle ne s'applique pas à tous les malades, est cependant commune à un certain nombre de maladies, dont l'infection relève de la même classe de protozoaires.*

(1) *Semaine médicale*, 25 fév. 1910.

LA THÉRAPEUTIQUE DANS LA TRYPANOSOMIASE HUMAINE

Nous poursuivons depuis le mois de juin 1908 des expériences sur le traitement de la trypanosomiase humaine et des trypanosomiases animales. Une partie de ces expériences sur les trypanosomiases animales a déjà donné des résultats pratiques (1). Pour ce qui est de la trypanosomiase humaine, on sait qu'il est beaucoup plus difficile de se prononcer; aussi n'avions-nous pas voulu, jusqu'à présent, publier nos expériences. Nous possédons actuellement un nombre suffisant d'observations pour en tirer quelques déductions intéressantes. Nous avons essayé des médications suivantes : 1° orpiment seul; 2° orpiment associé à l'atoxyl; 3° émétique de potasse associé à l'atoxyl; 4° émétique de potasse associé à l'orpiment; 5° émétique d'aniline associé à l'atoxyl; 6° émétique d'aniline associé à l'orpiment; 7° émétique de potasse, orpiment, atoxyl ; 8° émétique d'aniline, orpiment, atoxyl; 9° antimoine métallique, injecté sous forme d'huile grise; 10° atoxyl associé à l'acide picrique.

TRAITEMENT PAR L'ORPIMENT SEUL

Cette médication, qui est celle à laquelle nous nous sommes arrêtés pour les trypanosomiases du cheval, ne nous a pas donné d'aussi bons résultats chez l'homme. Nous pensons que cela tient à ce que, comme cela se passe pour le dromadaire (2), l'homme ne peut supporter des doses assez élevées de ce médicament. Il devrait en effet, d'après ce que l'on admet généralement, pouvoir prendre le 1/10 de la dose efficace que l'on donne au cheval, soit 3 grammes.

D'autre part, l'orpiment, comme d'ailleurs les autres médicaments, que nous avons essayés, et en particulier les émétiques, n'exerce aucune action sur les parasites contenus dans le canal

(1) THIROUX et TEPPAZ. Traitement des trypanosomiases chez les chevaux par l'orpiment seul, ou associé à l'atoxyl. *C. R. à l'Acad. des Sciences*, 12 oct. 1908, et *Ann. de l'Institut Pasteur*, mars 1909, p 240. Traitement de la Baléri chez le cheval par l'orpiment. *C.R. à l'Acad. des Sciences*, 11 janvier 1909, et *Ann. de l'Institut Pasteur*, mai 1909, p. 426 Traitement du Surra chez le cheval par l'orpiment seul, ou associé à l'atoxyl, ou à l'émétique de potasse. *Ann. de l'Institut Pasteur*, avril 1910, p. 220.

(2) THIROUX et TEPPAZ. Traitement du Surra chez le dromadaire, par l'orpiment seul ou associé à l'émétique ou à l'atoxyl. *Ann. de l'Institut Pasteur*, avril 1910, p. 234.

céphalo-rachidien, milieu fermé, dans lequel, jusqu'à ce jour, l'atoxyl est le seul médicament qui puisse agir.

Nous avons d'abord employé l'orpiment à la dose de 0,40 centigrammes. Cette dose est insuffisante, car, chez un des rares malades, chez lesquels nous avons trouvé des trypanosomes à l'examen direct du sang, nous avons trouvé qu'il fallait 0,50 centigrammes d'orpiment pour faire disparaître les parasites et nous sommes arrivé à en administrer 1 gramme par jour sans avoir eu, sauf quelques exceptions, à déplorer la diarrhée signalée par différents auteurs. Nous avons même dépassé de beaucoup la dose de 1 gramme, puisque certains de nos malades ont pris jusqu'à 2 grammes d'orpiment durant plusieurs jours de suite, mais cette dose peut provoquer des accidents d'intoxication des centres nerveux, tels que paralysie, ataxie (Observ. n^{os}28-36), et nous pensons qu'elle ne doit pas être employée.

Dans nos préparations d'orpiment, nous inspirant de ce qui a été fait pour les pilules de protoiodure de mercure, nous ajoutons à la masse pilulaire un peu d'extrait d'opium 0,01 centigramme pour 0,50 centigrammes d'orpiment (1).

Pilules....	Orpiment précipité pur....	20 gr.
	Extrait d'opium..........	0,40 centigr.
	Gomme arabique........	Q. S.
	Poudre de réglisse.......	

pour 200 pilules de 0,10 centigrammes.

Ces pilules sont généralement très bien tolérées par les malades, cependant nous ne croyons pas que l'on doive débuter par des doses supérieures à 0,15 centigrammes, à moins d'avoir affaire à des personnes déjà antérieurement traitées par l'orpiment. Chez les malades, qui n'ont pas encore l'habitude du médicament, 0,30 centigrammes d'emblée provoquent, en effet une légère diarrhée, qui cesse au bout de quelques jours, mais peut durer autant que le traitement, si l'on n'attend pas qu'elle soit terminée pour continuer la médication. On a avantage, à notre avis, à débuter par 0,15 centigrammes le premier jour, à donner 0,20 centigrammes le lendemain, et à augmenter ensuite de 0,10 centigrammes tous les jours. Les malades du village de ségrégation prennent, en présence du médecin, la moitié de leurs pilules le matin, ils viennent le soir au laboratoire de bactériologie, où on leur fait prendre la seconde moitié. La confiance très limitée qu'on peut avoir dans les infirmiers indigènes n'a pas permis de fractionner plus les doses journalières du médicament. Cependant lorsque c'est possible, il vaut

(1) On doit n'employer que l'orpiment précipité pur, l'orpiment ordinaire du commerce pouvant contenir jusqu'à 80 o/o d'acide arsénieux.

mieux faire prendre l'orpiment en trois fois dans la journée, ainsi que nous l'avons prescrit à une petite malade européenne de 11 ans, un tiers de la dose le matin, au premier déjeuner, un tiers à midi, un tiers au dîner.

Au point de vue des résultats obtenus chez les malades qui ont pris des doses ne dépassant pas 0, 40 centigrammes, le parasite n'a pas disparu des ganglions, ou lorsqu'il en a disparu, on a observé chez eux de nouvelles poussées de ganglions infectés. (Observ. n°s 3, 13, 20, 22). Chez une malade, qui a pris des doses allant jusqu'à 2 grammes et qui a pris, en 23 jours, 21 grammes 15 d'orpiment, la rechute sanguine a été constatée 34 jours après la fin du traitement. L'orpiment seul ne nous a pas donné de guérisons, malgré son action très nette sur le relèvement de l'état général.

TRAITEMENT PAR L'ATOXYL ASSOCIÉ A L'ORPIMENT

Ce traitement nous a donné de meilleurs résultats. Même avec des doses de 0, 40 centigrammes d'orpiment, insuffisantes pour amener la disparition des parasites du sang circulant, l'orpiment et l'atoxyl ont amené chez nos malades, comme chez ceux de Broden et Rhodain (1), une amélioration telle qu'ils ont pu vivre de la vie ordinaire, aller au marché et préparer eux-mêmes leur nourriture. Chez deux de nos malades, présentant de l'aliénation mentale, les troubles psychiques ont même rapidement disparu dès le début du traitement (Observ. n°s 14, 15).

Nous avons commencé par donner l'orpiment à doses croissantes et l'atoxyl à la dose de 0, 50 centigrammes avec un jour d'intervalle, ce qui faisait une dose d'atoxyl et une d'orpiment, alternativement tous les quatre jours. L'expérience nous a montré depuis que l'on avait avantage à augmenter le nombre des doses d'orpiment et nous avons alors donné à nos malades de l'orpiment à doses croissantes tous les jours en remplaçant tous les quatre jours les pilules par une injection de 0, 50 centigrammes d'atoxyl. Nous avons été jusqu'à 2 grammes d'orpiment par jour, mais comme nous l'avons vu plus plus haut, nous avons été amené à réduire la dose journalière à 1 gramme.

Dans la plupart de nos traitements, nous avons donné l'atoxyl en injections sous-cutanées à la dose de 0, 50 centigrammes tous les 4 jours, des doses plus éloignées sont notoirement insuffisantes et si l'on veut espacer les injections, on doit donner un gramme tous les 8 jours.

Deux de nos malades traités par l'atoxyl-orpiment sont actuel

(1) Broden et Rhodain, Traitement de la trypanosomiase humaine par l'atoxyl et l'orpiment (système Laveran). *Bull. de la Société de Path. exotique*, oct. 1908, p. 503.

MALADES TRAITÉS p

NOMS DES MALADES	NOMBRE DE TRAITEMENTS SUBIS	DURÉE TOTALE DES TRAITEMENTS INTERVALLES COMPRIS	DOSES MAXIMA D'ORPIMENT	NOMBRE DES VÉRIFICATIONS		GUÉRISONS
				Sanguines	Cérébro-spinales	
1. Goundiourou Moussa	3	15 mois	1 gr.	3	2	»
2. Maladou Sakeliba.	1	40 jours	0,30 cgr.	4	2	1
3. Momar Faye I ...	2	8 mois	2 gr.	3	2	»
4. Assan Sen........	2	6 mois 1/2	0,60 cgr.	»	»	»
5. Momar Faye, II...	1	3 mois	1 gr.	1	»	»
6. Mahmoud.........	1	3 mois	1 gr.	1	1	»
7. Soda Diop........	1	3 mois	1 gr.	»	»	»
8. Cl. R.............	1	10 mois	1 gr.	1	2	»
9. Bacou Baselli. ...	1	10 jours	0,45 cgr.	»	»	»
10. M'Baga..........	1	37 jours	0,90 cgr.	»	»	»
11. Bala Diallo......	1	40 jours	1 gr. 10	»	»	»
12. Bala Diop........	1	3 mois	2 gr.	»	»	»
13. Mademba Thioume.	2	5 mois	0,85 cgr.	2	1	»
14. Bougouma N'Diaye	3	12 mois	0,60 cgr.	»	»	»
15. Makero Fall.....	1	40 jours	0,40 cgr	4	2	»
16. Fatimata Dieng...	2	5 mois	2 gr.	2	2	»
17. Dombour Wade...	1	20 jours	0,40 cgr.	»	»	»

Un certain nombre de malades ont été soumis à la médication atox tableau, qui comporte les malades ayant suivi successivement plusieurs tra

lement considérés comme guéris. La méthode est très commode et bien acceptée par les indigènes, qui, se rendant compte des bons résultats obtenus par l'orpiment, le dénomment souvent par assimilation quinine, aussi estimons-nous que c'est celle qui passera le plus facilement dans la pratique.

Nous avons observé, sans que cela soit particulier au traite-

ATOXYL et L'ORPIMENT

ÉCÈS	TEMPS ÉCOULÉ DEPUIS LA FIN DU DERNIER TRAITEMENT	OBSERVATIONS
I	6 mois	Sang désinfecté. Rechute méningée pure. Mort.
»	15 mois	Considérée comme guérie.
»	5 mois	Guérison partielle : sang désinfecté, liquide céphalo-rachidien renfermant encore des parasites. Malade en fuite.
I		Emmené par ses parents avant la fin du 1er traitement et ramené très malade 4 mois après.
»	2 mois	En rechute sanguine.
»	15 jours	Sang désinfecté liquide céphalo-rachidien renfermant encore des parasites soumis à un traitement à l'atoxyl seul.
»	2 mois	Non vérifiée. En fuite.
»	3 mois	Rechute méningée. Nouveau traitement.
I	6 jours	Arrivé à la dernière période.
I	décédé en cours de traitement	Arrivé à la dernière période.
I	4 mois	Etat général mauvais au début, cachexie et diarrhée pendant tout le traitement.
I	45 jours	Aliénation mentale au cours du traitement. Crises épileptoïdes à la fin de la maladie.
I	1 mois 1/2	
I	décédée en cours de traitement	Etat général très mauvais au début.
I	13 mois	Désinfection du liquide céphalo-rachidien et du sang ayant duré 7 mois. Rechute méningée pure et mort.
I	2 mois	Trypanosomiase méningée pure, sans parasites dans le sang dès le début.
I	décédée en cours de traitement	Atrophie aiguë du foie chez une femme enceinte.

ment concurremment avec d'autres traitements. On les retrouve dans le s différents.

ment atoxyl-orpiment, que, dans certains cas, le sang pouvait se désinfecter définitivement, alors que le liquide rachidien restait infecté. Dans ces cas, la guérison définitive est difficilement obtenue et les rechutes dans le liquide céphalo-rachidien seul sont d'un pronostic bien plus grave que les rechutes accompagnées de réinfection du sang.

Les résultats, qui sont consignés dans le tableau ci-contre, appartiennent à des malades qui n'ont pas été soumis à d'autres médications qu'à l'orpiment et à l'atoxyl. La désinfection de leur sang a été vérifiée chaque fois que cela a été nécessaire pendant au moins 3 mois de suite par inoculation à *C. ruber*, et ensuite, la désinfection du liquide céphalo-rachidien l'a été également par inoculation à *C. ruber* pendant encore deux mois au moins.

Certains malades, principalement ceux qui sont déjà dans un état cachectique avancé, se présentent au médecin avec une diarrhée assez intense, l'administration de l'orpiment est contre-indiquée chez eux, on devra les maintenir à l'atoxyl seul tant que leur diarrhée persistera. Si l'état général ne se relevait pas suffisamment vite, on pourrait leur faire, avec précaution, quelques injections intra-veineuses d'émétique de potasse ou d'émétique d'aniline, en ne dépassant pas pour ce dernier médicament la dose de 0, 10 centigrammes. En effet, si quelquefois l'atoxyl et l'émétique occasionnent ou augmentent la diarrhée, nous les avons vus chez quelques malades du sommeil réussir à arrêter des diarrhées rebelles à tous les autres traitements.

ACCIDENTS D'INTOXICATION CONSÉCUTIFS A L'INGESTION DE FORTES DOSES D'ORPIMENT

Il est bon d'indiquer, à propos du traitement par l'orpiment, les symptômes, par lesquels nous avons observé que se manifeste l'intoxication par l'orpiment. Cette intoxication, qui ne se produit guère que lorsqu'on atteint des doses journalières de 2 grammes, peut atteindre les voies digestives, les voies aériennes et enfin le système nerveux. Chez les malades les plus intoxiqués on peut voir survenir des accidents intéressant à la fois les voies intestinales et aériennes et le système nerveux. Un des premiers symptômes et des plus anciennement connus de l'intoxication arsenicale est la sensation de chaleur et de constriction de la gorge et nous avons observé, l'accompagnant, de l'œdème de l'isthme du gosier avec aphonie plus ou moins complète. Un de nos malades a été ainsi atteint pendant deux mois d'aphonie, à la suite d'un traitement au cours duquel il a pris jusqu'à 1 gramme 70 d'orpiment par jour (Observ. n° 20). Descendant plus bas dans les voies aériennes, l'œdème peut atteindre les poumons et l'on observe quelquefois des malades, qui présentent tout d'un coup, au cours d'un traitement par l'orpiment, des troubles dyspnéïques violents avec fièvre légère et signes sthéthoscopiques, consistant en une légère submatité, et surtout en une diminution ou même une abolition presque complète du murmure vésiculaire, dans toute l'étendue des 2 poumons (Observ. nº 42). L'œdème pulmonaire cède rapidement à l'application d'emplâtres vésicants. Le plus souvent, il est simplement résorbé, mais quelquefois aussi il se termine, comme une pneumonie, par l'expulsion d'exsudats fibrineux et l'on observe alors à l'auscultation de petits râles crépitants (Observ. nº 28). Il est fréquemment accompagné d'œdème de la face ou des membres.

D'autre part, comme nous l'avons vu se produire une fois, chez une malade qui avait pris seulement deux doses de 0, 60 centigrammes d'orpiment à 4 jours d'intervalle, nous pensons que, s'il existe un œdème pulmonaire consécutif à l'administration de l'orpiment, dans une maladie comme la trypanosomiase humaine, dans laquelle les œdèmes cutanés sont loin d'être rares, leur localisation au poumon peut être aussi quelquefois attribuée à l'infection.

Vis-à-vis des voies digestives, l'action de l'orpiment se manifeste souvent par des vomissements, qui, généralement passagers, suivent l'ingestion du médicament et entraînent son rejet. Lorsque l'irritation est plus prononcée, on observe des coliques, fréquemment suivies, au bout de 1 ou 2 jours, de diarrhées assez abondantes avec 5 à 8 selles liquides par 24 heures. A un état plus aigu, surviennent des diarrhées dysentériformes (Observ. nºs 12, 15, 24), mais, de même que les symptômes pulmonaires, la diarrhée et la dysenterie se montrent aussi au cours de la maladie du sommeil chez des malades, qui n'ont jamais été soumis à aucune médication, ou chez des malades traités, 8 à 10 jours après la cessation du traitement, ainsi que Kérandel (1), Heckenroth (2) et nous-même l'avons observé. Il est donc quelquefois difficile de faire la part de ce qui revient à l'arsenic et de ce qui revient à la maladie. Les diarrhées et les dysenteries d'origine toxique existent cependant, elles sont tenaces, mais elles guérissent toujours et cela d'autant plus vite que les malades suivent plus sérieusement le régime lacté. Les femmes, plus maniables que les hommes, se remettent plus vite que ces derniers, et nous avons vu chez elles des dysenteries, paraissant assez graves au début, guérir après 8 jours de régime.

Nous devons aussi signaler que, chez les femmes enceintes, chez lesquelles préxiste toujours une légère dégénérescence hépatique, on peut observer, à la suite de l'administration des composés arsenicaux et probablement aussi des sels d'antimoine, de l'atrophie jaune aiguë du foie. Nous avons perdu ainsi une malade,

(1) KERANDEL. *Bull. de la Société de Path. exotique*, 9 juin 1909.
(2) HECKENROTH. Les Symptômes de la trypanosomiase humaine. *Bull. de la Soc. de Path. exotique*, 12 mai 1909, p. 265.

qui pourtant n'avait pris que des doses d'atoxyl ne dépassant pas 0,50 centigrammes et des doses d'orpiment ne dépassant pas 0,40 centigrammes (Observ. n° 17).

Nous avons enfin observé, seulement à la suite de l'absorption de doses journalières de 2 grammes d'orpiment, des symptômes d'intoxication nerveuse grave, en ce sens qu'elle a occasionné dans deux cas des infirmités définitives. Chez un de nos malades, l'intoxication a débuté par de l'œdème pulmonaire, continuant par de la diarrhée et se terminant par une paralysie des membres inférieurs avec réaction de dégénérescence des muscles de la jambe et de la cuisse (Observ. n° 28). Chez un autre malade, nous avons constaté de l'ataxie avec steppage, survenant brusquement après le traitement, et le rendant pendant plusieurs mois incapable de faire de longues courses. L'état de ce malade, dont le sang est actuellement débarrassé de ses parasites, mais non encore le liquide céphalo-rachidien, s'est notablement amélioré, au point qu'il peut faire à pied les 2 kilomètres qui séparent le village des ségrégation du laboratoire (Observ. n° 36). D'autres malades ont supporté sans accident des doses journalières de 2 grammes d'orpiment, cependant les faits que nous venons de rapporter engagent à ne pas dépasser la dose de 1 gramme. Tout au plus, avec cette dernière dose, observe-t-on quelquefois un peu d'œdème pulmonaire, des vomissements, des coliques ou des diarrhées, qui obligent à laisser reposer pendant quelques jours le malade.

ACCIDENTS D'INTOXICATION CONSÉCUTIFS AUX INJECTIONS D'ATOXYL

On a beaucoup discuté sur la dose d'atoxyl qui pouvait être injectée en une seule fois, sans inconvénients.

Un certain nombre d'auteurs préconisent des doses de 1 gr. à 1 gr. 50, injectés d'emblée ou d'une façon progressive. Quelle que soit la façon de procéder, nous avons toujours observé qu'au dessus de 0,75 centigr. il se produisait des coliques très violentes, et nous n'avons, pour notre part, jamais dépassé 1 gr. 20. La dose de 0,60 centigr. peut toujours être employée sans inconvénient.

Nous avons remarqué d'autre part que l'atoxyl primitivement fourni par la Lanolin Fabrik offrait des différences avec le produit qui est maintenant livré par la Vereinigte Gesellschaft. Ce dernier nous a semblé notablement plus toxique. Nous ne sommes pas les seuls à avoir fait cette remarque, car, dans nombre de communications, on parle de l'ancien atoxyl. Certains auteurs pensent que le mode de fabrication a dû être changé et ils prétendent remédier aux inconvénients, que possède le nouvel atoxyl en passant leurs solutions à l'autoclave.

L'acétyl-atoxyl injecté à la dose de 1 gr. 50, équivalente comme activité à 0,50 gr. d'atoxyl, a provoqué chez 2 malades des coliques très violentes. Son emploi, ne présentant aucun avantage, a été suspendu immédiatement.

Les seuls accidents importants que nous ayons notés à la suite des injections d'atoxyl consistent dans l'atrophie du nerf optique; nous l'avons vue se produire dans deux cas sur 60 malades traités. Dans un premier cas, la malade, âgée de 12 ans environ, n'a jamais pris de doses supérieures à 0,50 centigrammes, elle a absorbé 4 grammes 50 d'atoxyl en 1 mois 1/2 et en 9 injections et après un repos de 2 mois, de nouveau 5 grammes 50 en 1 mois 1/2 et 11 injections. La diminution de l'acuité visuelle a rapidement abouti à une cécité complète, sans amélioration passagère (Observ. n° 14). Dans le second cas, l'amaurose s'est produite chez un malade, qui avait pris, lors d'un premier traitement, seulement 4 grammes d'atoxyl en 8 injections de 0,50 centigrammes, durant une période de 1 mois et seulement 11 mois après, deux doses de 1 gramme d'atoxyl, espacées de 10 jours et séparées par une injection de 0, 10 centigrammes d'émétique de potasse, qui a provoqué une légère crise d'asystolie (Observ. n° 15).

Ces deux malades étaient déjà, l'un depuis six mois, l'autre depuis plus d'un an, en traitement, leur état général était mauvais, ils étaient arrivés à la dernière période de la maladie.

Les accidents de névrite optique à la suite des injections d'atoxyl paraissent bien être plus spécialement l'apanage des malades déjà très fatigués, ce qui semble au surplus le démontrer c'est la quantité minime d'arsenic qu'ont prise ces malades.

TRAITEMENT PAR L'ATOXYL ASSOCIÉ A L'ÉMÉTIQUE DE POTASSE

La médication émétique de potasse atoxyl a été également étudiée chez l'homme. Sans rien vouloir enlever à la valeur d'ailleurs très grande de cette méthode, nous ne partageons pas l'opinion de G. Martin et Lebœuf en ce qui concerne la facilité des injections intra-veineuses des solutions d'émétique que l'on sait être très irritantes. Ces injections sont difficiles à faire chez les indigènes, chez lesquels la couleur des vaisseaux ne tranche pas sur celle de la peau, elles sont particulièrement laborieuses chez les sujets gras, et en particulier chez les femmes, chez lesquelles il arrive qu'il soit impossible de faire saillir les veines de la saignée. Nous pratiquons donc ces injections dans les veines de la main, de l'avant-bras ou du pli du coude, selon l'endroit où elles sont le plus saillantes et encore est-il bien des cas dans lesquels on est obligé de piquer dans une veine qu'on ne voit pas, mais qu'on sent vaguement rouler sous le doigt. Dans ces conditions, avec la solution deux fois plus étendue que celle de Martin et Lebœuf, 0,10 centigrammes pour 20 centimètres cubes d'eau physiologique que nous employons, il arrive encore quelquefois que, même avec une très bonne aiguille, un peu d'adresse et beaucoup de pratique, quelques gouttes tombent dans la gaine des vaisseaux. Il se produit alors des phlyctènes, de la nécrose du tissu conjonctif avec œdème douloureux et engourdissement du membre.

Louis Martin a proposé d'injecter la même quantité, 0,10 centigrammes d'émétique dans 100 grammes d'eau physiologique, mais l'injection de 100 grammes de liquide dans les veines devient déjà une opération bien plus laborieuse que celle qui consiste à en injecter 20 gr. avec une simple seringue à sérum ; aussi nous en sommes-nous tenu à notre solution à 0,10 centigrammes pour 20 centimètres cubes. G. Martin et Lebœuf, après avoir affirmé que l'injection à la seringue était très commode, préconisent maintenant l'emploi d'un appareil à pression semblable à celui qui sert à injecter les toxines aux chevaux. L'opération se fait en deux fois, l'aiguille est placée dans la veine et lorsque le sang s'en écoule le liquide est poussé par la pression exercée dans un flacon au moyen d'une soufflerie. Nous craignons bien que ce nouveau mode de procéder n'ait pas de grands avantages sur l'ancien : 1° parce que, pour voir le sang s'écouler d'une aiguille il faut employer des aiguilles d'un calibre plus fort, ce qui n'est pas sans inconvénient lorsque l'opération doit se renouveler fréquemment ; 2° parce que, lorsque la veine n'est pas visible, il est aussi difficile de la trouver avec l'aiguille seule qu'avec l'aiguille montée sur la seringue ; 3° lorsqu'on est obligé de tâtonner, l'aiguille plus grosse fait plus de dégâts. En employant la seringue, avec un peu d'habitude, on arrive d'ailleurs à avoir la sensation que l'injection passe et l'on reconnaît au refus du piston de glisser facilement dans le corps de pompe que l'on n'est pas dans le vaisseau.

Quelque méthode que l'on emploie et quelque habitude que l'on ait, il se produit toujours de temps en temps de petits accidents, D'autre part, il est à craindre que les injections intra-veineuses ne soient elles-mêmes difficilement acceptées dans la pratique médicale journalière et qu'elles soient seulement pratiquées par un petit nombre de spécialistes. Nous avons un exemple frappant de la difficulté avec laquelle elles sont admises dans le monde des praticiens, dans ce qui s'est passé à propos du sérum antipesteux.

Afin d'éviter ces inconvénients, nous avons cherché à faire absorber l'émétique par la voie intestinale, sous forme de bols enrobés dans des matières insolubles dans l'estomac. M. Yvon a bien voulu nous faire préparer avec le plus grand soin des pilules kératinisées, mais ces pilules, qui ont paru bien supportées pendant les premiers jours, n'ont pas tardé à provoquer des vomissements, qui ont rendu leur emploi impossible, et force nous a été de revenir aux injections intra-veineuses.

Chez 3 malades, nous avons donné alternativement 0,50 centigrammes d'atoxyl et 0,10 centigrammes d'émétique de potasse avec un jour d'intervalle entre 2 injections, deux séries de 5 injections, séparées par 8 jours de repos. Ces malades ont présenté des rechutes sanguines 1, 2 et 3 mois après la fin du traitement, nous les retrouverons dans le tableau des malades ayant subi plusieurs traitements différents. Le retard dans la rechute sanguine, qui ne s'est produite pour un malade qu'au bout de 3 mois, est tout à fait en faveur du traitement atoxyl émétique, aussi avons-nous cherché à amener une guérison définitive en augmentant les doses du médicament injecté dans les veines. Malheureusement, la dose de 0,10 centigrammes semble être, pour l'émétique de potasse, une dose maxima, et nous avons eu déjà, avec 0,12 centigrammes, de légers accidents, qui nous ont engagé à ne pas aller plus loin dans cette voie.

TRAITEMENT PAR L'ÉMÉTIQUE DE POTASSE ASSOCIÉ A L'ORPIMENT

Deux malades ont été soumises à ce traitement. La première a reçu alternativement 5 injections intra-veineuses d'émétique à 1 jour d'intervalle, et a pris tous les jours intercalaires des doses croissantes d'orpiment allant jusqu'à 0,80 centigrammes. Cette malade a fait une rechute sanguine au bout d'un mois. Elle a été soumise avec succès à un traitement analogue avec l'émétique d'aniline, employé à doses deux fois plus élevées (Observ. n° 42). Le second malade est mort d'asystolie, ayant reçu une seule injection de 0,10 centigrammes d'émétique et n'ayant pris que 4 doses d'orpiment, la dernière de 0,60 centigrammes (Observ. n° 37). Ainsi que nous l'avons dit plus haut, nous ne pensons pas que l'on doive compter beaucoup sur les traitements dans lesquels n'entre pas l'atoxyl ; nous avons cru néanmoins utile d'en faire l'essai sur quelques malades, et nous avons même obtenu un succès avec l'émétique d'aniline-orpiment chez une malade, qui n'a jamais reçu une seule injection d'atoxyl.

ACCIDENTS D'INTOXICATION CONSÉCUTIFS AUX INJECTIONS INTRA-VEINEUSES D'ÉMÉTIQUE DE POTASSE

En dehors de l'injection des conjonctives et de la toux spasmodique que, comme d'autres auteurs, nous avons très fréquemment observées, on voit souvent les malades présenter, quelques instants après les injections intra-veineuses d'émétique, des syncopes avec pouls filiforme, vertiges, sueurs profuses, et quelquefois perte momentanée de la connaissance. Ces accidents sont le plus fréquemment passagers, mais les malades conservent, pendant toute la journée, une sensation de malaise. Les personnes qui y sont sujettes s'en effraient beaucoup et ne tardent pas à refuser de laisser continuer les injections intra-veineuses, comme cela nous est arrivé dès le début de nos essais de médication par l'émétique.

D'autre part, on ne doit pas oublier que l'émétique est un poison cardiaque très violent et ses propriétés toxiques nous ont été brutalement rappelées par un malade (Observ. n°37) qui ne présentait aucune tare cardiaque et qui est mort d'asystolie, malgré la digitale administrée trop tard, 5 jours après une première injection intra-veineuse de 0,10 centigrammes d'émétique. D'après nos observations, les malades prédisposés à faire de l'asystolie sont, en dehors des cardiaques, présentant des symptômes cliniques nets de lésions valvulaires, les sujets chez lesquels les bruits du cœur sont sourds.

En présence des ennuis causés par les syncopes et des dangers de l'asystolie consécutive, nous avons pensé à injecter 0,20 centigrammes de caféine sous la peau de nos malades *quelques minutes avant* l'émétique. Ce procédé nous a donné d'excellents résultats, les symptômes d'intoxication cardiaque ont complètement disparu chez des malades chez lesquels ils se produisaient autrefois immédiatement après chaque injection. Chez un malade à bruits du cœur sourds, nous avons vu se produire, avec l'injection préventive de caféine, une crise d'asystolie légère et curable, nous sommes persuadé que, sans cette injection, ce malade qui, néanmoins, n'a pas été soumis de nouveau à l'émétique, eût succombé. La toux convulsive, qui s'observe chez quelques-uns et que nous avions crue tout d'abord heureusement influencée par la caféine, n'est malheureusement pas effectivement supprimée. Cette toux n'aurait pas d'autres inconvénients que d'être désagréable, si elle n'amenait souvent, par sa violence, la perforation du tympan (Observ. n° 20); elle doit donc faire rejeter, lorsqu'elle se produit avec trop de violence, l'emploi de l'émétique.

Nous ne saurions trop recommander l'injection préventive de 0,20 centigrammes de caféine aux expérimentateurs qui pratiquent des injections intra-veineuses d'émétique et nous pensons que cette méthode pourra leur éviter, non seulement les petits accidents immédiatement consécutifs à ces injections, mais certainement aussi des crises d'asystolie fatales plus tardives, qui, quoique rares, peuvent se produire. L'injection préventive de caféine a cependant un léger inconvénient que nous devons signaler ; elle produit une vaso-constriction assez accentuée, pour que les veines des malades deviennent moins saillantes et moins apparentes au-dessous d'une ligature chez l'indigène. L'injection intra-veineuse en devient encore plus délicate.

Nous sommes cependant persuadés qu'aucun expérimentateur n'hésitera à acquérir une sûreté de main encore plus grande pour faire bénéficier ses malades de l'assurance que leur donne l'injection préventive de caféine contre les accidents que peut provoquer l'émétique.

Cette assurance est d'ailleurs relative, elle diminue certes dans une grande proportion les chances d'accidents, mais, comme nous le verrons plus loin à propos de l'émétique d'aniline, elle n'est pas absolue et les injections de caféine deviennent impuissantes contre la fatigue d'un cœur surmené par un certain nombre d'injections intra-veineuses de fortes doses d'émétique.

TRAITEMENT PAR L'ÉMÉTIQUE D'ANILINE ASSOCIÉ A L'ATOXYL

Dans une communication du 27 septembre 1909, à l'Académie des Sciences, le professeur Laveran rapporte les excellents résultats qu'il a obtenus dans le traitement des Trypanosomiases chez les cobayes par l'émétique d'aniline seul ou associé à l'acétylatoxyl. Au moins de juillet de la même année, notre excellent maître nous faisait adresser par M. Yvon, qui étudie également l'émétique d'aniline, une petite quantité de ce médicament en nous demandant de l'expérimenter dans la trypanosomiase humaine.

Comme l'émétique de potasse, l'émétique d'aniline est un sel très irritant qui, chez l'homme, ne peut être injecté dans le tissu conjonctif sous-cutané, où il occasionne des nécroses étendues. Il n'est pas mieux toléré non plus par les voies digestives, et d'ailleurs des expériences que nous avons faites sur des chevaux qui supportent de très fortes doses d'émétique de potasse par la voie stomacale, nous donnent à penser que les émétiques sont fort peu actifs contre les trypanosomes, lorsqu'ils sont administrés par cette voie. Nous avons aussi essayé de faire absorber le médicament sous forme de pommade stibiée. Lorsque les frictions en sont pas trop vigoureuses, l'épiderme résiste suffisamment à l'action irritante de l'émétique ; mais, après 6 jours de frictions (15 minutes avec 8 grammes de pommade à 1/4), les trypanosomes n'avaient pas disparu des ganglions de la malade observée (Observ. n° 54).

Injecté dans les veines, l'émétique d'aniline semble présenter quelques avantages sur l'émétique de potasse. A la dose de 0,10 centigrammes, il fait disparaître, en 24 heures, les trypanosomes des ganglions cervicaux et, à cette dose, il n'occasionne jamais de toux spasmodique ni aucun autre accident. Il est évidemment moins toxique que l'émétique de potasse et nous avons pu en injecter 15, 20 et même, dans un cas, 30 centigrammes dans les veines de nos malades. A partir de 20 centigrammes, on observe souvent des vomissements, aussi croyons-nous que cette dose ne devra pas être dépassée, elle ne devra même être employée que chez des malades vigoureux ; chez les autres, et en particulier chez les femmes, 15 centigrammes suffiront. Chez les cachectiques, il faudra être très prudent et ne pas dépasser 10 centigrammes. Les accidents d'intoxication provoqués par des doses très fortes du médicament sont analogues à ceux qu'on observe avec l'émétique de potasse. Mais l'émétique d'aniline, toléré à plus haute dose, est moins toxique et plus actif.

Même en l'absence d'atoxyl, l'amélioration produite par l'injection intra-veineuse d'émétique d'aniline est surprenante. Avec une seule dose de 0,20 centigrammes, l'hypnose disparaît en 24 heures (Obs. n°s 22, 24, 50), et l'état général se relève immédiatement. C'est au point que nous avions pensé que son action se faisait sentir sur les trypanosomes jusque dans le liquide cérébro-spinal. Il n'en est rien, ainsi que nous avons pu nous en rendre compte à deux reprises différentes : 1° sur un malade dont le liquide céphalo-rachidien renfermait des trypanosomes visibles après centrifugation et dont l'état est resté le même après avoir pris trois injections intra-veineuses de 10, 15 et 20 centigrammes d'émétique d'aniline, vérification faite trois jours après la 3e dose d'émétique d'aniline (Observ. n° 36.) ; 2° sur une malade dont le liquide cérébro-spinal renfermait des parasites seulement décelables par inoculation au singe et chez laquelle l'hypnose a disparu 24 heures après une première injection de 15 centigrammes d'émétique d'aniline. Cette malade a reçu 4 injections intra-veineuses de 10 centigrammes, 15 centigrammes et 2 de 20 centigrammes du médicament, alternées avec des doses croissantes d'orpiment et son liquide céphalo-rachidien est resté infectant pour *C. ruber* (Observ. n° 24). Nous pensons que si la théorie qui admet une relation entre le sommeil, les rétentions d'eau interstitielles et les œdèmes (1) est exacte, l'émétique d'aniline peut agir sur l'hypnose en abaissant la pression artérielle et en favorisant la résorption de ces œdèmes. La régularisation de la pression vasculaire expliquerait peut-être comment, chez la plupart des malades traités, l'hypnose, qui aurait pour origine des lésions des centres vaso-moteurs, ne se reproduirait qu'assez rarement, une

(1) M. Devaux. Relation entre le sommeil et les rétentions d'eau interstitielles. *C. R. à l'Académie des Sciences*, 24 mai 1909.

fois qu'elle a disparu, alors que cependant le canal rachidien est encore infecté.

Le traitement a été institué de différentes façons; des expériences préliminaires nous ayant démontré l'insuffisance de l'émétique d'aniline seul contre les parasites du liquide cérébrospinal, nous avons surtout cherché à obtenir des résultats avec les médications mixtes. La médication orpiment-émétique d'aniline nous a donné un succès; l'orpiment associé à l'atoxyl et à l'émétique d'aniline ne nous a pas donné de résultats satisfaisants.

La médication émétique d'aniline-atoxyl nous a donné des résultats très nettement supérieurs à ceux que nous avions obtenus jusque-là. Deux sortes de traitements ont été essayés. 1° 1er jour : 0,50 centigrammes d'atoxyl; 2e jour : 0,10 à 0,20 centigrammes d'émétique d'aniline ; 3e jour : repos; 4e jour : 0,10 à 0,20 centigrammes d'émétique d'aniline; le 5e jour, on recommence à donner 0,50 centigrammes d'atoxyl et ainsi de suite jusqu'à ce qu'on ait donné 5 injections d'atoxyl et 10 injections d'émétique, 8 jours de repos et nouvelle série. Chaque malade, à la fin d'un traitement de 48 jours, a donc reçu 5 grammes d'atoxyl et 2 à 4 grammes d'émétique d'aniline.

Parmi les 10 malades de cette dernière série, 2 ne présentent plus de trypanosomes dans le sang ni dans le liquide céphalo-rachidien 5 mois après la fin de leur traitement. Chez 4 autres, nous avons obtenu la désinfection du sang persistant encore de 2 à 5 mois après la fin du traitement et à notre avis définitive, mais le liquide céphalo-rachidien est resté infecté. Un autre malade a présenté une rechute sanguine un mois après la fin du traitement.

Chez le 8e les parasites avaient disparu du sang depuis plusieurs mois, mais persistaient dans le liquide céphalo-rachidien. Le traitement n'a pas amené de changement dans son état.

La 9e malade est morte en cours de traitement ; c'était une malade paralysée des deux jambes et ayant déjà suivi plusieurs traitements sans résultats.

Le 10e malade est en fuite. Nous savons qu'il se porte bien et n'a pas apparemment rechuté. Son traitement est terminé depuis 4 mois.

Sur une seconde série de malades, nous avons expérimenté l'atoxyl et l'émétique d'aniline en séries successives d'après la méthode Louis Martin : 3 injections de 0, 50 centigrammes, 1 gramme et 1 gr. 20 à 1 gr. 50 d'atoxyl à jour passé et 10 injections journalières de 0, 10 centigrammes chacune d'émétique d'aniline. Cette méthode nous a donné de moins bons résultats.

Sur trois malades qui ont été soumis à cette médication,

deux ont présenté une rechute sanguine deux mois après la fin du traitement. La 3e a présenté une rechute méningée pure, sans infection du sang; 2 mois après la fin du traitement. Soumise de nouveau à 3 injections d'atoxyl, 0, 50 centigrammes, 1 gramme et 1 gr. 20 à jour passé, cette malade ne présente

NOM DES MALADES	TRAITEMENTS ANTÉRIEURS	RÉSULTAT	DURÉE du traitem. Émétique d'aniline at
	1° **Émétique d'Aniline (de 0,10 à 0,20**		
1. MAPENDA	»	»	57 jours
2. MODY SIDIBE	Antimoine métallique	Rechute sanguine	43 jours
3. MANABA DIARRA	»	»	38 jours
4. AWA DIOP	»	»	50 jours
5. NANTIO TARAORE	Émétique de K.-Atoxyl-Orpiment.	»	55 jours
6. DAMA COULYBALY	»	»	73 jours
7. MOUSSA SAKO	1° Antimoine métallique 2° Émétique de K.-Orpiment-Atoxyl.	Rechute sanguine »	75 jours
8. N'GOLO SIDIBÉ	Orpiment-Atoxyl	Rechute méningée pure.	45 jours
9. COMBA SAM	1° Orpiment-Atoxyl 2° Atoxyl-Acide picrique	» »	26 jours »
10. GOMBO DIAKATE	»	»	51 jours
	2° **Atoxyl-Émétique d'Aniline (0,10 cgr. tous**		
1. BAYE LI	»	»	17 jours
2. YONO GAYE	»	»	17 jours
3. KOLI SAKO	Orpiment-Atoxyl	Rechute sanguine	18 jours

plus depuis six semaines de parasites dans ses méninges et son état général est excellent.

Le Tableau ci-dessus résume les cas que nous venons de rapporter.

ÉMÉTIQUE D'ANILINE ASSOCIÉ A L'ORPIMENT

Quatre malades ont été soumis à ce traitement ; ils ont reçu alternativement 0, 20 centigrammes d'émétique d'aniline dans les veines et des doses d'orpiment graduellement croissantes

ÉTAT ACTUEL DU MALADE
toxyl employés alternativement.
infection du sang et du liquide céphalo-rachidien persistant 5 mois après la fin du traitement.
infection du sang et du liquide céph.-rachid. persistant 5 mois après la fin du traitement.
infection du sang, rechute méningée pure 5 mois après la fin du traitement.
infection du sang, rechute méningée pure 4 mois après la fin du traitement.
infection du sang, rechute méningée pure 2 mois après la fin du traitement.
infection du sang, rechute méningée pure 3 mois après la fin du traitement. Décédé.
hute sanguine 1 mois après la fin du traitement.
infection du sang, rechute méningée pure 2 mois après la fin du traitement.
édée en cours de traitement.
uite.
) en série. — Procédé Louis MARTIN.
nfection du sang. Rechute méningée pure 1 mois après la fin du traitement ayant cédé dans la ite à un traitement à l'atoxyl seul. En vérification.
ute sanguine 3 mois après la fin du traitement.
ute sanguine 2 mois après la fin du traitement.

jusqu'à 1 gramme. Deux traitements de 5 doses de chaque, séparés par 8 jours de repos.

Le premier de ces malades, tirailleur libéré, avait été évacué de l'hôpital militaire dans un état très grave, avec la note suivante : état stationnaire avec plutôt tendance à l'aggravation malgré trois injections d'atoxyl. Il s'est légèrement relevé sous l'influence de la médication, mais il est mort subitement en notre absence après s'être mis à trembler, disent les noirs. Nous pensons qu'il a dû succomber à une crise d'asystolie (Observ. n° 47.)

Chez une autre malade ayant subi deux traitements par l'orpiment seul, un traitement atoxyl-orpiment, un traitement atoxyl-émétique de potasse, un traitement atoxyl-émétique de potasse et orpiment, et ayant fait une rechute avec hypnose, l'hypnose a disparu en 24 heures, mais la malade, très fatiguée, est morte d'asystolie à la 10e injection de 0, 20 centigrammes d'émétique d'aniline (Observ. n° 22).

Une 3e malade ayant subi un traitement atoxyl-émétique de potasse-orpiment et ayant fait une rechute méningée, pure avec hypnose, a également vu disparaître ce symptôme en 24 heures, mais elle est morte d'asystolie à la 5e injection de 0, 20 centigrammes d'émétique d'aniline (Observ. n° 24).

La 4e malade avait déjà suivi un traitement émétique de potasse-orpiment; après rechute, elle a été mise à un traitement analogue comportant de l'émétique d'aniline. Cette malade qui n'a jamais pris d'atoxyl n'a toujours pas de trypanosomes dans son sang ni dans son liquide céphalo-rachidien 8 mois après la fin du traitement. Elle peut être considérée comme guérie (Observ. n° 42).

ACTION DE L'ÉMÉTIQUE D'ANILINE SUR LA FILARIOSE

Au cours de nos expériences, nous avons eu incidemment l'occasion de vérifier ce fait que l'action parasiticide de l'émétique d'aniline était assez intense pour agir aussi sur les nématodes (1). C'est ainsi qu'au bout de 5 injections de 0, 20 centigrammes, les filaires cessent d'être visibles à l'examen direct dans le sang circulant de 2 malades, qui en présentaient au début du traitement. Les filaires ne sont pas toutes détruites et on les retrouve en très petit nombre dans les culots de la 2e ou de la 3e centrifugation de 10 centimètres cubes de sang. Leur nombre est cependant diminué dans de telles proportions que l'action de l'émétique d'aniline est indiscutable.

Nous avons obtenu le même résultat chez un chien qui présentait également des filaires visibles à l'examen microscopique du sang.

Un 3e malade était infecté de *Filaria perstans* (2) décelable seulement par centrifugation du sang. La disparition complète des filaires a été obtenue chez lui par le traitement, par l'émétique d'aniline, sans être accompagnée d'aucun trouble ni d'aucun engorgement ganglionnaire ni éléphantiasique ni d'hémato-

(1) THIROUX. De l'action de l'Emétique d'aniline sur la filiariose. *Bull. de la Soc. de Path. exotique*, mars 1910, p. 202.

(2) THIROUX et d'ANFREVILLE. L'Émétique d'aniline dans la filiariose. *Bull. de la Soc. de Path. exotique*, juin 1910, p. 407.

chylurie. Mais ce qu'il y a de plus remarquable, c'est que les trypanosomes n'ont pas été complètement détruits et ont fait leur réapparition dans le sang alors que les filaires en ont définitivement disparu, ce qui s'explique par la plus grande aptitude des trypanosomes à se reproduire directement dans le sang et par la résistance qu'ils acquièrent contre les médications les plus diverses.

Lemoine (1) a observé chez un malade la disparition de filaires à la suite de deux traitements par l'atoxyl et de l'ablation de varices lymphatiques. Pour notre part, nous avons fait sans succès à un Européen, présentant d'une façon constante des filaires assez nombreuses dans le sang une série de 5 injections de 0, 50 centigrammes d'atoxyl et les deux malades chez lesquels nous avons vu disparaître les filaires à la suite des injections d'émétique avaient été auparavant soumis à l'atoxyl sans que les filaires aient été influencées par l'arsenic.

ACCIDENTS D'INTOXICATION CONSÉCUTIFS AUX INJECTIONS INTRA-VEINEUSES D'ÉMÉTIQUE D'ANILINE

L'émétique d'aniline est certainement bien moins toxique que l'émétique de potasse ; à la dose de 0, 10 centigrammes, il n'occasionne jamais chez l'homme aucun trouble et on ne voit jamais en particulier se produire l'injection des conjonctives et la toux spasmodique si gênante avec les injections d'émétique de potasse. On peut même, ainsi que nous l'avons vu, l'injecter à des doses 2 et 3 fois plus fortes, mais à partir de 0, 20 centigrammes on voit fréquemment se produire des vomissements, qui peuvent durer une heure ou deux. Avec l'injection préventive de 0,20 centigrammes de caféine on n'observe pas même avec de fortes doses de troubles cardiaques immédiats, mais on doit se méfier, parce que, chez les malades en mauvais état, que l'on vous amène à la dernière période, ou chez ceux qui ont déjà subi sans succès un certain nombre de traitements, le cœur se fatigue vite des doses de 0, 20 centigrammes et fait facilement tout d'un coup, et sans signes sthéthoscopiques précurseurs, une asystolie le plus souvent fatale.

Des faits qui précèdent on peut tirer cet enseignement que chez les cachectiques on ne doit pas donner plus de 0, 10 centigrammes d'émétique d'aniline à la fois. Au contraire, chez les malades encore en bon état, nous n'avons encore jamais eu d'accidents cardiaques même avec des fortes doses pouvant aller jusqu'à 0,30 centigrammes. L'obligation de proportionner la quantité du médicament à l'état des sujets existe aussi, d'après G. Martin et

(1) LEMOINE. Traitement de la filariose par l'atoxyl. *C. R. à la Soc. méd. des Hôpitaux*, 22 janvier 1909.

Lebœuf, pour l'émétique de potasse, mais, pour ce dernier médicament, la limite toxique semble être bien moins élastique.

L'association émétique d'aniline-orpiment semble plus toxique (3 décès sur 4 traités) que l'association émétique d'aniline-atoxyl (1 décès sur 8 traités).

A la dose de 0,20 centigrammes tous les deux jours, l'émétique d'aniline peut provoquer une légère stomatite, analogue à la stomatite mercurielle, cette stomatite est le plus souvent accompagnée d'une légère diarrhée. Un de nos malades (Observ. n° 50) a présenté cet accident après avoir reçu 13 injections de 0,20 centigrammes d'émétique d'aniline. Nous retrouverons des stomatites du même genre, mais beaucoup plus graves, accompagnées de nécroses du maxillaire et de gangrène de la bouche à propos des injections d'antimoine métallique.

Des doses de 0, 30 centigr. ont provoqué chez un malade des douleurs articulaires excessivement violentes (Observ. n° 43).

TRAITEMENT PAR L'ÉMÉTIQUE DE POTASSE ASSOCIÉ A L'ORPIMENT ET A L'ATOXYL

Douze malades ont été soumis à la médication triple : émétique de potasse, orpiment, atoxyl. Une malade a guéri, deux sont en vérification, deux en fuite, six ont rechuté, une est morte, en cours de traitement, de méningite aigüe.

La médication a été instituée de la façon suivante : 1er jour, 0,50 centigrammes d'atoxyl; 2e jour, orpiment; 3e jour, 0,10 centigrammes d'émétique de potasse; 4e, 5e, 6e jours, orpiment à doses croissantes. Le 7e jour, l'on recommence avec 0,50 centigrammes d'atoxyl et on continue 5 fois de suite. On accorde 8 jours de repos et on fait une seconde série semblable à la première. Une malade a guéri par ce traitement (vérifiée pendant 6 mois, 9 vérifications sanguines, 2 cérébro-spinales). Chez cette malade les doses d'orpiment ont atteint 2 grammes par jour. Nous pensons que, dans un semblable traitement, les doses d'atoxyl auraient avantage à être augmentées en quantité et en fréquence. L'atoxyl restant le facteur le plus important dans la médication, notre expérience nous a démontré qu'il était nécessaire d'en donner 1 gramme par semaine en une ou mieux en deux fois.

TRAITEMENT PAR L'ÉMÉTIQUE D'ANILINE ASSOCIÉ A L'ORPIMENT ET A L'ATOXYL

Les trois malades qui ont été soumis à cette médication ont commencé par être traités avec l'émétique de potasse, nous y avons substitué, en cours de traitement, l'émétique d'aniline, ce dernier corps paraissant aussi actif, et toléré à des doses doubles. Un de ces malades, qui présentait de l'aliénation mentale au début, s'est beaucoup amélioré (Observ. nº 46). Il s'est malheureusement dérobé par la fuite à notre observation. Les deux autres ont fait une rechute sanguine 2 mois après la fin du traitement.

TRAITEMENT PAR LES INJECTIONS INTRA-MUSCULAIRES D'ANTIMOINE MÉTALLIQUE EN SUSPENSION DANS L'HUILE STÉRILISÉE

Plimmer et Batmann (1) ont expérimenté, en 1908, l'antimoine métallique, injecté en suspension dans l'huile, ces auteurs prétendent que, sous cette forme, l'antimoine est à peu près 2 fois plus actif que l'émétique. Nous avons employé l'antimoine précipité pur, à l'état de très fine division en suspension dans de l'huile stérilisée. Nous avons injecté une première fois à deux malades, dans les muscles de la fesse, et au point d'élection, situé au milieu d'une ligne allant de l'épine iliaque postérieure au sommet du pli inter-fessier, 1 centimètre cube de cette huile, soit 0, 05 centigrammes, d'antimoine métallique. La réaction locale a été très vive et a duré huit jours, et un mois environ après, se déclarait chez les deux malades une diarrhée intense qui devait durer longtemps, avec stomatite, absolument semblable à une stomatite mercurielle grave (Observ. nºs 39-40). Chez l'un de ces malades, la nécrose du maxillaire a entraîné la chute d'une molaire (Observ. nº 40).

Une seconde fois, une dose de 1/5 de centimètre cube de la même huile, soit 0,01 centigramme d'antimoine métallique, a entraîné chez un autre malade, au bout de 18 jours, une diarrhée dysentériforme et au bout d'un mois une stomatite se terminant par gangrène de la bouche et de la langue, entraînant rapidement la mort (Observ. nº 41). Des cas absolument semblables ont été signalés à la suite d'injections d'huile grise dans la syphilis (2); et de même que les stomatites mercurielles, les stomatites stibiées sont traitées avec avantage par le chlorate de potasse.

On pourrait penser que les deux premiers malades, qui ont traîné pendant plusieurs mois leur stomatite, étaient assez imprégnés d'antimoine pour guérir. Ces indigènes souffrant encore de la bouche, et éliminant encore, par conséquent, de l'antimoine, infectaient des singes avec leur sang. Ils ont été

(1) Plimmer et Batmann. Further results of the experimental Treatment of trypanosomiasis being a Progress. Report to a Comitee of the Royal Society. *Bull. of the Sleeping Sickness Bureau*, déc. 1908, p. 79.

(2) Gaucher. Nécrose pharyngée mortelle à la suite d'injection d'huile grise. *Soc. méd. des Hôpitaux*, 18 juin 1909. *Pr. Médicale*, nº 50. 1909.

MALADES AYANT SUBI SUCCESSIVEMENT PLUSIEURS TRAITEMENTS DIFFÉRENTS.

NOM DES MALADES	Orpiment seul	Orpiment atoxyl	Émétique de K atoxyl	Émétique de K orpiment	Émétique de A atoxyl	Émétique de A orpiment	Émétique de K orpiment atoxyl	Émétique de A orpiment atoxyl	Antimoine métallique	Acide picrique atoxyl	DURÉE TOTALE des traitements intervalles compris	ÉTAT ACTUEL DU MALADE
18. Moussa Taraoré I.	»	»	1	»	»	»	»	»	»	»	»	Délire furieux. Evacué sur l'asile de Marseille.
19. Momar Low	1	1	1	»	»	»	1	»	»	»	18 mois	Rechute sanguine et méningée 2 mois après dernier traitement.
20. Momar Gaye	2	1	»	»	»	»	1	»	»	»	11 mois	En fuite, aurait rechuté.
21. Dembané Wade	1	»	1	1	»	»	»	»	»	»	9 mois	Décédé 2 mois après le dernier traitement.
22. Touti N'Diaye	2	1	»	»	»	1	1	»	»	»	15 mois	Décédée.
23. Comba Tararoré	»	»	»	»	»	»	1	»	»	»	23 jours	Décédée de méningite en cours de traitement.
24. Seka Picka	»	»	»	»	»	1	1	»	»	»	6 mois	Décédée.
25. Kani Mariko	»	2	»	»	»	»	»	»	»	1	28 mois	Rechute sanguine et méningée 1 mois après dernier traitement.
26. Aram Tore	»	1	»	»	»	»	1	»	»	»	7 mois	Considérée comme guérie.
27. Gone N'Diaye	»	1	»	»	»	»	»	»	»	1	6 mois	Considérée comme guérie.
28. Comba Sam	»	1	»	»	1	»	»	»	»	1	12 mois	Décédée.
29. Sokna N'Diaye	»	»	1	»	»	»	1	»	»	1	12 mois	En fuite.
30. Awa Diallo	»	»	»	»	»	»	»	»	»	1	2 mois	Considérée comme guérie.
31. Kanissa Diallo	»	1	»	»	»	»	»	»	»	1	4 mois	Considérée comme guérie.
32. Sidi Diallo	»	»	»	»	»	»	»	»	»	1	4 mois 1/2	Rechute sanguine 1 mois après 1er traitement.
33. Amadou Kamara	»	»	»	»	»	»	»	»	»	1	1 mois 1/2	id.
34. Sory Kamara	»	»	»	»	»	»	»	»	»	2	4 mois	En vérification.
35. Bakari Konaté	»	»	»	»	»	»	»	»	»	1	2 mois	Décédé en cours de traitement.
36. N'Golo Sidibe	»	1	»	»	1	»	»	»	»	»	11 mois	Sang non infectᵈ. Rechute méningée pure.
37. Bez Dari Ba	»	»	»	1	»	»	»	»	»	»	6 jours	Décédé. Intoxication.
38. Adolphe	»	»	»	»	»	»	1	1	»	»	9 mois	Rechute sanguine 2 mois après dernier traitement.
39. Moussa Sako	»	»	»	»	1	»	1	»	1	»	7 mois	Rechute sanguine 1 mois 1/2 après dernier traitement.
40. Mody Sidibé	»	»	»	»	1	»	1	1	1	»	7 mois	Considéré comme guéri.
41. Mana Traoulé	»	»	»	»	»	»	»	»	1	»	38 jours	Décédé. Intoxication.
42. Assa Mariko	»	»	»	1	»	1	»	»	»	»	7 mois	Considérée comme guérie.
43. Dama Coulibaly	»	»	»	»	1	»	1	»	»	»	6 mois	Sang non infecté. Rechute méningée pure. Décédé.
44. Nantio Tararoré	»	»	»	»	1	»	1	»	»	»	6 mois	Rechute sanguine et méningée 2 mois après 2e traitement.
45. Koli Sako	»	1	»	»	1	»	»	»	»	»	5 mois	Rechute sanguine 2 mois après 2e traitement.
46. Abdoulaye Dieng	»	»	»	»	»	»	1	»	»	»	4 mois	En fuite.
47. Dieby Kourouma	»	»	»	»	»	»	1	1	»	»	1 mois	Décédé en cours de traitement.
48. Masamba Diouf	»	»	»	»	»	»	1	»	»	»	2 mois 1/2	En fuite.
49. Gari Ba	»	»	»	»	1	»	1	1	»	»	6 mois 1/2	Rechute sanguine 2 mois après 3e traitement.
50. Manaba Diarra	»	»	»	»	»	»	»	1	»	»	15 jours	Sang non infecté. Rechute méningée pure.
51. Mapenda	»	»	»	»	1	»	»	»	»	»	3 mois	Considéré comme guéri.
52. Awa Diop	»	»	»	»	1	»	»	»	»	»	37 jours	Rechute méningée pure 1 mois après 1er traitement.
53. Gombo Diakate	»	»	»	»	1	»	»	»	»	»	37 jours	En fuite, serait décédé dans la brousse.
54. Baye Ly	»	»	»	»	1	»	»	»	»	»	17 jours	Rechute méningée pure 2 mois après 1er traitement.
55. Yoro Gaye	»	»	»	»	1	»	1	»	»	»	17 jours	Rechute sanguine 3 mois après 1er traitement.
56. Layti Fall	»	»	»	»	2	»	2	»	»	»	2 mois	Rechute sanguine 1 mois après 2e traitement.
57. Baudiougou Diawara	»	1	»	»	1	»	»	»	»	»	5 mois	En vérification.
58. Samba Diakité	»	»	»	»	1	»	1	»	»	»	25 jours	En vérification. Encore indemne 3 mois après traitement.
59. Moussa Taraoré II.	»	»	»	»	1	»	1	»	»	»	20 jours	Rechute sanguine 1 mois après traitement.
60. Samba N'Diaye	»	»	»	»	1	»	»	»	»	»	28 jours	En vérification. Encore indemne 2 mois après traitement.

remis au traitement mixte, atoxyl, émétique d'aniline, mais leur intestin est resté longtemps très sensible, et ils ont présenté fréquemment un peu de diarrhée. L'un d'eux est actuellement considéré comme guéri.

TRAITEMENT PAR L'ATOXYL ASSOCIÉ A L'ACIDE PICRIQUE

Ce traitement a été préconisé par G. Martin et Lebœuf (1). Nous avons donné l'acide picrique sous une forme différente de ces auteurs, et à doses beaucoup plus élevées. Nous avons adopté la forme pilulaire et une formule analogue à notre formule de pilules d'orpiment.

PILULES

Acide picrique..................	20 grammes.
Extrait d'opium................	0,40 centigr.
Gomme arabique. / Poudre de réglisse. }	Q. S.

pour 200 pilules.

Nous sommes ainsi arrivés par doses progressives à donner jusqu'à 1 gramme 20 d'acide picrique par jour aux adultes et 0,80 centigrammes aux enfants. Le traitement a été ainsi institué : 5 injections d'atoxyl, revenant tous les 4 jours, séparées par 3 ingestions d'acide picrique, 2 séries séparées par 8 jours de repos.

Les résultats de ce traitement ont été bons dans une première série, mauvais dans une seconde. Chez 2 malades sur 9 traités, la désinfection du liquide céphalo-rachidien a persisté 6 mois après la fin du traitement (Observ. n°s 27-30).

Comme les auteurs de la méthode nous avons seulement remarqué un peu d'intolérance gastrique pour les hautes doses, et encore notre mode d'administration nous a-t-il permis de donner des doses beaucoup plus fortes qu'eux. Les urines prennent de bonne heure une teinte acajou avec reflets jaune vif sur les bords, dus à l'acide picrique. La teinte rougeâtre semble occasionnée par des pigments biliaires, car ces urines présentent l'anneau caractéristique de la réaction de Gmelin. Elles contiennent quelquefois des traces d'albumine, ce qui peut indiquer qu'il se produit une légère irritation rénale, qui contre-indique l'emploi trop prolongé de l'acide picrique.

CONCLUSIONS

Les résultats que nous avons obtenus dans le traitement de la trypanosomiase humaine sont globalement les suivants : sur

(1) MARTIN et LEBŒUF. La Maladie du Sommeil au Congo français. Paris, Masson, 1909, p. 356.

60 malades qui sont passés au village de ségrégation, 24 sont encore en traitement ou en vérification, 18 sont morts, 10 sont en fuite, et 8 supposés guéris. Ces résultats sont comparables à ceux obtenus jusqu'à ce jour.

Au point de vue de l'appréciation des méthodes, il est très difficile de se prononcer, car nous avons vu des malades guéris avec toutes les méthodes où l'atoxyl est employé. Nous avons été moins heureux que d'autres expérimentateurs avec l'émétique de potasse, néanmoins nous admettons sans peine que le traitement atoxyl-émétique de potasse est le plus actif dans la trypanosomiase humaine et nous estimons que l'emploi de l'émétique d'aniline constitue un progrès dans cette voie, si toutefois les difficultés d'application n'empêchent pas cette médication de passer dans la pratique. Le traitement atoxyl-orpiment reste le plus à la portée des praticiens en attendant que l'on trouve un moyen plus pratique d'administrer les émétiques. Les médications dans lesquelles n'entre pas l'atoxyl semblent donner des résultats moins bons; cependant, on peut voir des malades guérir sans atoxyl (Observ. n° 42).

Enfin nous pensons que, dans la plupart des cas, on ne guérira pas les malades avec un seul traitement. Nous estimons que la médication devra être surtout symptômatique et que, tout en se tenant au courant des phases de l'infection, le médecin ne devra intervenir qu'à certains intervalles ou lorsque l'équilibre se trouvera rompu, la thérapeutique devant viser seulement à rétablir le fonctionnement des organes, et cela autant pour ne pas fatiguer le malade que pour ne pas rendre trop vite les parasites insensibles aux médicaments. Les essais que nous avons faits de médications intensives ou prolongées ne nous ont en effet pas donné de meilleurs résultats que des médications plus courtes, et nous pensons qu'en dehors de cas exceptionnels ce sont les médications intermittentes qui donneront les meilleurs résultats.

Devant les difficultés que l'on éprouve à garder très longtemps les malades dans le village de ségrégation, on en arrivera peut-être, une fois la période d'études terminée, à les renvoyer dès que leur état général sera devenu satisfaisant en les engageant à revenir à une date fixe ou aussitôt que des symptômes suspects se montreront de nouveau. Quelques mesures sanitaires, telles que l'interdiction de séjourner dans des régions où il existe des tsé-tsé, sauvegarderaient suffisamment la santé publique. Cette façon de faire aurait le double avantage d'être plus facilement acceptée des indigènes, de rendre moins onéreux l'entretien des villages de ségrégation et de permettre d'y traiter avec les mêmes ressources un plus grand nombre de malades.

OBSERVATIONS RÉSUMÉES

OBSERVATION n° 1. — Goundiourou Moussa, 50 ans environ, garde de police, né à Bakel. Semble avoir été contaminé dans le delta du Sénégal (région de Gantour), pendant qu'il était en service à M' Pal, où il a résidé deux ans. Serait malade depuis 2 mois. Fièvre et inappétence au début avec douleur musculaire à la pression et prurit; l'engorgement ganglionnaire s'est montré très rapidement à la suite de ces premiers symptômes. Au moment où nous voyons le malade, on observe une hypnose très prononcée accompagnée de bâillements. L'intelligence est conservée, le malade répond bien aux questions, mais il présente une émotivité très marquée et il pleure chaque fois qu'on lui adresse la parole. A présenté des troubles d'ordre psychique, car avant son entrée à l'hôpital, où il a été envoyé pour une tuberculose pulmonaire, qui nous semble être une congestion des sommets d'origine trypanosomiasique, il a été révoqué pour vol et brutalité, quand jusqu'alors il avait été très bien noté. Tremblement fibrillaire de la langue. Pas de troubles moteurs, réflexe rotulien presque complètement aboli, crémastérien normal. Le malade semble amaigri, mais il n'aurait jamais été plus gros. Poids 46 kilogr. Légère submatité et respiration soufflante des deux sommets. Pas de bacilles de Koch dans les crachats. Sang avec trypan. à l'examen direct, A.G. (1) forte. Ganglions cervicaux gros comme des amandes des deux côtés avec trypan. rares. Liquide céphalo-rachidien clair transparent avec trypan. très rares.

25 mai 1908, atoxyl 0,50. 26, orpiment 0,06. 30, atoxyl 0,50. 1er juin, orpiment 0,12. 3, atoxyl 0, 50. 5, orpiment 0,21. 7, atoxyl 0,50. 9, orpiment 0,30. 11, atoxyl 0,50. 13, orpiment 0,40. 21, poids 45 kilogr. les ganglions cervicaux ont beaucoup diminué de volume, ils ne sont plus gros que comme des haricots, on n'y retrouve plus de trypan. A. G. toujours forte. Prurit toujours intense. 23, atoxyl 0,50. 25, orpiment 0,18; coliques, diarrhée et vomissements. 27, atoxyl 0,50. 29, orpiment 0,09. 1er juillet, atoxyl 0,50. 3, orpiment 0,18. 5, atoxyl 0,50. 7, orpiment 0,27. 9, atoxyl 0,50 . 11, orpiment 0,36. 13-18-28, 0 trypan. dans les ganglions, qui ont beaucoup diminué de volume ils ne sont plus que comme des pois. Saignée de 20 cmc. de sang inoculés à *C. ruber*, qui ne s'infecte pas. 11 août, accès de fièvre, vomissements, température 38°5; trypan. très rares, visibles à l'examen microscopique direct du sang; 0, trypan. dans les ganglions. 6, 7 septembre, accès de fièvre avec vomissements, température 38°5, trypan. très rares à l'examen microscopique direct du sang; orpiment 0,12. 8, température 36°9, 0, trypan. A. G. forte. Insomnie.

(1) A. G. signifie Agglutination globulaire.

26 octobre, fièvre et vomissements, vertiges, température 38°, trypan. nombreux dans le sang; atoxyl 0,50. 27, 0, trypan., A. G. forte : 28, 0 trypan. A. G. notable. Injection intra-veineuse de 0,10 d'émétique de K. (1). Etat syncopal accompagné de toux immédiatement après l'injection. 30, orpiment 0,06. 2 novembre, atoxyl 0, 50. 4, émétique K. 0,10. syncope. 6, orpiment 0,12. 9, atoxyl 0,50. 11, émétique K. 0,10. syncope. 13, orpiment 0, 24. 16, atoxyl 0,50. 18, émétique K. 0,10. syncope. 20, orpiment 0,40. 22, atoxyl 0,50. 24, refuse de se laisser faire l'injection intra-veineuse d'émétique. orpiment 0,50. 25-26-27, orpiment 0,60, 0,70, 0,80. 22 janvier, 26 février, 14 avril, saignée de 40 et 60 cmc. de sang inoculés à *C. ruber*, qui ne s'infecte pas. 14 mai, ponction lombaire, liquide céphalo-rachidien très clair avec trypan. très rares.

25, atoxyl 1 gr., coliques. 26, orpiment 0,20. 27, émétique de K. 0,10. léger état syncopal malgré l'injection préventive de 0,25 de caféine, le pouls reste cependant bon. 20-29-31, orpiment 0,30, 0,40, 0,50. 1er-2 juin, orpiment 0,60, 0,70. 3, atoxyl 1 gr., coliques. 6, 7, 8, 9, 10, orpiment 0,50, 0,60, 0,80, 0,90, 1 gr.. 11, coliques et diarrhée. 15, atoxyl 1 gr. 16-17-18-19-21, orpiment 0,50, 0,60, 0,70, 0,80, 0,90. 22 au 28, coliques et diarrhée. 30, atoxyl 1 gr. 1er-2-3-5-6-7-8-9-10 juillet, orpiment 0,20, 0,30, 0,50, 0,60, 0,70, 0,80, 0,90, 1 gr. 12, atoxyl 1 gr.. 13-15-16, orpiment 1 gr. 17 au 21 diarrhée. 23, atoxyl 1 gr. 24-26-27-28-29-30, orpiment 0,50, 0,60, 0,70, 0,80, 0,90, 1 gr. 31 au 5 avril, diarrhée. 6, atoxyl 0,50. 9, atoxyl 0,50. 10-11-12, orpiment 0,50, 0,60, 0,70. 15, atoxyl 0,50. 14-16-17, orpiment 0,80, 0,90, 1 gr. 18, atoxyl 0,50. 19-20-21, orpiment 1 gr.. 22 septembre, ponction lombaire, liquide céphalo-rachidien clair avec leucocytes en quantité normale et 0 trypan., inoculé dans le péritoine de *C. ruber*, qui ne s'infecte pas. 23 octobre, ponction lombaire, liquide céphalo-rachidien, clair avec très peu de leucocytes et trypan. non rares à la centrifugation. Le malade, autorisé à se rendre pour quelques jours en permission dans son pays, ne rentre pas au village de ségrégation, il meurt à Bakel, dans le courant de janvier 1910.

Observation no 2. — Maladou Sakeliba, femme de 38 ans environ, originaire d'Odienné (Soudan), venue à Nianing depuis 2 ans. Accès de fièvre fréquents et céphalées depuis cette époque. L'hypertrophie ganglionnaire s'est montrée l'année dernière. Pas d'hypnose ni de troubles moteurs. Réflexe rotulien aboli. 29 mars-22 juin, ganglions cervicaux gros comme des amandes des deux côtés avec trypan. non rares. Ganglions axillaires et inguinaux également hypertrophiés. Sang avec 0 trypan. A. G. forte.

22 juin, orpiment 0,06. 24, atoxyl 0,50. 26, diarrhée, orpiment 0, 06. 28, atoxyl 0,50. du 28 juin au 1er juillet, broncho-pneumonie grave, et fièvre ; température 40°, vésicatoires, digitale. 2, les poumons se dégagent un peu, température 39°, atoxyl 0,50. 6, atoxyl 0,50. 8, la malade entre en convalescence. Orpiment 0,12. 10, atoxyl 0,50. 12, orpiment, 0,21. 14. atoxyl 0,50. 16, orpiment 0,30. 18, les trypan. ont disparu des ganglions ; atoxyl 0,50. 20, orpiment 0,30. 8 jours de repos. 28, atoxyl

(1) Emétique de potasse.

0,50. 30, orpiment 0,06. 1er août, atoxyl 0,50. 3, orpiment 0,12. 4, accès de toux suivis d'expectoration purulente. Selles dysentériques ; ipéca, laudanum. Jusqu'au 3 septembre, dysenterie, cachexie extrême. 11, la malade va beaucoup mieux. Du 10 au 14 octobre, œdème des chevilles. 5 novembre, violente douleur au niveau du sternum, matité sur un espace large comme la paume de la main à droite, au niveau des 4e et 5e espaces intercostaux, région très douloureuse à la pression, diminution notable du murmure respiratoire, pas de craquements. Une ponction aspiratrice ramène environ 50 gr. de pus, et la malade guérit. Etat général très satisfaisant. 14 septembre, 10 novembre, 10 décembre, saignée de 30 cmc. inoculés à *C. ruber*, qui ne s'infecte pas. 13 mai, saignée de 60 cmc. inoculés à *C. ruber*, qui ne s'infecte pas. 12 juin-12 juillet, ponction lombaire, liquide céphalo-rachidien clair avec leucocytes en quantité normale et 0 trypan. inoculé à *C. ruber*, qui ne s'infecte pas. 22 octobre, est renvoyée dans son village 15 mois après la fin du traitement. Supposée guérie.

Observation n° 3. — Momar Faye I, homme de 26 ans, originaire de N'Gayène (Diander). N'a jamais quitté son pays. Il a présenté des accès de fièvre très fréquents depuis son enfance. A été plus particulièrement malade pendant l'hivernage dernier ; à cette époque, fièvre avec douleurs dans les membres, hypertrophie ganglionnaire consécutive et amaigrissement. Pas d'hypnose ni de troubles moteurs. Réflexe rotulien légèrement exagéré, un peu de trépidation épileptoïde. Ganglions cervicaux comme des amandes à droite, un ganglion carotidien comme une petite noisette à gauche. 5 avril-14 juin 1908, trypan. nombreux dans les ganglions. 15 juin, sang. avec 0 trypan. A. G. notable. Saignée de 20 cmc. inoculés à un chien, qui ne s'infecte pas.

14-17-20, orpiment 0,06, 0,12, 0,21. 21, les ganglions cervicaux ont beaucoup diminué, on n'y trouve plus de trypan. 23-26-29-2 juillet; orpiment 0,30, 0,39, 0, 39. 3, les ganglions ont presque complètement disparu, néanmoins on retrouve des trypan. très rares dans un très petit ganglion profond. 8 jours de repos. 10-13-16-19-22, orpiment, 0,06, 0,12, 0,21, 0,30, 0,39. Nouveau ganglion carotidien comme un haricot à gauche avec trypan. nombreux.

30 juillet, atoxyl 0,50. 1er août, orpiment 0,06. 3, atoxyl 0,50. 4, les trypan. disparaissent des ganglions. 5, orpiment 0,12. 7, atoxyl 0,50. 9, orpiment 0,18. 11, atoxyl 0,50. 13, orpiment 0,24. 15, atoxyl 0,50. 17, orpiment 0,30. 13 jours de repos. 30, atoxyl 0,50. 1er septembre, orpiment 0,12. 3, atoxyl 0,50. 5, orpiment 0,18. 7, atoxyl 0,50. 9, orpiment 0,24. 11 atoxyl 0,50. 14, orpiment 0,30. 16, atoxyl 0,50. 18, orpiment 0,30.

30 octobre, saignée de 20 cmc. inoculés à *C. ruber*, qui ne s'infecte pas. 28 novembre, sang, avec 0 trypan. à l'examen microscopique direct, A. G. forte. 1er décembre, saignée de 20 cmc. inoculés à *C. ruber*, qui s'infecte le 24.

28, atoxyl 0,50. 29-30-31, orpiment, 0,20, 0,40, 0,60. 2 janvier 1909, atoxyl 0,50. 3-4-5, orpiment 0,80, 1 gr., 1,20. 6 atoxyl, 1,50. coliques. 7-8-9, orpiment 1,40, 1,60, 1,80. 6 atoxyl 0,50. 12-13-16, orpiment 2 gr., 2 gr., et 1 gr. Un peu de diarrhée du 14 au 16 ; léger tremblement des mains, à l'occasion des mouvements volontaires. 19, atoxyl 0,50. 20-21-22, orpiment 0,50, 1,70, 1,90. 8 jours de repos. 30, atoxyl 0,50. 31-1er-2 février, orpiment, 0,30, 0,40 0,60. 3, atoxyl 0,50, : 4-5-6, orpiment 0,80 ; 1 gr., 1,20. 7, atoxyl 0,50. 8-9-10, orpiment 1,20, 1,20, 1,40. 11, atoxyl 0,50. 12, le tremblement des mains a presque complètement disparu. 12-13-15, orpiment 1,60, 1,70, 1,80. 20, atoxyl 1 gr., coliques. 13 avril-13 mai-12 juin, saignée de 60 cc. inoculés à *C. ruber*, qui ne s'infecte pas. 12 juillet, ponction lombaire, liquide céphalo-rachidien clair avec leucocytes en quantité normale et 0 trypan., inoculé à *C. ruber*, qui s'infecte le 19.

2-4-11 août, émétique A, (1) 0,10, 0,15, 0,20. 7 septembre, ponction lombaire ; liquide céphalo-rachidien clair avec leucocytes en quantité normale et 0 trypan. inoculé à *C. ruber*, qui s'infecte le 24.

S'enfuit le 30 septembre.

Observation n° 4. — Assan. Sen. enfant de 3 ans environ, originaire de Guélembam, où il a contracté la trypanosomiase. Serait malade depuis un mois. Les premiers symptômes observés par les parents auraient été des coliques intermittentes avec diarrhée, vomissements et hypnose très prononcée. L'hypertrophie des ganglions cervicaux remonterait à 3 mois. Amaigrissement notable depuis cette époque. L'état général est cependant satisfaisant. Pas de troubles moteurs. Une attaque épileptoïde datant de 8 jours. Un ganglion cervical comme un haricot à gauche, ganglions cervicaux comme des petits pois, nombreux des deux côtés avec trypan. rares. Sang. avec 0. trypan. A. G. notable.

1er août, atoxyl 0,25. 2-4-5, orpiment 0,10, 0,15, 0,20. 6, atoxyl 0,25. 7-9-10, orpiment 0,30, 0,40, 0,50. 11, atoxyl 0,25. 12-13-14, orpiment 0,60; hypnose toujours prononcée. 16, atoxyl 0,25 ; vomissements. 20-21-23, orpiment 0,30, 0,40, 0,50. 24, atoxyl 0,25. 25-26-27, orpiment 0,60 ; l'hypnose a disparu. Diarrhée dysentériforme. 8 jours de repos. 6 septembre, atoxyl 0,25. 7, est emmené par ses parents sur notre refus de conserver au village le grand-père, qui est atteint de lèpre.

11 février, l'enfant nous est ramené. Hypnose très prononcée. Mouvements choréïformes généralisés. Etat général très mauvais, pas de ganglions cervicaux ponctionnables. 12-14-16, atoxyl 0,25. Décédé le 17 à 2 heures de l'après-midi.

Observation n° 5. — Momar Faye II, enfant de 10 ans environ, originaire de Dara (Diander). Malade depuis l'année dernière, affection ayant débuté simultanément par de la fièvre, de la céphalalgie, de l'hypnose et de l'hypertrophie des ganglions cervicaux. A subi l'avulsion des ganglions cervicaux. Prurit datant du début de la maladie, lésions cutanées de grattage, mais pas d'éruption à caractère déterminé. Pas d'amaigrissement ni de troubles moteurs. Etat général bon. L'hypnose est cependant très prononcée. Les ganglions cervicaux ayant été enlevés, il n'en reste pas de palpables, mais on trouve des 2 côtés des ganglions sus-claviculaires comme de gros haricots avec trypan. non rares. Sang. avec 0. trypan. à l'examen direct. A. G. notable.

(1) Emétique d'Aniline.

17 mai, atoxyl 0,50. 18, orpiment 0,15. 20-21, orpiment 0,20, 0,30. 22, atoxyl 0,50, 24, orpiment 0,40. 25, atoxyl 0,50. 26-29-31-1er juin, orpiment 0,50, 0,60, 0,70, 0,80. Du 2 au 8 juin, météorisme abdominal, repos. 9, atoxyl 0,50. 11-12-14, orpiment 0,15, 0,20, 0,30. 15, atoxyl 0,50. 16-17-18, orpiment 0,40, 0,50, 0,60. 19, atoxyl 0,50. 21-22-23, orpiment 0,70, 0,80, 0,50. 24, atoxyl 0,50. 25-26-28, orpiment 0,60, 0,70, 0,80. 29, l'hypnose a disparu ; atoxyl 0,50. 30-1er-2-3 juillet, orpiment 0,50, 0,60, 0,70, 0,80. 5, atoxyl 0,50, 6-7-8, orpiment 0,90. 9, atoxyl 0,50. 10-12-13, orpiment 1 gr. 8 jours de repos ; taches pigmentaires du cou analogues au collier de Vénus, s'étendant plus tard au tronc jusqu'à l'ombilic. 21, atoxyl 0,50. 22, toux spasmodique avec un peu d'œdème du poumon à droite. 26, 2-3 août, orpiment 0,30, 0,30, 0,40. Les symptômes pulmonaires ont disparu. Hypnose de nouveau. 4, atoxyl 0,50. 5-6-7, orpiment 0,50, 0,60, 0,70. 9, atoxyl 0,50. 10-11-12, orpiment 0,80, 0,90, 0,90. 13, atoxyl 0,50. 14-16-17, orpiment 0,90, 18, atoxyl 0,50 19-20-21, orpiment 0,90 ; l'éruption pigmentaire a disparu. — 13 octobre, saignée et centrifugation, trypan. très rares. S'enfuit le 15 octobre.

Observation n° 6. — Mahmoud Sangaré, enfant de 12 ans environ, originaire de Guelembam (Delta du Sénégal). Présenterait de l'hypnose avec douleurs généralisées depuis 5 mois; il aurait eu des accès fébriles auparavant. On ne peut avoir aucun autre renseignement précis, ni sur la date approximative de l'hypertrophie des ganglions cervicaux, ni sur aucun autre symptôme. Actuellement, le petit malade a l'aspect tout à fait abruti, l'hypnose est très accentuée. Œdème généralisé. Tremblement intentionnel, pas de troubles de la locomotion. Ganglions cervicaux, mous et peu nombreux, de la grosseur de petits haricots des deux côtés avec trypan. très rares. 12 juillet, saignée de 60 cmc. inoculés à *C. ruber*, qui s'infecte le 9 août.

13 juillet, atoxyl 0,50. 15-16-17, orpiment 0,20, 0,30, 0,40. 19, atoxyl 0,50. 20-21-22, orpiment 0,50, 0,60, 0,70. 23, atoxyl 0,50. 24-26-27, orpiment 0,80, 0,90, 1 gr. 28, atoxyl 0,50. 29-30, un peu de diarrhée, malade cependant en bien meilleur état, quoique l'hypnose soit encore prononcée. 31-2-3 août, orpiment 0,50, 0,60, 0,70. 4, atoxyl 0,50. 5-6-7, orpiment 0,80, 0,90, 0,90. 8 jours de repos, l'hypnose persiste quoique moins accentuée. 14 août, atoxyl 0,50. 16-17-18, orpiment 0,30, 0,40, 0,50. 19, atoxyl 0,50. 20-21-23, orpiment 0,60, 0,70, 0,80. 24, atoxyl 0,50. 25-26-27, orpiment 0,90. 28, atoxyl 0,50. 30-31, orpiment 0,90, 1 gr. 1er septembre, orpiment 0,90. 2, atoxyl 0,50. 3-4, orpiment 1 gr. 6, atoxyl 0,50; l'hypnose a disparu. 8 jours de repos. 14, atoxyl 0,50. 15-16-17, orpiment 0,30, 0,40, 0,50. 18, atoxyl 0,50. 20-21-22, orpiment 0,60, 0,70, 0,80. 23, atoxyl 0,50. 24-25-27, orpiment 0,90, 1 gr. 1 gr. 28, atoxyl 0,50. 29-30, orpiment 1 gr. 1er octobre, atoxyl 0,50. 2-4-6, orpiment 1 gr. 8 novembre, 8 décembre, 9 janvier, 9 février, saignée de 0,60 cmc. inoculés à *C. ruber*, qui ne s'infecte pas. A partir du 27 décembre, on constate une très légère somnolence avec tremblement fibrillaire des lèvres et de la langue . 10 février, ponction lombaire ; liquide céphalo-rachidien transparent avec leucocytes en quantité normale et trypan. très rares.

11-14-16, atoxyl 0,50, 0,75, 1 gr. 17, coliques. 12 au 17 mars, rougeole. 23 mars, 22 avril, saignée de 60 cmc. inoculés à *C. ruber*, qui ne s'infecte pas. 24 mars, ponction lombaire; liquide céphalo-rachidien clair avec leucocytes en quantité normale et 0. trypan. 28 juillet-6 septembre-11 octobre. Saignée et centrifugation 0 trypan. 19 octobre. Ponction lombaire et centrifugation, 0. trypan. Etat général très bon, aucun symptôme clinique depuis la fin de son traitement. Sang et liquide céphalo-rachidien désinfecté depuis 7 mois. Considéré comme guéri.

Observation n° 7. — Soda Diop. Enfant de 10 ans environ, originaire de Dara (Diander). Malade depuis 2 ans, affection ayant débuté par de la fièvre et de la céphalalgie. L'hypertrophie des ganglions cervicaux a immédiatement succédé. Pas d'hypnose ni de troubles moteurs. Conjonctivite double avec kératite diffuse légère. Eruption de petites vésicules analogues à du zona sur les épaules. Etat général médiocre, un peu d'amaigrissement. Ganglions cervicaux mous, petits comme des pois à gauche, avec trypan. non rares. Un ganglion cervical dur, gros comme une amande, à droite, avec 0 trypan.

17 mai 1909, atoxyl 0,50. 18-20-21, orpiment 0,15, 0,20, 0,30. 22, atoxyl 0,50. 24-25-26, orpiment 0,40, 0,50, 0,60. 22, atoxyl 0,50. 24-25-26, orpiment 0,40, 0,50, 0,60. 28, atoxyl 0,50. 29-31-1er juin, orpiment 0,70, 0,80, 0,90. 2, atoxyl 0,50. 3-4-5, orpiment 0,50, 0,60, 0,70. 7, atoxyl 0,50. 8-9-10, orpiment 0,60, 0,70, 0,80. 8 jours de repos. 18, atoxyl 0,50. 19-21-22, orpiment 0,20, 0,30, 0,40. 23, atoxyl 0,50. 24-25-26, orpiment 0,50, 0,60, 0,70. 28, atoxyl 0,50. 29-30,-1er juillet, orpiment 0,80, 0,80, 0,50. 2, atoxyl 0,50. 3-5-6, orpiment 0,60, 0,70, 0,80. 7, atoxyl 0,50. 8-9-10, orpiment 0,90, 0,90, 1 gr. 8 jours de repos. 17, accès paludéen, parasite de fièvre tropicale ; quinine. 20, atoxyl 0,50. 21-22-23, orpiment 0,20, 0,30, 0,40. 24, atoxyl 0,50. 26-27-28, orpiment 0,50, 0,60, 0,70. 29, atoxyl 0,50. 30-31-2 août, orpiment 0,80, 0,90, 1 gr. 3, atoxyl 0,50. 4-7, orpiment 1 gr. 0,50. 9 atoxyl 0,50. 10-11-12, orpiment 0,60, 0,70, 0,80. — S'enfuit le 20 septembre avant d'avoir pu être vérifiée.

Observation n° 8. — Cl. R., enfant européenne de 11 ans. A séjourné 3 ans à Nianing. A présenté pendant l'hivernage 1906, et dans cette localité, un accès fébrile qui a duré 8 jours et a été accompagné de vomissements. Depuis cette époque, l'enfant est devenue morose, elle est peu en trainet ne s'amuse plus aux jeux de son âge. Elle a passé 2 ans en France, ayant quelquefois des accès de fièvre et restant malingre ; le médecin consulté a incriminé la croissance et prescrit du sirop iodotannique. L'hypertrophie des ganglions cervicaux remonterait seulement au mois de janvier dernier, les parents s'en seraient aperçus à bord du paquebot qui les ramenait de France à Saint-Louis. L'enfant aurait eu fréquemment des éruptions érythémateuses ; une plaque rouge, siégeant au bras, aurait persisté pendant plusieurs semaines. Pas de troubles moteurs, état général bon quoiqu'on note un peu d'amaigrissement et un peu de rhume avec ozène. Hypnose. (Siestes durant toute la journée.)

Ganglions cervicaux nombreux et de la taille de gros haricots des deux côtés avec trypan. rares. Sang. avec o trypan. à l'examen microscopique direct. A. G. notable.

8 juillet, fièvre. Temp. 39°9. Contractions fibrillaires des muscles de la face. Un peu de délire la nuit précédente. 9, Temp. 38°9-38°5. 10, Temp. 37°8, 36°8, atoxyl 0,50. 12-13 14, orpiment 0,05, 0,10, 0,15. 16, l'enfant va mieux ; la mère dit qu'elle reprend sa gaîté et s'endort moins après les repas, atoxyl 0,50. 17-18-19, orpiment 0,20, 0,30, 0,40. 20, atoxyl 0,50. 21-22-23, orpiment 0,50, 0,60, 0,70. 26, atoxyl 0,50. 27-28-29, orpiment 0,80, 0,90, 1 gr.. 30, atoxyl 0,50. 31, 1er-2 août, orpiment 1 gr. 8 jours de repos. 11, atoxyl 0,50. 12-13-14, orpiment 0,30, 0,40, 0,50. 16, atoxyl 0,50. 17-18-19, orpiment 0,60, 0,70, 0,80. 20, atoxyl 0,50. 21-22-23, orpiment 0,90, 1 gr. 1 gr. Est envoyée à l'Institut Pasteur, à Paris.

Du 1er septembre 1909 au 1er mai 1910, reçoit,tous les 5 jours, une injection de 0,50 d'atoxyl. 10 juin 1910, saignée et centrifugation; o, trypan. 11, saignée de 40 cmc. inculés à *C. ruber*, qui ne s'infecte pas. 10 juillet, saignée et centrifugation; o trypan. 27 août, tremblement accentué des membres supérieurs et de la langue. Hypnose, s'endort après les repas. Saignée et centrifugation ; o trypan. 28, ponction lombaire, liquide céphalo-rachidien clair et transparent avec leucocytes rares et trypan. non rares. Rechute, probablement purement méningée.

Observation n° 9. — Bacou Baselli, homme de 32 ans environ. Evacué de l'hôpital de Gorée avec la note suivante : supposé atteint de maladie du sommeil, est dirigé sur le village de ségrégation de Saint-Louis. Le malade arrive dans un état de surexcitation très grand; on est obligé de l'extraire de sous une banquette de chemin de fer et on doit le transporter sur un brancard jusqu'au village de ségrégation, où il est mis à l'infirmerie.

C'est un indigène assez lettré, parlant bien français, mais présentant de l'embarras du langage et émettant pendant plusieurs minutes des sons inarticulés après avoir parlé quelques instants, comme s'il était fatigué. Pas de délire, mais un peu de confusion mentale. Le malade nous dit cependant qu'il a séjourné 15 ans au Congo belge, il paraît connaître aussi Brazzaville, mais il nous est impossible de savoir s'il a déjà été traité pour trypanosomiase dans ces colonies. Il serait resté 3 mois à l'hôpital de Gorée. Légère hypnose. Démarche difficile, le malade ne se tient sur ses jambes que soutenu par les épaules de chaque côté. Tremblement des mains à l'occasion des mouvements volontaires, assez accentué pour qu'on soit obligé de le faire manger. Etat général grave.

Ganglions cervicaux à peine gros comme des lentilles et tellement peu accessibles qu'ils ne peuvent être pincés entre deux doigts ; on parvient cependant à ponctionner un ganglion sus-claviculaire à droite, en piquant directement dessus et perpendiculairement à la peau pendant que deux doigts, placés à plat de chaque côté, le maintiennent profondément en place. Il renferme des trypan. rares.

12 novembre, atoxyl 0,50. 13, orpiment 0,12. 14, le malade va mieux;

sa conversation est toujours peu intelligible, mais il se sert de ses mains et peut manger seul. Atoxyl 0,50. 15, orpiment 0,18. 16, atoxyl 0,50. légère crise d'excitation. 17-18, orpiment 0,30, 0,35. 19, atoxyl 0,50. 20-21, le malade déraisonne de plus en plus, on ne peut plus le tenir habillé; orpiment 0,45, 0,50. 27, atoxyl 0,50. 23, état général très mauvais. Coprophagie. Décédé le 26.

Observation n° 10. — M'Baga, sujet congolais, 17 ans environ. Ramené du Congo comme garçon par un fonctionnaire. Entré à l'hôpital de Gorée, où il a séjourné 22 jours avant d'être dirigé sur le village de ségrégation. Arrivé dans un état d'hébétude rendant tout interrogatoire impossible. Hypnose marquée. Paraplégie des membres inférieurs, la station debout et la marche ne sont possibles que si le malade est soutenu par un autre indigène. Ganglions cervicaux et sus-claviculaires comme de petits haricots avec trypan. non rares. Sang. avec 0 trypan. à l'examen microscopique direct A. G. forte.

27 avril. atoxyl 0,50. 28, orpiment 0,15. 29, vomissements. 30, atoxyl 0,50. 5 mai, orpiment 0,20. 7, atoxyl 0,50. 8, orpiment, 0,30. 10, atoxyl 0,50. 11-12, orpiment 0,40-0 50. 14, atoxyl 0,50. 15-17, orpiment 0,60, 0,70. 19, atoxyl 0,50. 21-22, orpiment 0,80, 0,90. 8 jours de repos. 25, dysenterie, état général cependant meilleur, pilules de Segond. 3 juin, amaigrissement, cachexie, atoxyl 0,75. 4, orpiment 0,15. Décédé à 9 heures 30 du soir.

Observation n° 11. — Bala-Diallo, homme de 35 ans, né aux environs de Bamako (Soudan). Depuis 4 ans à Nianing, où il serait resté longtemps sans être malade. La trypanosomiase aurait débuté il y a six mois par de l'œdème généralisé. Le malade aurait présenté depuis un mois des accès de fièvre continuels. Il est fatigué, la station debout ne peut être conservée longtemps. Pas de troubles moteurs. Un peu de tremblement à l'occasion des mouvements volontaires. Intelligence conservée. Hypnose très prononcée depuis un mois. Opacité du segment inférieur de la cornée des côtés, plus marquée à gauche. L'hypertrophie des ganglions serait contemporaine des premiers accidents et remonterait à 4 mois.

Ganglions cervicaux et sus-claviculaires nombreux, gros comme des petits pois à gauche. A droite, un ganglion cervical postérieur comme une amande, situé à la limite du cuir chevelu, et un ganglion sus-claviculaire gros comme un haricot avec trypan. nombreux. Sang. avec trypan. rares à l'examen microscopique direct A. G. très légère.

21-22-23-24 janvier, trypan. non rares à l'examen microscopique direct du sang; orpiment 0,16, 0,25, 0,40, 0,60. 25, sang avec 0 trypan. à l'examen microscopique direct A. G. forte; orpiment 0,80. 26-27, diarrhée. 28-29-30, orpiment 0,80, 1 gr., 1 gr. 20. Du 31 au 3 février, diarrhée. 4, atoxyl 0,50. 5, orpiment 1 gr. 6, diarrhée. 7, atoxyl 0,5 0. 8-9, diarrhée. 10, orpiment 0,70. 11-12, diarrhée. 13, atoxyl 0,50. 16-17-18-19-20, orpiment 0,50, 0,60, 0,70, 0,80, 0,90. 23, atoxyl 1 gr. 24-25-26-27, orpiment 0,90, 1 gr., 1,10, 1,20. 2 mars, atoxyl 1 gr. 8 jours de repos. 6, hypnose marquée. Du 9 au 22, dysenterie, pilules de Segond. 23, crise épileptoïde ; atoxyl 0,50. 24, amélioration de l'état dysentérique à la suite de l'injection d'atoxyl. 29, atoxyl 0,50. 1er juin, atoxyl 0,50. Il subsiste un peu de diarrhée qui dure jusqu'à la mort. 3, orpiment 0,15. 5-14-19-24-26, atoxyl 0,50. 1-2-3, orpiment 0,15, 0,20, 0,30. 5, atoxyl 0,50. 6-7-8, orpiment 0,40, 0,50, 0,60. 9, diarrhée. 13, atoxyl 0.50. 14, état général très mauvais ; cachexie. Décédé le 16 juillet.

Observation n° 12. — Bala Diop, femme de 22 ans environ, originaire de la Saou (Niayes). L'affection aurait débuté il y a 4 ans par des accès de fièvre accompagnés de céphalalgie et de douleurs abdominales. Au début de cette année une attaque épileptiforme. L'hypertrophie ganglionnaire remonterait à la même époque, il est probable qu'elle est beaucoup plus ancienne et qu'il s'est produit plusieurs poussées. Douleur musculaire profonde. Légère hypnose. Confusion mentale. Amaigrissement notable depuis un an. Règles supprimées depuis 5 mois. Rate un peu augmentée de volume.

Un ganglion comme un haricot à l'angle de la mâchoire à gauche. Une chaîne de ganglions sus-claviculaires plus gros du même côté, avec trypan. non rares. A droite, ganglions sus-claviculaires comme des pois, un petit ganglion comme une lentille derrière l'oreille droite. Ganglions sous-maxillaires comme des haricots, plus gros que des haricots dans l'aisselle gauche, atteignant presque la grosseur d'une noisette dans l'aisselle droite, comme des haricots dans la région inguinale.

11 novembre, orpiment 0,30 d'emblée ; du 12 au 15, vomissements et diarrhée. 16, atoxyl 0,50. 17-18, orpiment 0,20, 0,30. 19, atoxyl 0,50. 20-21, orpiment 0,40, 0,50. 22, atoxyl 0,50. 23-24-25, orpiment 0,60, 0,70, 0,80. 26, atoxyl 0,50. 28-29-30, orpiment 0,90, 1 gr., 1,20. 1er décembre, atoxyl 0,50. 3-4-5, orpiment 1,40, 1,60, 1,80. Hallucinations de la vue et de l'ouïe. 8 jours de repos. 12, atoxyl 0,50. 13-14-15, orpiment 0,30, 0,50, 0,70. 16, atoxyl 0,50. 17-18-19, orpiment 0,90, 1,10, 1,30. 20, atoxyl 0,50. du 21 au 27, selles dysentériques, pilules de Segond. 28-29-30, orpiment 1 gr. 31, atoxyl 0,50. 2-3-4, janvier 1909, orpiment 1 gr., 1,20, 1,40. 5, atoxyl 0,50. 6-7-8-9, orpiment 1,60, 1,80, 1,90, 2 gr. 22, crise d'excitation, noctambulisme. 14 février, crises épileptoïdes, convulsions cloniques, raideur du rachis, suppression de la parole, hémorrhagie cérébrale probable. 15, atoxyl 0,75. 18, atoxyl 0,75. Etat général un peu meilleur. 23, décédée.

Observation n° 13. — Mademba Thioume, enfant de 13 ans, originaire de Saou (Niayes). Pas de renseignements sur le début de l'affection. Mauvais état général, amaigrissement notable. Réflexe rotulien normal. Pas d'hypnose ni de troubles moteurs. 10 avril-14 juin, ganglions cervicaux gros comme des haricots des deux côtés, avec trypan. non rares. Sang. 0 trypan. A.G. légère.

16-17-20, orpiment 0,06, 0,12, 0,18. 21, même état ganglionnaire avec trypan. très rares ; 23-26-29-2 juillet, orpiment 0,24, 0,30, 0,30 ; les trypan. ont disparu des ganglions. 8 jours de repos. 10-13-16-19-22, orpiment 0,06, 0,12, 0,18, 0,24, 0,30. 24, un nouveau ganglion sus-claviculaire comme un haricot avec trypan. non rares à gauche. 30, atoxyl

0,50. 1er août, orpiment 0,06. 3, atoxyl 0,50. 5, léger œdème de la face et de la partie antérieure des tibias ; subictère des conjonctives, diarrhée. 8, les œdèmes ont disparu ainsi que l'ictère. Du 20 au 31, diarrhée dysentériforme, lait, ipéca, laudanum. 7 septembre, 28 octobre, saignée de 60 cmc. inoculés à *C. ruber*, qui ne s'infecte pas. 11 novembre, céphalalgie, tristesse et abattement, cachexie. Ponction lombaire. Liquide céphalo-rachidien clair avec leucocytes en quantité normale et 0 trypan., inoculé à *C. ruber*, qui ne s'infecte pas.

12, atoxyl 0,50. 14, orpiment 0,12. 15, atoxyl 0,50. 17-18, orpiment 0,20, 0,30. 19, atoxyl 0,50. 20-21, orpiment 0,35, 0,45. 22, atoxyl 0,50. 23-24-25, orpiment 0,55, 0,65, 0,75. 26 atoxyl 0,50. 27, orpiment 0,55. 28, un peu d'œdème de la face. Malade fatigué, douleur épigastrique, fièvre, toux légère. Repos.

Du 1er au 26 décembre, poudre de quinquina 1 gr. L'état général se relève sous l'influence du traitement. 27, l'enfant tombe au milieu de ses jeux en proie à une crise épileptoïde, il reste 48 heures dans un coma coupé de contractions cloniques (status epilepticus). Temp. 39°5. 29-30, le malade un peu réveillé présente du subdélire; Temp. 37°5. 30, atoxyl 0,50. 31-1er janvier 1909, le délire est tombé, le petit malade commence à se tenir sur ses jambes, il se plaint d'une violente céphalalgie. Du 4 au 6, un peu de confusion mentale, loquacité exagérée. 4, émétique de K 0,10. 6, atoxyl 0,50. 8, émétique 0,10. 10, état général meilleur ; atoxyl 0,50. 13, émétique 0,10. 15, tremblement très accentué, symptômes spasmodiques analogues à ceux de la rage. Le malade présente du spasme du pharynx, lorsqu'il veut avaler un peu d'eau. En passant un peu de sublimé sur l'abdomen pour faire une injection, on obtient une déformation du ventre, correspondant à la contraction spéciale d'une portion seulement des muscles sous-jacents, le grand droit et le grand oblique du même côté ne sont contractés que sur une étendue égale à la surface de la main. Décédé le 16 janvier.

Observation n° 14. — Bougouma N'Diaye, fillette de 12 ans, originaire de Saou (Niayes). Vue dans son village le 10 avril 1908. Petits ganglions cervicaux des deux côtés, un ganglion post-auriculaire à gauche gros comme un haricot, avec trypan. rares. Ganglions sous-maxillaires comme des noisettes sans trypan. Hypnose légère. Le 10 juin entre au village de ségrégation. Il n'y a plus de ganglions ponctionnables. Etat général mauvais, amaigrissement, cachexie. Tremblement généralisé. Noctambulisme, confusion mentale et agitation délirante. Chante pendant une partie de la nuit. Sang, avec 0 trypan. à l'examen microscopique direct. A.G. Légère.

14 juin, orpiment 0,06. 16, atoxyl 0,50. 18, orpiment 0,12. 20, atoxyl 0,50. 22, orpiment 0,18. 24, atoxyl 50,0. 26, orpiment 0,24. 28, atoxyl 0,50. 30, orpiment 0,30. 2 juillet, orpiment 0,06. Les troubles psychiques ont disparu, l'état général s'est aussi un peu amélioré. 8 jours de repos. 10, saignée de 20 cmc. inoculés à *C. ruber* qui ne s'infecte pas ; atoxyl 0,50. 12, orpiment 0,06. 14, atoxyl 0,50. 16, orpiment 0,12. 18, atoxyl 0,50. 20, orpiment 0,18. Eruption vésiculeuse semblable à du zôna, localisée à la région cervicale et sus-clavi-

culaire gauche. Dans les vésicules, on trouve un liquide clair, renfermant quelques hématies, quelques rares leucocytes et o trypan. 22, atoxyl 0,50. 24, orpiment 0,24. 26, atoxyl 0,50. 28, orpiment 0,30. 27 août, 2 octobre, saignée de 20 cmc. inoculés à *C. ruber*, qui ne s'infecte pas. 4, état subfébrile, hypnose tous les soirs de 5 à 7 heures; tremblement très accentué à l'occasion des mouvements volontaires, raideur des jambes. Une crise épileptoïde le 6 et le 7.

6, atoxyl 0,50. 8, atoxyl 0,50. 10, orpiment 0,12. 12, atoxyl 0,50. 14, orpiment 0,18. 16, le tremblement a diminué, il existe encore un peu de raideur des jambes, mais les attaques épileptoïdes ne se sont pas reproduites; atoxyl 0,50; 19, orpiment 0,24. 21, atoxyl 0,50. 23, orpiment 0,30. 26, atoxyl 0,50. 28, orpiment 0,30. 2 novembre, état général bien meilleur, l'enfant a légèrement engraissé, les symptômes nerveux se sont amendés. 5, tremblement et raideur des jambes plus accentués, atoxyl 0,50. 7, orpiment 0,12. 9, atoxyl 0,50. 12, orpiment 0,18. 14, atoxyl 0,50. 16, orpiment 0,24. 18, atoxyl 0,50. 20, orpiment 0,35. 22, atoxyl, 0,50. 23-24-25, orpiment 0,45, 0,50, 0,55. 29, la vue s'affaiblit beaucoup, acuité visuelle très diminuée à gauche, amaurose à droite. 9 décembre, la vue est complètement perdue, quoique la malade y voie encore suffisamment pour se diriger. 6 janvier, ponction lombaire, liquide céphalo-rachidien clair avec leucocytes en quantité normale et o trypan. 22 mai, l'état général est assez satisfaisant, la marche est presque normale. 29 avril, la petite malade ne peut presque plus marcher, le tremblement a beaucoup augmenté, état général tout à fait mauvais, atoxyl 0,50. 30, orpiment 0,20. 3 mai, atoxyl 0,50. 5, orpiment 0,30. 7, atoxyl 0,50. 8, un peu de délire à forme triste, orpiment 0,40. 10, atoxyl 0,50. 11, orpiment 0,50. 13, atoxyl 0,50. 17, orpiment 0,60. 8 jours de repos. 25, atoxyl 0,50. 26, orpiment 0,20. Diarrhée du 27 au 30. 1er-2 juin, orpiment 0,30, 0,40. 3, atoxyl 0,50. 4-5, orpiment 0,50, 0,60. 7-8 diarrhée. 9, atoxyl 0,50. 11-14, orpiment 0,30, 0,50. Du 15 au 24, état général mauvais, cachexie et diarrhée. Décédée le 25.

Observation n° 15. — Makero Fall, homme de 30 ans environ, originaire de Kelle (Cayor). Venu à Nianing dans son enfance, y est resté depuis. Maladie ayant débuté par de la fièvre et de la courbature pendant l'hivernage dernier, c'est-à-dire il y a environ 8 mois. L'hypertrophie des ganglions cervicaux a immédiatement suivi l'apparition des premiers symptômes. 29 mars. 20 juin 1908, aspect général satisfaisant, pas d'hypnose ni de troubles moteurs. Réflexe rotulien aboli. Tremblement fibrillaire de la langue. Troubles psychiques, délire de la persécution, avec crises d'excitation. Le malade a tiré dernièrement des coups de révolver dans le village, soi-disant pour se défendre. Ganglions cervicaux nombreux et volumineux, gros comme des fèves à gauche, plus petits à droite. Une chaîne de ganglions carotidiens gros comme de gros pois des deux côtés, un ganglion sous-maxillaire à gauche. Trypan. très rares dans les ganglions cervicaux. Sang avec o trypan. à l'examen microscopique direct. A. G. forte. Diminution très apparente du nombre des hématies, anémie intense.

22 juin, orpiment 0,06. 24, atoxyl 0,50. 26, hallucinations, visuelles

et auditives, orpiment 0,12. 28, atoxyl 0,50. 30, orpiment 0,21. 2 juillet, atoxyl 0,50, coliques. 4, 0 trypan. dans les ganglions. Les troubles psychiques ont disparu. 6, atoxyl 0,50. 8, orpiment 0,30. 10, atoxyl 0,50. 12, orpiment 0,39. 8 jours de repos. 20, atoxyl 0,50. 22 orpiment 0,06. 24, atoxyl 0,50. 26, orpiment 0,12. 28, atoxyl 0,50. 30, orpiment 0,21. 1er août, atoxyl 0,50. 3, coliques avec diarrhée sanglante, œdème des tibias, ictère. 8, l'œdème remonte jusqu'à mi-cuisse. 14, l'œdème des jambes a presque complètement disparu. Ictère très intense. Du 17 au 20, diplopie. 3 septembre, l'ictère a beaucoup diminué. 1er octobre, l'ictère et l'œdème des jambes ont complètement disparu, état général excellent. 3 septembre, 1er octobre, 5 novembre, 5 décembre, 7 janvier, saignée de 20 cmc. inoculés à *C. ruber*, qui ne s'infecte pas. 1er mai, hypnose très accentuée de nouveau. Le malade refuse la ponction lombaire. 14 avril, saignée de 60 cmc. inoculés à *C. ruber*, qui ne s'infecte pas. 3 juin, ponction lombaire, liquide céphalo-rachidien clair avec leucocytes en quantité normale et trypan. très rares.

4 juin, atoxyl 1 gr. 5, orpiment 0,20. 7, émétique de K. 0,10, injection préventive avec 0,25 de caféine. 8, orpiment 0,30. 9-10, fièvre, temp. 38°5 et 38°. 14 atoxyl 2 gr. Du 16 au 21, quelques faux-pas du cœur, asthénie, légère asystolie, digitale. 24, le malade se plaint de n'y voir plus clair. 10 juillet, cécité complète. 6 septembre, marasme, crises épileptoïdes, atoxyl 0,50. Décédé le 8 septembre.

Observation n° 16. — Fatimata Dieng, fillette de 16 ans environ, originaire de Saou (Niayes). N'a guère manifesté que de l'hypnose, dont le début remonterait à 3 mois. Aurait cependant observé auparavant des accès de fièvre, accompagnés d'une légère décoloration de la peau (taches érythémateuses ?). 25 juillet 1908, ne présente pas de ganglions ponctionnables. Les yeux sont vagues, la démarche mal assurée, sans qu'il y ait cependant de troubles de la locomotion. Hypnose prononcée, Bronchite et fièvre. Craquements humides au sommet gauche en arrière, pas de bacilles de Koch dans les crachats. Saignée de 20 cmc. inoculés à *C. ruber*, qui ne s'infecte pas.

26, atoxyl 0,50. 27, orpiment 0,06. 31, atoxyl 0,50. 1er août, les signes sthéthoscopiques ont disparu au sommet gauche, orpiment 0,12. 3, léger œdème prétibial, atoxyl 0,50. 5, orpiment 0,18. 7, atoxyl 0,50. 8, subictère, œdème prononcé des jambes. 9, orpiment 0,24. 11, atoxyl 0,50. 12, l'œdème des jambes a disparu. 13, orpiment 0,30. 8 jours de repos. 30, atoxyl 0,50. 1er septembre, orpiment 0,12. 3, atoxyl 0,50. 5, orpiment 0,18. 7, atoxyl 0,50. 9, orpiment 0,24. 11, atoxyl 0,50. 14, orpiment 0,30. 16, atoxyl 0,50. 18, orpiment 0,30. état satisfaisant. Du 12 au 14 novembre, céphalalgie tous les soirs. 15, attaque épileptoïde. 16, ponction lombaire, liquide céphalo-rachidien clair avec leucocytes rares et trypan. très rares, atoxyl 0,50. 17, léger tremblement des mains à l'occasion des mouvements volontaires, orpiment 0,30. 18, orpiment 0,30. 19, atoxyl 0,50. 20-21, orpiment 0,45, 0,55. 22, atoxyl 0,50. 23-24-25, orpiment 0,65, 0,75, 0,85. 26, atoxyl 0,50. 27-28-29, orpiment 0,90, 1,05, 1,15. 30, atoxyl 0,50. 1-2-3-4 décembre, orpiment 1,35, 1,55, 1,75, 1,95. 8 jours de repos. 12, atoxyl 0,50. 13-14-15, orpiment

0,30, 0,50, 0,70. 16, atoxyl 0,50. 17-18-19, orpiment 0,90, 1,10, 1,30. 20, atoxyl 0,50. 21-22-23, orpiment 1,50, 1,70, 1,90. 24, atoxyl 0,50. 28-29-30, orpiment 1 gr., 1,20, 1,40. 31, atoxyl 0,50. 2-3 janvier 1909, orpiment 1,60, 1,80. 14, amaigrissement, mauvais état général ; quinquina. 3 février, état général meilleur. 8, saignée de 40 cmc. inoculés à *C. ruber*, qui ne s'infecte pas. 9 mars, ponction lombaire, liquide céphalo-rachidien clair avec très peu de leucocytes et 0 trypan. injecté dans le péritoine de *C. ruber*, qui ne s'infecte pas. 22, une attaque épileptoïde, atoxyl 0,50. 26, 3 attaques épileptoïdes dans la matinée, atoxyl 0,50. Sa mère l'emmène dans son village, où elle meurt quelque temps après.

Observation n° 17. — Dombour Wade, femme de 30 ans environ, originaire de Saou (Niayes). Maladie ayant débuté par des accès de fièvre pendant l'hivernage dernier. Hypertrophie des ganglions cervicaux observée à la même époque. L'état général est d'autre part excellent, pas d'hypnose. La malade est enceinte de 3 mois environ. 10 avril-01 juin, ganglions cervicaux profonds, gros comme des amandes, avec trypan. non rares. Sang. avec 0 trypan. à l'examen microscopique direct. A. G. forte.

22 juin, orpiment 0,06. 24, atoxyl 0,50. 26, orpiment 0,12. 20, atoxyl 0,50. 30, orpiment 0,21. 2 juillet, atoxyl 0,50. 4, orpiment 0,30. 6, atoxyl 0,50. 8, orpiment 0,39. 10, atoxyl 0,50. 8 jours de repos. 12, fausse couche, expulsion d'un fœtus de 4 mois. 17, fièvre, température 39°5. Sang. avec 0 trypan. à l'examen direct. Diarrhée et coliques. Utérus encore un peu gros, mais col en bon état et fermé, pas de sensibilité à la pression. 18, diarrhée, température 39°5, pouls 110. 19, température 39°2, pouls 115. Vomissements marc de café se produisant après chaque ingestion de liquide. Délire. Ictère grave et atrophie jaune aiguë du foie par intoxication arsenicale chez une femme, dont le foie avait subi, par suite de son état de grossesse, un commencement de dégénérescence graisseuse. 20, décédée.

Observation n° 18. — Moussa Taraoré II, homme de 30 ans environ, originaire de Nianing. Affection ayant commencé au début de l'hivernage dernier par de la fièvre, durant 2 mois, anémie intense consécutive, le malade ne pouvait plus se tenir debout. Céphalalgie vespérale et sensation de froid le soir. Pas d'hypnose ni de troubles psychiques. L'hypertrophie des ganglions s'est montrée en même temps que la fièvre. Ganglions cervicaux et sus-claviculaires comme des gros haricots à gauche avec trypan. rares. Ganglions sus-claviculaires de la même grosseur à droite. Sang. avec 0 trypan. à l'examen direct. A. G. notable.

6, émétique de K. 0,10. 7-8, délire furieux, le malade se précipite sur ses camarades pour les frapper, il brise les portes. Atoxyl 0,50. On est obligé, par suite du manque de locaux suffisants, de l'évacuer sur l'hôpital civil, qui l'évacue lui-même sur l'asile d'aliénés de Marseille.

Observation n° 19. — Momar Lo, homme de 25 ans, originaire de Diander-Guedj (Diander), où il a contracté la trypanosomiase pendant l'hivernage de 1907. A présenté des accès de fièvre à cette époque ; ce sont les seuls symptômes dont il se soit aperçu. Examiné le 7 avril 1908 dans son village, présente des ganglions cervicaux gros comme des amandes à droite avec trypan. très rares. 14 juin, même état des ganglions cervicaux, trypan. très rares à droite, pas d'hypertrophie à gauche, ganglions sous-maxillaires volumineux des deux côtés. Opacité légère de la cornée à gauche. Pas d'hypnose ni de troubles moteurs. Etat général bon. Sang avec o. trypan. à l'examen direct. A. G. forte ; saignée de 20 cmc. injectés dans le péritoine de *C. ruber*, qui s'infecte le 22.

15 orpiment 0,06. 17, orpiment 0,12. 20. orpiment 0,21. 21, trypan. très rares dans les ganglions. 23, orpiment 0,30. 26, orpiment 0,30. 3 juillet, o trypan. dans les ganglions, qui ont notablement diminué de volume. A.G. = o. Saignée de 20 cmc. inoculés à *C. ruber*, qui s'infecte le 23. 8 jours de repos. 10, un seul ganglion gros comme un haricot subsiste à droite avec o trypan., orpiment 0,06. 13, orpiment 0,12. 16, orpiment, 0,21. 19, orpiment 0,30. 22, orpiment 0,30. 24, nouvelle poussée ganglionnaire à droite avec trypan, nombreux. 30, atoxyl 0,50. 1er août, orpiment 0,06. 3, atoxyl 0,50. 5, orpiment 0,12. 7, atoxyl 0,50. 9, orpiment 0,18. Les trypan. ont disparu des ganglions. 13, orpiment 0,24. 15, atoxyl 0,50. 17, orpiment 0,30. Du 20 au 25, légère bronchite des deux sommets, fièvre. o. trypan. à l'examen direct du sang. 30, atoxyl 0,50. 1er septembre, orpiment 0,12. 3, atoxyl 0,50. 5, orpiment 0,18. 7, atoxyl 0,50. 9, orpiment 0,24. 11, atoxyl 0,50. 14, orpiment 0,30. 16, atoxyl 0,50. 18, orpiment 0,30.

3 octobre, fièvre. 37°9, vomissements. trypan. très rares, à l'examen direct du sang ; orpiment 0,15. 4, température. 39°, trypan. très rares à l'examen direct du sang. 5, température 36°5, o. trypan. A. G. forte. 24, saignée de 20 cmc. inoculés à *C. ruber*, qui s'infecte le 21.

23, émétique de K 0,40 ; en pilules kératinisées en deux fois dans la journée ; vomissements et diarrhée. 26, atoxyl 0,50. 28, émétique K 0,20 ; en pilules kératinisées en deux fois dans la journée, bien supportées. 30, atoxyl 0,50. 2 novembre, émétique K 0,40 ; en 4 prises espacées de 3 heures, bien supportées. 4, atoxyl 0,50. 6, émétique K 0,50. 9, atoxyl 0,50. 11, émétique K 0,58 ; en pilules, vomissements dès les premières doses. 13, atoxyl 0,50. 16, émétique K 0,14 ; en pilules, vomissements toute la journée. 18, atoxyl 0,50. 20, émétique K 0,40, vomissements. 22, atoxyl 0,50. 24, émétique K 0,10 en injection intraveineuse. Eruption pigmentée lenticulaire du cou, analogue au collier de Vénus, qui s'étend pendant les mois suivants à la partie supérieure de la poitrine. 8 jours de repos. 3 décembre, atoxyl 0,50. 5, émétique K 0,10. 7, atoxyl 0,50. 9, émétique K 0,10. 11, atoxyl 0,50. 14, émétique K 0,10. 17, atoxyl 0,50. 19, émétique K 0,10. 27 janvier 1909-27 février, saignée de 40 cmc. inoculés à *C. ruber*, qui ne s'infecte pas. 29 mars, saignée de 60 cmc. inoculés à *C. ruber*, qui s'infecte le 13 avril. 2 avril, se plaint d'hypnose. 5, ponction lombaire ; liquide céphalo-rachidien transparent avec leucocytes en nombre normal et o trypan. injection de 12 cmc. à *C. ruber*, qui s'infecte le 15.

14, atoxyl 0,50. 15, orpiment 0,20. 16, émétique K 0,10. 17, orpiment 0,30. 19, orpiment 0,40. 20, orpiment 0,50. 21, atoxyl 0,50. 22, orpiment 0,60. 23, émétique K 0,10. 26, orpiment 0,70. 28, atoxyl 0,50. 29, orpiment 0,80. 30, émétique K 0,10. 3 mai, atoxyl 0,50. 4, orpiment 0,90. 5, émétique K 0,10. 7, orpiment 1 gr. 8, atoxyl 0,50. 10, orpiment 0,90. 11, émétique K 0,10. 13, diarrhée. 8 jours de repos. 21, diarrhée terminée; atoxyl 0,50. 22, orpiment 0,20. 24, émétique K 0,10. 26, orpiment 0,30. 28, atoxyl 0,50. 29, orpiment 0,40. 31, émétique K 0,10. 1er juin, orpiment 0,50. 2, orpiment 0,60. 4, atoxyl 0,50. 5, orpiment 0,70. 7, émétique K 0,10. 9, orpiment 0,80. 11, atoxyl 1 gr. 12, orpiment 0,90. 14, émétique K 0,10. 16, orpiment 1 gr. 18, atoxyl 1 gr. 19, orpiment 0,90. 21, émétique K 0,10. 23, orpiment 1 gr. 24 juillet-24 août, saignée de 60 cmc. inoculés à *C. ruber*, qui ne s'infecte pas ; le malade s'enfuit le 20 septembre et rentre le 9 octobre ; 10, saignée et centrifugation ; 0 trypan. 11 novembre, saignée de 60 cmc. inoculés à *C. ruber* qui ne s'infecte pas. 7 décembre, crise épileptoïde. Pouls lent à 56°, bulbe atteint.

8, saignée. 0 trypan. à la centrifugation ; ponction lombaire, liquide céphalo-rachidien transparent avec leucocytes en quantité normale et trypan. très rares; atoxyl 0,50. 9, pouls = 66 ; émétique A 0,10. 10, pouls = 56. 11, pouls = 50; émétique A 0,10. 13, pouls = 72 ; atoxyl 0,50. 14, pouls = 80 ; émétique A 0,13. 16, pouls = 70 ; émétique A 0,13. 17, vomissements. 18, atoxyl 0,50. 20-22, émétique A 0,10. 23, atoxyl 0,50. 24, émétique A 0,10. 27, pouls = 60 ; Céphalalgie, douleur épigastrique continuelle; pas d'albuminurie; émétique A 0,10. 28, atoxyl 0,50. 29-31, émétique A 0,10 ; pouls = 82 ; secousses électriques, état nauséeux continuel, vraisemblablement d'origine médullaire. 3 janvier, atoxyl 0,75; 5, atoxyl 1 gr. ; l'état général est devenu bien meilleur. 5 février, saignée et centrifugation avec 0 trypan. 8, ponction lombaire, liquide céphalo-rachidien avec 0 trypan. à la centrifugation ; le malade, en bon état part, en permission du 14 février au 16 mai. A son retour, le 17, saignée et centrifugation ; trypan. très rares ; on n'avait pas trouvé de trypan. dans son sang depuis le mois de mars de l'année précédente, c'est-à-dire depuis un an, et il ne présentait plus que de l'infection méningée pure. Il est possible qu'il ait subi une nouvelle infection sanguine au cours de sa permission.

Observation n° 20. — Momar Gueye, garçon de 18 ans, originaire de N'Gayène (Diander). Assure n'avoir jamais été malade. Pas d'hypnose ni de troubles moteurs. Réflexe rotulien très légèrement diminué. 5 avril, 16 juin 1908, ganglions cervicaux, petits et peu accessibles des deux côtés. Un ganglion sus-claviculaire à gauche avec trypan. très rares. Sang. avec 0 trypan. A. G. notable à l'examen microscopique direct. Saignée de 20 cmc. inoculés à un chien, qui s'infecte le 5 juillet.

14-17-20 juin, orpiment 0,06, 0,12, 0,24. 21 trypan. très rares dans les ganglions. 23-26-29-2 juillet, orpiment 0,30, 0,39, 0,39, 0,39. 3, les trypan. disparaissent des ganglions. 8 jours de repos. 10, saignée de 20 cmc. inoculés à *C. ruber*, qui s'infecte le 20. 11-13-16-19-22, orpiment 0,06, 0,12, 0,21, 0,30, 0,30. 24, nouvelle poussée ganglionnaire, un ganglion cervical gros comme un haricot à gauche, un autre comme une fève à droite avec trypan. très rares. Sang. avec o trypan. à l'examen microscopique direct. 30, nouveau ganglion sus-claviculaire à droite avec trypan. non rares.

30, atoxyl 0,50. 1er août, orpiment 0,06. 3, atoxyl 0,50. 4, les trypan. ont disparu des ganglions sus-claviculaires. 5, orpiment 0,12. 7, atoxyl 0,50. 9, orpiment 0,18. 11, atoxyl 0,50. 13, orpiment 0,24. 15, atoxyl 0,50. 17, orpiment 0,20. 20, légère bronchite des deux sommets. 30, atoxyl 0,50. 1er septembre, orpiment 0,12. 3, atoxyl 0,50. 5, orpiment 0,18. 7, atoxyl, 0,50. 9, orpiment 0,24. 11, atoxyl 0,50. 14, orpiment 0,30. 16, atoxyl 0,50. 18, orpiment 0,20. 20 octobre, saignée de 20 cmc. inoculés à *C. ruber*, qui s'infecte le 9.

Du 11 au 29 novembre, orpiment à doses croissantes de 0,30 par jour, à 1 gr. 40; 30 vomissements; 1-2-3 décembre, orpiment 1,50, 1,70, 1,90, œdème du pharynx, laryngite et aphonie qui persiste 2 mois. 20 janvier, saignée de 40 cmc. inoculés à *C. ruber*, qui s'infecte le 6 février.

1er mars, atoxyl, 0,50. 2, orpiment, 0,20. 3, émétique de K 0,10; toux spasmodique très violente après chaque injection; 4-5-6, orpiment 0,30, 0,40, 0,50. 8, atoxyl 0,50. 9, orpiment 0,60. 10, émétique K 0,10. 11-12-13, orpiment 0,80, 0,90, 1 gr. 15, atoxyl 0,50. 16, orpiment 1,20. 17, émétique K 0,10. 18-19-20, orpiment 1,30, 1,40, 1,50. 22, atoxyl, 0,50. 23, diarrhée. 24, émétique K 0,10. 25-26, orpiment 0,80. Du 27 au 30, diarrhée; un peu d'œdème du pharynx et d'aphonie, repos. 31, atoxyl 0,50. 1er avril, orpiment 0,20. 2, émétique K 0, 10; 3-5-6, orpiment 0,30, 0,40, 0,50. 8 jours de repos. 14, atoxyl 0,50. 15, orpiment 0,20, 16, émétique K 0,10. Perforation du tympan à la suite des efforts de toux qui suivent les injections d'émétique. 17-19-20, orpiment 0,30, 0,40, 0,50. 21, atoxyl 0,50. 22, orpiment 0,60. 23, émétique K 0,10. 26, orpiment 0,70. 28, atoxyl 0,50. 29, orpiment 0,80. 30, émétique K 0,10. 3 mai, atoxyl 0,50. 4, orpiment 0,90. 5, émétique K 0,10. 7, orpiment 1 gr. 8, atoxyl 0,50. 10, orpiment 0,90. 11, émétique K 0,10. 13, orpiment 1 gr.

S'enfuit le 9 juin. Nous apprenons, le 7 octobre, que le malade est paralysé et considéré comme perdu.

Observation n° 21. — Dembané-Wade, enfant de 12 ans, originaire de Ouayenbam (Diander). Renseignements à peu près nuls sur le début de l'affection. On sait seulement que le petit malade a présenté de fréquents accès de fièvre au cours du précédent hivernage.

5 avril, 13 juin 1908, chaîne ganglionnaire cervicale profonde des deux côtés avec ganglions pas plus gros que des lentilles. Deux ganglions superficiels comme des haricots à gauche. Ganglions sus-claviculaires comme des petits pois des deux côtés. Trypan. très rares dans les ganglions cervicaux superficiels de gauche et dans les ganglions sus-claviculaires du même côté.

Pas d'hypnose ni de troubles moteurs. Réflexe rotulien légèrement diminué.

14-17-20, orpiment 0,06, 0,12, 0,18; 21, les trypan. ont disparu des ganglions. 23-26-29-2 juillet, orpiment 0,24, 0,30, 0,30. 8 jours de repos. 10-13-16-19-22, orpiment 0,06, 0,12, 0,18 0,24, 0,30. 1er août, saignée de 20 cmc. inoculés à *C. ruber*, qui s'infecte le 10.

11-14 septembre, émétique de K. 0,10. 21, atoxyl 0,50. 23, émétique K 0,10. 25, atoxyl 0,50. 28, émétique K 0 10. 30, atoxyl 0,50. 3 octobre, émétique K 0,10. 5, atoxyl 0,50. 8, émétique K 0,10. 10, atoxyl 0,50. 8 jours de repos. 19, émétique K 0,10. 21, atoxyl 0,50. 24, émétique K 0,10. 26, atoxyl 0,50. 28, émétique K 0,10. 30, atoxyl 0,50. 2 novembre, émétique K 0,10. 4, atoxyl 0,50. 6, émétique K 0,10. 9, atoxyl 0,50. 5 décembre, fièvre et vomissements, temp. 38°8. Sang. avec trypan. nombreux à l'examen microscopique direct. 22, saignée de 20 cmc. inoculés à *C. ruber*, qui s'infecte le 13 janvier.

18 janvier, orpiment 0,20. 19, émétique de K. 0,10. 20-21-22, orpiment 0,40, 0,60, 0,80. 23, émétique K 0,10. 24, orpiment 1 gr. 25-26, diarrhée. 27-28, orpiment 1 gr. 1,20. 29, émétique K 0,10. 30-31-1er-2 février; orpiment 1,40, 1,60, 1,80, 1,80,. 3, émétique K 0,10; provoque des vomissements pendant toute la journée. 4, repos. 5-6-7, orpiment 1,20, 1,30, 1,50. 8, émétique K 0,10. 9, orpiment 1,30. 8 jours de repos. 18, émétique K 0,10. 19-20-21, orpiment 0,50, 0,60, 0,70. 23, émétique K 0,10. 24-25-26, orpiment 0,80, 0,90, 1 gr. 27, émétique K 0,10. 1er-2 mars, orpiment 1 gr., 1,20. 8 jours de repos. 10, émétique K 0,10. 11-12-13, orpiment 0,30, 0,50, 0,70. 15, émétique K 0,10. 16-17, orpiment 0,90; un peu de diarrhée. Traitement terminé. 17 avril, saignée de 60 cmc inoculés à *C. ruber*, qui ne s'infecte pas. 17 mai, saignée de 60 cmc inoculés à *C. ruber*, qui s'infecte le 12 juin.

22 mai, attaque épileptoïde à la suite de laquelle le malade reste dans un coma coupé de mouvements convulsifs (status epilepticus), atoxyl 0,50. 21, ponction lombaire; liquide céphalo-rachidien clair avec leucocytes en quantité normale et 0 trypan. atoxyl 0,15 dans le canal rachidien et 0,50 sous la peau. 25, décédé sans avoir repris connaissance.

Observation n° 22. — Touti N'Diaye, femme de 25 ans environ, originaire de N'Gayène (Diander). Accès de fièvre fréquents pendant l'hivernage dernier. L'hypertrophie ganglionnaire daterait de 7 ans ? Rate volumineuse, descendant dans la fosse iliaque et atteignant en avant la ligne ombilicale, donne à la malade un aspect de femme enceinte. Bon état général, pas d'amaigrissement ni de troubles moteurs, ni d'hypnose, aspect seulement un peu apathique. Réflexe rotulien aboli.

5 avril, 13 juin 1908, ganglions cervicaux comme des amandes des deux côtés avec trypan. nombreux. Sang. avec 0 trypan. à l'examen microscopique direct. A. G. notable.

14-17-20, orpiment 0,06, 0,12, 0,21. 21, trypan. rares dans les ganglions. 23-26-29-2 juillet, orpiment 0,30, 0,39, 0,39, 0,39. 3, disparition des trypan. des ganglions, qui ont beaucoup diminué de volume. 8 jours de repos. 10, nouvelle poussée ganglionnaire, un gros ganglion cervical profond à droite, un petit superficiel à gauche avec trypan. très rares, orpiment 0,06. 13-16, orpiment 0,12, 0,21. 18, un nouveau ganglion sus-claviculaire comme un pois à gauche, une chaîne cervicale du même côté et de la même grosseur, légèrement douloureuse avec trypan. rares. 19-22, orpiment 0,30. 29, les nouveaux ganglions cervicaux ont augmenté de grosseur, ils atteignent le volume d'amandes et renferment des trypan. rares. La rate semble un peu diminuée; elle n'atteint plus la ligne ombilicale.

30, atoxyl 0,50. 1er août, trypan. toujours présents dans les ganglions. 3, atoxyl 0,50. 4, disparition des trypan. des ganglions. 5, orpiment 0,12. 7, atoxyl 0,50. 9, orpiment 0,18. 11, atoxyl 0,50. 13, orpiment 0,24. 15, atoxyl 0,50. 17, orpiment 0,30. 12 jours de repos. 30, atoxyl 0,50. 1er septembre, orpiment 0,12. 3, atoxyl 0,50. 5, orpiment 0,18. 7, atoxyl 0,50. 9, orpiment 0,24. 11, atoxyl 0,50. 14, orpiment 0,30. 16, atoxyl 0,50. 18, orpiment 0,30. 1er octobre, la rate a bien diminué de volume, elle atteint encore la crête iliaque, mais en avant elle a rétrocédé et elle est séparée de la ligne ombilicale par une largeur de main. 28, saignée de 20 cmc. inoculés à *C. ruber*, qui s'infecte le 9 novembre.

Du 11 novembre au 3 décembre, doses journalières et croissantes d'orpiment de 0,30 cgr. à 2 gr. En tout 21 gr. 15 d'orpiment en 22 jours, avec seulement un peu diarrhée à la fin du traitement. 4 décembre, la région splénique est un peu douloureuse, mais la rate ne descend plus qu'à un travers de main au-dessous des fausses côtes, elle a aussi reculé légèrement du côté de la ligne ombilicale. 7 janvier 1909, saignée de 20 cmc. inoculés à *C. ruber*, qui s'infecte le 30. Du 19 au 25, éruption varicelliforme.

1er mars atoxyl 0,50. 2, orpiment 0,20. 3, émétique de K. 0,10. 4, vomissements sanguinolents. 15, orpiment 0,30. 1er avril, émétique K 0,06. 2, orpiment 0,20. 3, atoxyl 0,50. 5-6-7, orpiment 0,30, 0,40, 0,50. 8, émétique K 0,08 ; léger état syncopal. 9, orpiment 0,60. 10, atoxyl 0,50. 13, orpiment 0,70. 14, émétique K 0,10 ; syncope. 15-16-17, orpiment 0,80, 0,90, 1 gr. 19, atoxyl 0,50. 21, émétique K 0,10, avec caféïne préventive. 23, orpiment 1,10. 26, atoxyl 0,50. 27, orpiment 1,20. 28, émétique K 0,10. 30, orpiment 1,30. 3 mai, atoxyl 0,50. 4, orpiment 1,30. 5, émétique K 0,10. Du 7 au 21, dysenterie. 31, atoxyl 0,50. 1er juin, orpiment 0,20. 2, émétique K 0,10. 3-4, orpiment 0,30, 0,50. 5, atoxyl 0,50. 7, orpiment 0,60. 8, émétique K 0,10. 10, orpiment 0,70. La rate ne dépasse pas les fausses-côtes. 12, atoxyl 0,50. 14, orpiment 0,80. 15, émétique K 0,10. 17 orpiment 0,90. 18, atoxyl 0,75. 19, orpiment 0,60. 21, émétique K 0,10. 23, orpiment 0,70. 25, atoxyl 0,75. 26, orpiment 0,80. 28, émétique K 0,10. 30, orpiment 0,90. 30 juillet, 9 août, saignée de 60 cmc. inoculés à *C. ruber*, qui ne s'infecte pas. 14, hypnose prononcée depuis 8 jours. 17, hypnose de plus en plus marquée, saignée et centrifugation, 0 trypan. 18, ponction lombaire; liquide céphalo-rachidien clair avec leucocytes en quantité normale et 0 trypan.

19, émétique d'aniline 0,15. 20, l'hypnose a disparu ; orpiment 0,30. 21, orpiment 0,40. 23, émétique A 0,20. 24-25-26, orpiment 0,50, 0,60, 0,70. 27, émétique A 0,20. 28-30-31, orpiment 0,80, 0,90, 1 gr. 1er septembre, émétique A 0,20. 2, orpiment 1 gr. 3, émétique A 0,20. 4, orpiment 1 gr. 6, émétique A. 0,20 7, diarrhée. 8, orpiment 0,20. 9, émétique A. 0,10. 10, orpiment 1 gr. 11, émétique A 0,15. 13, état général peu satisfaisant. 14, émétique A. 0,20. 15, orpiment 1 gr. 16, émétique A. 0,20. 17, orpiment 1 gr. 18, émétique A. 0,20. Crises d'asystolie. Décédée le 19.

OBSERVATION n° 23. — COMBA TARAORÉ, femme de 25 ans environ, provient de Niaming, où elle a passé 2 ans. Maladie ayant débuté pendant la dernière saison des pluies, c'est-à-dire il y a environ 8 mois, par de la fièvre et de la céphalalgie, accompagnées d'engorgement des ganglions cervicaux. Entre au village de ségrégation de la maladie du sommeil le 11 février. L'état général est très satisfaisant, quoique la malade déclare qu'elle a maigri depuis le début de sa maladie. Hypnose légère, seulement appréciable pour les personnes qui vivent auprès d'elle. Pas de troubles moteurs. Ganglions cervicaux comme des haricots des deux côtés. Un ganglion sus-claviculaire comme un gros haricot à droite, un autre, comme une fève à gauche, ce dernier avec trypan. rares. Sang présentant une A. Gr. légère, parasites visibles à l'examen direct.

1er mai 1909 atoxyl 0,50. 2. orpiment 0,15. 3. émétique de K. 0,10. 4-5-6. orpiment 0,20, 0,30, 0,40. 8 atoxyl. 0.50. 9. orpiment 0.50. 10. émétique K 0,10, 11-12-13, orpiment 0,60, 0,70, 0,80. 15 atoxyl 0,50.

Les trypanosomes disparaissent des ganglions, et on n'observe plus d'hypnose. A partir du 8, la malade accuse une céphalée très violente et persistante. Le 16, la température monte à 38°; elle se maintient entre 38° et 39°2 jusqu'au 18 au soir. Le 18, état légèrement comateux. Le 20 on trouve quelques râles de broncho-pneumonie à la base du poumon droit. Le 21, raideur de la nuque et du rachis; le diagnostic de méningite cérébro-spinale s'impose. Le traitement qui avait été suspendu le 15 est repris et on fait une injection de 0,75 cg. d'atoxyl. La malade meurt le 29.

OBSERVATION n° 24. — Seka Picka, femme de 25 ans environ, originaire de Diander-Guedj (Diander). Mariée depuis 5 ans, a un enfant de 18 mois, n'était pas malade au moment de la naissance de cet enfant. Est tombée malade il y a 8 mois, a accouché à cette époque d'un second enfant, mort 8 jours après sa naissance. Après le second accouchement on a observé de l'œdème généralisé, puis de l'hypnose, accompagnée de céphalalgie. Deux crises épileptoïdes d'une durée d'une heure il y a un mois. La malade n'aurait jamais eu de fièvre.

Pas d'amaigrissement notable. Hypnose très prononcée. La marche occasionne de la fatigue, mais pas de troubles moteurs appréciables. Etat général satisfaisant. Ganglions cervicaux sous forme de chaînes, plus petits que des haricots des deux côtés avec trypan. rares à droite. Quelques petits ganglions sus-claviculaires des deux côtés.

29 mars, atoxyl 0,50. 30, orpiment 0,15. 31, émétique de K. 0,10. 1-2-3, avril, orpiment 0,20, 0,30, 0,40. 5, atoxyl 0,50. 6, orpiment 0,50. 7, émétique K 0,10. 8-9-10, orpiment 0,60, 0,70, 0,80. 12, atoxyl 0,50; coliques dans la soirée. 15, orpiment 0,50. 16, émétique K 0,10. 17-19, orpiment 0,60, 0,70, coliques. 20, repos. 21, atoxyl 0,50. 22, orpiment 0,80. 23, émétique K 0,10. 26, orpiment 0,90. 28, atoxyl 0,50. 30, orpiment 1 gr. 1er mai, émétique K 0,10. 4, orpiment 1,10. 8 jours de

repos; l'hypnose a diminué, mais n'a pas complètement disparu. 12, atoxyl 0,50. 13-14, orpiment 0,20, 0,30. 15, émétique K 0, 10. 17, orpiment 0,40. 19, atoxyl 0,50. 20, orpiment 0,50. 21, émétique K 0,10. 24, orpiment 0,60. 27, atoxyl 0,50. 28, orpiment 0, 70. 29, émétique K 0,10. 31, orpiment 0,80. 1er juin, atoxyl 0,50. 2, orpiment 0,20. du 3 au 11, dysenterie, pilules de Segond; disparition de l'hypnose coïncidant avec la dysenterie. 14, l'hypnose est de nouveau prononcée. 15, atoxyl 1 gr., coliques. 16, orpiment 0,30. 17, émétique K 0,10. 19, orpiment 0,40. 21, atoxyl 0,75. 22, orpiment 0,50. 23, émétique K 0,10. Du 24 au 28, diarrhée. 2 juillet, atoxyl 0,50. 3, orpiment 0,30. 5, émétique K 0,10. 6-7-8, orpiment 0,40, 0,50, 0,60. 9, atoxyl 0,50. 10, orpiment 0,70. 12, émétique K 0,10. 15, orpiment 0,80. 16, atoxyl 0,50. 17, orpiment 0,90. 19, émétique K 0,10. 21-22, orpiment 1 gr. 23, atoxyl 0,75. 24, orpiment 1 gr. 26, émétique K 0,10. 27, orpiment 0,90, coliques. 31, atoxyl 0,75. 2 août, orpiment 0,80. 3, émétique K 0,10. 4, coliques. 17, hypnose prononcée. 19, ponction lombaire, liquide céphalo-rachidien en hypotension très accentuée, clair avec leucocytes en quantité normale et 0 trypan. inoculé à *C. ruber*, qui s'infecte le 30. 20, saignée de 50 cmc inoculés à *C. ruber*, qui ne s'infecte pas.

23, émétique d'aniline 0,15. 24, l'hypnose a disparu, orpiment 0,30. 25-26, diarrhée. 27, émétique A. 0,10. 28-30-31, orpiment 0,39, 0,40, 0,50. 1er septembre, émétique A 0,20. 2, orpiment 0,60. 3, émétique A 0,20. 4, crise épileptoïde; ponction lombaire, liquide céphalo-rachidien clair avec leucocytes en quantité normale et 0 trypan. inoculé à *C. ruber*, qui s'infecte le 15, atoxyl 0,50. 6, crise épileptoïde, l'hypnose réapparaît. 9, émétique A 0,10. 10, asystolie, caféine 0,40. Décédée à 2 heures de l'après-midi.

Observation n° 25. — Kani Mariko, femme de 25 ans, originaire de Nianing, où elle a contracté la trypanosomiase pendant l'hivernage de 1907. A présenté à cette époque des accès de fièvre accompagnés d'hypertrophie ganglionnaire sans autres symptômes apparents. Examinée le 29 mars 1908 à Nianing, présente des ganglions cervicaux carotidiens et sous-maxillaires gros comme des amandes avec trypan. très rares. Les ganglions axillaires et inguinaux sont hypertrophiés. Lassitude, mais pas d'hypnose.

22 juin, entre au village de ségrégation. 6, les ganglions carotidiens sont comme de petites noisettes des deux côtés, ils renferment des trypan. non rares. Ganglions sous-maxillaires de la même grosseur. Sang, avec 0 trypan. à l'examen direct. A. G. notable. Hypnose marquée, orpiment 0,06. 24, atoxyl 0,50. 26, orpiment 0,12. 28, atoxyl 0.50. 30. Orpiment 0,21. 2 juillet, atoxyl 0,50. 4 orpiment 0,30. Les trypan. ont disparu des ganglions. 6, atoyxl 0,50. 8, orpiment 0,39. 10, atoxyl 0,50. L'hypnose a complètement disparu, 8 jours de repos. 18, orpiment 0,06. 20, atoxyl 0,50. 22, orpiment 0,12. 24, atoxyl 0,50. 26, orpiment 0,21. 28, atoxyl 0,50. 30, orpiment 0,30. 1er août, atoxyl 0,50. 3, orpiment 0,30. 5, atoxyl 0,50. 5 septembre, saignée de 60 cmc. inoculés à *C. ruber*, qui s'infecte le 14.

23 octobre, 1 gr. 50 d'acétyl-atoxyl. Vomissements et diarrhée pendant toute la journée.

1er novembre, atoxyl 0,50. 4, acide picrique 0,15. 6, atoxyl 0,50. 9, acide picrique 0,20, 11, atoxyl 0,50. 13, acide picrique 0,30. 15, atoxyl 0,50. 18. acide picrique 0,35. 20, atoxyl 0,50. 22, acide picrique 0,40. 24, atoxyl 0,50. 26, acide picrique 0,50. 28, atoxyl 0,50. 30, acide picrique 0,60. 27 janvier, saignée de 40 cmc inoculés à *C. ruber*, qui s'infecte le 9 février. 17 mars, hypnose assez prononcée; la malade, enceinte d'environ 5 mois, ne peut être mise sans danger à un traitement actif.

18, atoxyl 0,50. 20, l'hypnose a presque complètement disparu. 29, hypnose, état général peu satisfaisant, atoxyl 0,75. 24 avril, hypnose, atoxyl 0,75. 31, accouche d'un enfant à terme bien constitué sans stigmate et non infecté. Etat général très satisfaisant; pas d'hypnose, 16 juin, saignée de 60 cmc inoculés à *C. ruber*, qui s'infecte le 6 juillet.

7 juillet, atoxyl 0,50. 8-9-10, orpiment 0,15, 0,20, 0,30. 12, atoxyl 0,50. 13-15-16, orpiment 0,40, 0,50, 0,60. 17, atoxyl 0,50. 19-20-21, orpiment 0,70, 0,80, 0,90. 22, atoxyl 0,50. 23, orpiment 1 gr. 24-25, diarrhée. 27, orpiment, 1 gr.; coliques. 29, orpiment 0,50. 30, atoxyl 0,50. 31-2-3 août, orpiment 0,60, 0,70, 0,80. 8 jours de repos. 11, atoxyl 0,50. 12-13-14, orpiment 0,30, 0,40, 0,50. 16, atoxyl 0,50. 17-18-19, orpiment 0,60, 0,70, 0,80. 20, atoxyl 0,50. 21-23-24, orpiment 0,90, 1 gr. 26, atoxyl 0,50. 27-28-30, orpiment 1 gr. 31, atoxyl 0,50. 1er septembre, orpiment 1 gr.; diarrhée jusqu'au 11, repos. 11, atoxyl 0,50. 13-14-15, orpiment 0,30, 0,40, 0,50. 16, atoxyl 0,50. 17-18-20, orpiment 0,60, 0,70, 0,80. 21, atoxyl 0,50. Du 22 au 24, diarrhée. 25-27-28, orpiment 0,30, 0,40, 0,50. 29, atoxyl 0,50. 30-1er octobre, orpiment 0,60, 0,70. Du 2 au 15, diarrhée. 29 novembre, saignée, 0 trypan. à la centrifugation. 4 janvier, saignée, trypan. très rares à la centrifugation, légère hypnose. 6, atoxyl 0,50. 7-8-10, orpiment 0,30, 0,40, 0,50. 11, atoxyl 0.50. 12-13-14, orpiment 0,60, 0,70, 0,80. 15, atoxyl 0,50. hypnose toujours très prononcée. 17, orpiment 0,90. 18 au 28, diarrhée. 29, atoxyl 0,50. 31-1er-2 février, orpiment 0,50, 0,60, 0,70; hypnose toujours très prononcée. 3, atoxyl 0,50. 4-5-7, orpiment 0,80, 0, 90, 1 gr. 8 atoxyl, 0,50. 9-10-11, orpiment 1 gr. 10, 1 gr. 20, 1 gr. 30. Du 22 au 23, diarrhée, l'hypnose a cessé. 23, atoxyl 0,50. 24-25-26, orpiment 0,30, 0,50, 0,70. 29 mars, saignée et centrifugation. 0 trypan. 30, saignée de 60 cmc., inoculés à *C. ruber*, qui s'infecte le 16 avril.

Observation n° 26. — Aram-Tope, femme de 45 ans environ, originaire de Maca (Niayes). Pas de renseignements précis sur le début de la maladie. A eu des accès de fièvre fréquents dès sa jeunesse. A présenté il y a 3 ans de violentes céphalées, ainsi que des douleurs abdominales, sur la nature desquelles il est difficile d'être fixé. L'hypertrophie des ganglions cervicaux remonterait au dernier hivernage.

10 avril, ganglions cervicaux gros comme des haricots des deux côtés avec trypan. rares. Ganglions sous-maxillaires comme des amandes. 22 juin, les trypan. ont disparu des ganglions. Pas d'hypnose ni de troubles moteurs. Sang. avec 0 trypan. à l'examen microscopique direct. A. G. légère. Saignée de 20 cm.c. inoculés à *C. ruber*, qui s'infecte le 1er juillet.

22 juin, orpiment 0,06. 24, atoxyl 0,50. 26, orpiment 0,12. 28,

atoxyl 0,50. 30, orpiment 0,21. 2 juillet, atoxyl 0,50. 4, orpiment 0,30. 6, atoxyl 0,50. 8, orpiment 0,39. 20, atoxyl 0,60. 8 jours de repos. Du 16 au 20, dysenterie, pilules de Segond. 24, atoxyl 0,50. 26, orpiment 0,06. 28, atoxyl 0,50. 30, orpiment 0,21. 31, œdème de la face et de la région tibiale antérieure, gastralgie. 1er août, atoxyl 0,50. 5, subictère des conjonctives. 15, les œdèmes et l'ictère ont disparu. 3 septembre, saignée de 20 cmc. injectés à *C. ruber*, qui ne s'infecte pas.

17, fièvre et vomissements ; temp. 38°5 ; sang. avec trypan. nombreux à l'examen microscopique direct, orpiment 0,12. 18, trypan. rares Temp. 37°5. 19, trypan. très rares. Temp. 37°; orpiment 0,18. 9-18-21, sang, avec 0 trypan. A.G. forte. 14 octobre, saignée de 60 cmc. inoculés à *C. Ruber*, qui s'infecte le 23.

26, atoxyl 0,50. 28, émétique de K 0,10. 30, orpiment 0,06. 1er novembre, atoxyl 0,50. 4, émétique K 0,10. 6, orpiment 0,12. 9, atoxyl 0,50. 11, émétique K 0,10. 13, orpiment 0,24. 15, atoxyl 0,50. 18, émétique, K 0,10. 20, orpiment 0,40. 22, atoxyl 0,50. 24, émétique K 0,10. 26, orpiment 0,50. 8 jours de repos. 3 décembre, atoxyl 0,50. 4, orpiment 0,30. 5, émétique K 0,10. 6-7-8-9, orpiment 0,50, 0,70, 0,90, 1,10. 10, émétique K 0,10. 11, orpiment 1,30. 12, atoxyl 0,50. 13-14-15, orpiment 1,50, 1,70, 1,90. 16, émétique K 0,10. 17, orpiment 2 gr. 18, atoxyl 0,50. 20-21-22, orpiment 1,50, 1,70, 1,90. 2 janvier, émétique K, 0,10. 3, orpiment 0,30. 4, atoxyl 0,50. 5-6-7, orpiment 0,50, 0,70, 0,90. 8, émétique K 0,10. 9, orpiment 1,10. 11, atoxyl 0,50. 12-13-14, orpiment 1,20, 1,40, 1,60. 15 février, 15 mars, 12 avril, saignée de 40 et 60 cmc. inoculés à *C. ruber*, qui ne s'infecte pas. 19, la malade se plaint de temps à autre de douleurs rhumatoïdes dans les pieds, quelquefois dans les mains. Ces douleurs diparaissent durant une huitaine de jours pour ne se montrer de nouveau qu'un à deux mois plus tard. 20 mai, 19 juin, ponction lombaire, liquide céphalo-rachidien clair avec leucocytes en quantité normale et 0 trypan., inoculé à *C. ruber*, qui ne s'infecte pas. Supposée guérie, rentre dans son village 5 mois après la fin du traitement.

Observation n° 27. — Gone N' Diaye, femme de 22 ans environ, originaire de Saou. Affirme n'avoir jamais été malade et semble en effet jouir d'une parfaite santé. Pas d'hypnose. 10 avril, 21 juin, ganglions cervicaux comme des pois à droite, comme des amandes à gauche avec trypan. non rares. Sang. avec 0 trypan. à l'examen direct. A. G. forte,

22 juin, orpiment 0,06. 24, atoxyl 0,50. 26, orpiment 0,12. 28. atoxyl 0,50. 30, orpiment 0,21. 2 juillet, atoxyl 0,50. 4, les ganglions cervicaux ont beaucoup diminué de volume ; ils sont gros seulement comme des lentilles et ne renferment plus de parasites, orpiment 0,30. 6, atoxyl 0,50. 8, orpiment 0,39. 10, atoxyl 0,50. 8 jours de repos. 20, atoxyl 0,50. 22, orpiment 0,12. 24, atoxyl 0,50 26, orpiment 0,21. 28, atoxyl 0,50. 30, orpiment 0,30. 1er août, atoxyl 0,50. 3, orpiment 0,30. 5, atoxyl 0,50. 5 septembre, saignée de 20 cmc. inoculés à *C. ruber*, qui s'infecte le 17.

23 octobre, 1 gr. 50, acétyl-atoxyl, vomissements et diarrhée pendant la nuit. 2 novembre, atoxyl 0,50. 4, acide picrique 0,15. 6, atoxyl 0,50. 9, acide picrique 0,20. 11, atoxyl 0,50. 13, acide picrique 0,30. 16,

atoxyl 0,50. 18, acide picrique 0,35. 20, atoxyl 0,50. 22, acide picrique 0,40. 24, atoxyl 0,50. 26, acide picrique 0,60. 28, atoxyl 0,50. 30, acide picrique 0,60. 23 janvier, 26 février, 26 mars, 27 avril, saignées de 40 et 60 cmc. inoculés à *C. ruber*, qui ne s'infecte pas. 26 mai, 26 juin, ponction lombaire, liquide céphalo-rachidien clair avec leucocytes en quantité normale et 0 trypan. inoculé à *C. ruber*, qui ne s'infecte pas.

Supposée guérie, est renvoyée dans son village 7 mois après la fin du traitement. Part enceinte de 5 mois environ, à la suite de visites qu'est venu lui faire son mari au village de ségrégation. Nous avons appris par la suite que l'accouchement s'était passé dans de bonnes conditions et que la nommée Gone N'Diaye continuait à jouir d'une bonne santé.

Observation n° 28. — Comba Sam, fillette de 13 ans environ, née à Kermatar Gaye (Diander). Malade depuis la fin du dernier hivernage (octobre 1907). Céphalalgie et fièvre au début. A subi l'exérèse des ganglions cervicaux au mois de décembre suivant, présentait déjà à cette époque une légère hypnose. 10 août 1908, pas de ganglions ponctionnables ni aucun signe apparent de trypanosomiase. La mère prétend que la malade s'endort fréquemment dans la journée, l'hypnose est légère et ne peut être constatée à la visite. Sang. avec 0 trypan. à l'examen microscopique direct, A. G. légère, saignée de 20 cmc. inoculés à *C. ruber* qui s'infecte le 8 septembre. 26, œdème prétibial, accentué surtout à droite, œdème de la face apparaissant le matin et disparaissant dans la journée. Ponction lombaire, liquide céphalo-rachidien clair avec leucocytes en quantité normale et 0 trypan. inoculé à *C. ruber*, qui s'infecte le 8 septembre.

28, orpiment 0,06. 30, œdème de la face devenu persistant; atoxyl 0,50. 1er septembre, orpiment 0,12. 3, atoxyl 0,50. 4, l'œdème s'est généralisé au tronc et aux membres ; la malade a pris un aspect difforme ; l'hypnose a disparu. 7, orpiment 0,18. 9, atoxyl 0,50. 11, orpiment 0,24. 14, atoxyl 0,50. 16, orpiment 0,30. 8 jours de repos. 19, l'œdème s'accroît encore jusqu'au 29, teinture de digitale. 30, l'œdème a presque complètement disparu, il persiste seulement encore un peu aux jambes, atoxyl 0,50. 2 octobre, orpiment 0,12. 4, atoxyl 0,50. 6, orpiment 0,18. 8, atoxyl 0,50. 10, orpiment 0,24. 12, atoxyl 0,50. 14, orpiment 0,30. 16, atoxyl 0,50, l'œdème des jambes a complètement disparu, état général excellent. 30 novembre, la mère se plaint de ce que sa fille présente encore de l'hypnose. Ponction lombaire, liquide céphalo-rachidien clair avec leucocytes en proportion normale, et trypan. rares.

1er décembre, atoxyl 0,50. 2-3-4, orpiment 0,30, 0,50, 0,70. 5, atoxyl 0,50. 6-7-8, orpiment, 0,90, 1,10, 1,30. 9, atoxyl 0,50, l'hypnose a disparu. 10-11-12, orpiment 1,50. 1,70, 1,90. 13, atoxyl 0,50. 14-15-16, orpiment 2 gr., vomissements. 17, atoxyl 0,50. 18-19-20, orpiment 1,50, 1,50, 1,70. 8 jours de repos. Du 21 au 29, pneumonie double, vésicatoires. Du 30 au 3 janvier, diarrhée. 15, paralysie des extenseurs, steppage, abolition des réflexes, réaction de dégénérescence des muscles. Electrisation.

20 mai, attaque épileptoïde et status epilepticus de 11 heures du ma-

tin à 5 heures du soir, atoxyl 0,50. 24, atoxyl 0,50. 25-26, acide picrique 0,20, une attaque épileptoïde le 26, à 6 heures du soir. de 15 minutes seulement. 27, atoxyl 0,75. 29-30-31, acide picrique 0,30, 0,40, 0,50. 1er avril, atoxyl 0,50. 2-3-5, acide picrique 0,60, 0,70, 0,80. 6, atoxyl 0,50. 7-8-9, acide picrique 0,90, 1 gr. 1 gr.. 10, atoxyl 0,50. 12-13-14, acide picrique 1,20, 1,30, 1 40. 8 jours de repos. 22, atoxyl 0,50. 23-24-26, acide picrique 0,50, 0,60, 0,70. 27, atoxyl 0,50. 28-29-30, acide picrique 0,80, 0,90, 1 gr. 1er mai, atoxyl 0,50. 3-4-5, acide picrique 0,50, 0,60, 0,70. 6, atoxyl, 0,50. 7-8-10, acide picrique 0,80, 0,90, 0,90. 11, atoxyl 0,50. 12-13-14, acide picrique 0,70, 0,80, 0,90. 14 juin, saignée de 60 cmc. inoculés à *C. ruber* qui ne s'infecte pas. 16, juillet, saignée de 60 cmc. inoculés à *C. ruber*, qui s'infecte le 4 août.

5, atoxyl 0,50. 6, émétique A. 0,15, avec injection préventive de 0,25 de caféine, léger état syncopal. 9, atoxyl 0,50. 12-14, émétique A. 0,10. 16, atoxyl 0,50. 17-19 émétique A. 0,15. 20, atoxyl 0,50. 21-23, émétique A. 0,20. 24, atoxyl 0,50. 25-27, émétique A. 0,20. 8 jours de repos. 28, attaques épileptoïdes successives. Décédée dans la journée au cours d'une 5e attaque.

Observation n° 29. — Sokna N'Diaye, fillette de 12 ans environ, originaire de Kamatar-Gaye (Diander). L'affection a débuté à la fin de l'hivernage dernier par de la fièvre et de la céphalalgie. La malade ne se souvient plus de l'époque du début de l'hypertrophie des ganglions cervicaux ni de l'œdème de la face. Hypnose légère depuis 2 mois. 10, septembre 1908, léger œdème de la face. A droite une petite chaîne de ganglions cervicaux de la grosseur d'un pois et un ganglion gros comme un petit haricot, avec trypan. rares. A gauche, un ganglion cervical comme un petit haricot. Un ganglion comme une noisette dans l'aisselle droite. Deux autres, comme de gros pois, dans l'aisselle gauche. Ganglions inguinaux comme des haricots des deux côtés. Sang avec 0 trypan à l'examen microscopique direct. A. G. forte.

11 septembre, émétique de K. 0,10. 12, disparition des trypan. des ganglions. 14, émétique K. 0,12; céphalalgie et courbature. 21, hypnose plus accentuée, tremblement à l'occasion des mouvements volontaires; atoxyl 0,50. 23, émétique K. 0,10. 25, état général meilleur; atoxyl 0,50. 28, émétique K. 0,10. 30, atoxyl 0,50. 3 octobre, émétique K. 0,10. vomissements dans la journée. 5, atoxyl 0,50. 8, émétique K. 0,10. 10, atoxyl 0,50. 8 jours de repos. 19, émétique K. 0,10. 21, atoxyl 0,50. 24, émétique K. 0,10. 26, atoxyl 0.50. 28, émétique K. 0,10. 30, atoxyl 0,50. 2 novembre, émétique K. 0,10. 4, atoxyl 0,60. 6, émétique K. 0,10. 9, atoxyl 0,50. 6 décembre, saignée de 20 cmc. inoculés à *C. ruber*, qui ne s'infecte pas. 19 janvier, saignée de 40 cmc. inoculés à *C. ruber*, qui s'infecte le 9 février.

1er mai, atoxyl 0,50. 2-3-4, acide picrique 0,15, 0,30, 0,40. 5, atoxyl 0,50. 6-8-9, acide picrique 0,50, 0,60, 0,70. 11, atoxyl 0,50. 12-13-15, acide picrique 0,80, 0,90, 1 gr. 16, atoxyl 0,50. 17-18-19, acide picrique 1,10, 1,20, 1,30. 20, atoxyl 0,50. Douleur épigastrique, teinte jaune des sclérotiques, coloration rougeâtre des urines. 8 jours de repos. 29, atoxyl 0,50. 30-31-1er avril, acide picrique 0,20, 0,30, 0,40. 2, atoxyl 0,50. 3-5-6, acide picrique 0,50, 0,60, 0,70, 7, atoxyl 0,50. 8-9-10, acide picrique 0,80, 0,90, 1 gr.. 12, atoxyl 0,50. 13-14-15, acide picrique 1,30, 1,40, 1 gr.. 16, atoxyl 0,50. 17-19-20, acide picrique 0,80, 0,90, 1 gr.. 8 mai, hypnose prononcée. Du 18 au 2 juin, dysenterie, pilules de Segond. 24 mai, saignée de 60 cmc. inoculés à *C. ruber*, qui s'infecte le 12 juin. Ponction lombaire, liquide céphalo-rachidien clair, avec leucocytes en quantité normale et 0 trypan. Du 11 au 14 juin, œdème de la face.

15 juin, atoxyl 0,60. 16, orpiment 0, 15. 17, émétique de K 0,10. 19, orpiment 0,20. 21, atoxyl 0,50. 22, orpiment 0,30. 23, émétique K 0,10. 25, orpiment 0,40. 26, atoxyl 0,50. 28, orpiment 0,70. 29, émétique K 0,10. 1er juillet, orpiment 0,80. 3, atoxyl 0,50. 6, orpiment 0,90. 8, orpiment 1 gr.. 10, atoxyl 0,50. 12-13-15, orpiment 1 gr.. 16, émétique K 0,10. 19, orpiment 1 gr.. 8 jours de repos. 24, atoxyl 0,50. 26, orpiment 0,50. 27, émétique K 0,10. 28-29-30, orpiment 0,60, 0,70, 0,80. 31, atoxyl 0,50. 2 août, orpiment 0,90. 3, émétique K 0,10. 4, orpiment 1 gr.. 7, atoxyl 0,50. 9, orpiment 0,50. 10, émétique K 0,10. 11-12-13, orpiment 0,60, 0,70, 0,80. 14, atoxyl 0,50. 16, orpiment 0,90, 1 gr., 1 gr.. 21, atoxyl 0,50. 24, émétique K 0,10. 25-26-27, orpiment 1 gr. Malade fatiguée ; s'enfuit le 19 septembre.

Observation n° 30.—Awa Diallo, fillette de 10 ans environ, née à Karseydou dans les environs de Rufisque habite, depuis 3 ans Nianing, où elle a contracté la trypanosomiase. La maladie a débuté l'année dernière avant l'hivernage (août 1907), par de la céphalalgie et des douleurs du cou. Awa Diallo n'aurait jamais eu d'accès de fièvre. La date du début de l'hypertrophie ganglionnaire ne peut être fixée. Etat général satisfaisant, quoique la petite malade ait un peu maigri, paraît-il. Pas d'hypnose ni de troubles moteurs. 11 février, ganglions cervicaux comme des haricots des deux côtés. Ganglions sus-claviculaires comme des haricots à gauche avec trypan. rares. Sang. avec 0 trypan. à l'examen microscopique direct. A.G. faible.

1er mars, atoxyl 0,50. 2-3-4, acide picrique 0,15, 0,30, 0,40. 5, atoxyl 0,50. 6-8-9, acide picrique 0,50, 0,60, 0,70. 10, atoxyl 0,50. 11-12-13, acide picrique 0,80, 0, 90, 1 gr.; 15, atoxyl 0,50. 16-17-18, acide picrique 1,10, 1,20, 1,20. coloration jaune des conjonctives, rouge acajou des urines, réaction de Gmelin positive, légères coliques. 19, atoxyl 0,50. 8 jours de repos. 29, atoxyl 0,50. 30-31-1er avril, acide picrique 0,20, 0,40, 0,40. 2, atoxyl 0,50. 3-5-6, acide picrique 0,30, 0,40, 0,50. 7, atoxyl 0,50. 8-9-10, acide picrique 0,60, 0,70, 0,60. 12, atoxyl 0.50. 13-14-15, acide picrique 0,80, 0,90, 1 gr.. 16, atoxyl 0,50. 17-19, acide picrique 0,80, 0,90. du 20 au 28. Diarrhée dysentériforme. 21 mai-21 juin-21 juillet, saignée de 60 cmc. inoculés à *C. ruber*, qui ne s'infecte pas, 26 août-27 septembre, ponction lombaire, liquide céphalo-rachidien clair, avec leucocytes en quantité normale et 0 trypan. injecté dans le péritoine de *C. ruber*, qui ne s'infecte pas. Supposée guérie et envoyée dans son village le 22 octobre, soit 6 mois après la fin du traitement.

Observation n° 31. — Kanissa Diallo, enfant de 8 ans environ, originaire de Nianing. A présenté des accès de fièvre, accompagnés de céphalées violentes au cours de l'hivernage dernier. L'hypertrophie des ganglions cervicaux remonte à la même époque. Hébétude et hypnose assez prononcées. Pas de troubles moteurs ni de tremblement fibrillaire de la langue. Pas d'amaigrissement appréciable. Etat général assez satisfaisant. Ganglions cervicaux et sus-claviculaires, comme des pois ou des haricots des deux côtés avec trypan. non rares. Sang. avec o trypan. à l'examen microscopique direct. A. G. notable.

6 mars, atoxyl 0,50. 8-9-10, acide picrique 0,15, 0,20, 0,30. 11, atoxyl 0,50. 12-13-14, acide picrique 0,40, 0,50, 0,60. 16, atoxyl 0,50. 17-18, acide picrique 0,70, 0,80, conjonctives jaunes, urines acajou, coliques. 22, atoxyl 0,50. 23-24, acide picrique 0,90. 26, atoxyl 0,50. 8 jours de repos. 3 avril, atoxyl 0,50. 5-6-7, acide picrique 0,20, 0,30, 0,40. 8, atoxyl 0,50. 9-10-13, acide picrique 0,50, 0,60, 0,70. 13, atoxyl 0,50. 14-15, acide picrique, 0,80, 0,90. Diarrhée dysentériforme, éruption vésiculeuse sur les épaules. 19, acide picrique 0,90. 20, atoxyl 0,50. 21-24, acide picrique 0,50, 0,60, 0,70. 12 mai, fièvre avec trypan. rares à l'examen microscopique direct du sang. Temp. 38°. L'éruption, qui a débuté il y a un mois sur les épaules, s'est généralisée et est devenue papulo-vésiculeuse.

13, atoxyl 0,50. 14-15, orpiment, 0,10, 0,20. 17, atoxyl, 0,50. 18-19-20, orpiment 0,30, 0,40, 0,50. 21, atoxyl 0,50. 22-24-25, orpiment 0,50, 0,60, 0,70. 26, atoxyl 0,50. 27-28, orpiment 0,80, 0,90. 1er juin, les trypanides disparaissent, atoxyl 0,50. 2, orpiment 0,60. Du 3 au 14 œdème généralisé. 18, atoxyl 0,50. 19-21-22, orpiment 0,20, 0,30, 0,40. 23, atoxyl 0,50. 24-25-26, orpiment 0,50, 0,60, 0,70. 28, atoxyl 0,50. 29, vomissements. 1er-2 juillet, orpiment 0,50, 0,60. 3, coliques. 5, orpiment 0,30. 8, atoxyl 0,50. 9-10-12, orpiment 0,70, 0,80, 0,90. 13, atoxyl 0,50. 15-16, orpiment 0,20, vomissements. 8 jours de repos. 24, atoxyl 0,50. 26-29-30, orpiment 0,30, 0,40, 0,50. 31, atoxyl 0,50. 2-3-4 août, orpiment 0,60, 0,70, 0,80. 5, atoxyl 0,50. 6-7-9, orpiment 0,30. 11, atoxyl 0,50. 18-19-20, orpiment 0,90. 22 septembre, 5 octobre, 2 décembre, saignée de 60 cmc. inoculés à *C. ruber*, qui ne s'infecte pas. 5 janvier, 4 février, ponction lombaire, liquide céphalo-rachidien clair avec leucocytes en quantité normale et o. trypan, inoculé dans le péritoine de *C. ruber*, qui ne s'infecte pas. Supposée guérie. Vérifiée 6 mois après la fin du traitement, reste encore 6 mois au village de ségrégation sans rechute.

Observation n° 32. — Sidi Diallo, homme de 25 ans environ, né à Larmané, région de Nioro (Soudan). Habite depuis 6 ans Nianing. Malade depuis son arrivée dans cette localité. Fièvre, céphalalgie et coliques fréquentes. Trypanides papuleuses à petits éléments couvrant le tronc et les bras, à l'exception des jambes, et datant de 1 an. Hypnose depuis la même époque. La marche occasionne de la rachialgie, pas de troubles moteurs. Intelligence conservée. L'hypertrophie ganglionnaire remonterait à deux ans. Ganglions cervicaux petits et durs des deux côtés avec trypan. très rares. Sang avec o. trypan. A. G. forte. Pouls = 100.

30 décembre 1909, atoxyl 0,50. 31-1er-2 janvier 1910, acide picrique 0,30, 0,40, 0,50. 4, atoxyl 0,50. 5-6-7, acide picrique 0,60, 0,70, 0,80. 8, atoxyl 0,50. 10, céphalée violente, acide picrique 0,90, 11, atoxyl 0,75. 12-13-14, acide picrique, 0,90, 1 gr. 10, la céphalée a disparu. 15, atoxyl 0,50. 17-18-19, acide picrique 1,10. 8 jours de repos. 28, atoxyl 0,50. 29-31-1er février, acide picrique 0,60, 0,70, 0,80. 2, atoxyl 0,50. 3 4-5, acide picrique 0,90, 1 gr., 1 gr. 10. 7, atoxyl 0,50. 8-9-10, acide picrique, 1 gr. 10, 1 gr. 20, 1 gr. 20. 11, atoxyl 0,50. 12, acide picrique 1 gr. 30. 14, intolérance gastrique, traitement terminé. 14 mars, saignée et centrifugation o. trypan. 15, saignée de 60 cc., inoculés à *C. ruber*, qui s'infecte le 4 avril. 15 avril, saignée et centrifugation o trypan.

Observation n° 33. — Amadou Kamara, homme de 22 ans, né à Larmané, environs de Nioro (Soudan), habite Nianing depuis seulement un an. Y est tombé malade presque dès son arrivée. Il n'aurait présenté au début que des coliques. Douleurs articulaires dans les genoux pendant la nuit et hypnose depuis 3 mois seulement. Intelligence diminuée. Paraplégie des membres inférieurs, démarche difficile. L'hypertrophie ganglionnaire remonterait à 3 mois. Ganglions cervicaux comme des haricots des deux côtés, surtout nombreux à gauche avec trypan. non rares. Sang. avec o. trypan. à l'examen direct. A. G. notable. Pouls = 100.

30 décembre 1909, atoxyl 0,50. 31-1er-3 janvier 1910, acide picrique 0,30, 0,40, 0,50. 4, atoxyl 0,50. 5-6-7, acide picrique 0,60, 0,70, 0,80. 8, atoxyl 0,50. 10-11-12, acide picrique 0,90, 1 gr. 1 gr. 10. 13, atoxyl 0,50. La marche est devenue normale le malade peut se rendre à Saint-Louis (2 kilom.); amélioration très nette. 14-15-17, acide picrique 1 gr. 10. 18, atoxyl 0,50. 19-20-21, acide picrique 1 gr. 10. 8 jours de repos. 29, atoxyl 0,50. 31-1er-2 février, acide picrique 0,60, 0,70, 0,80. 3, atoxyl 0,50. 4-5-7, acide picrique 0,90, 1 gr., 1 gr. 10. 8, atoxyl 0,50. 9-10-11, acide picrique 1 gr. 20, 1 gr. 20, 1 gr. 30. 12, atoxyl 0,50. 14, acide picrique 1 gr. 40. 15, se plaint de contraction de la gorge et de difficulté de la déglutition, traitement suspendu. 16 mars, saignée et centrifugation, trypan. rares.

Observation n° 34. — Sory Kamara, homme de 30 ans, garde indigène, né à Goumbou (Soudan français), a séjourné un an à Nianing, où il a contracté la trypanosomiase pendant l'hivernage 1908. La maladie a débuté par des périodes fébriles de 15 jours, accompagnées de céphalalgie et se reproduisant fréquemment. Amaigrissement et hypertrophie des ganglions cervicaux, datant de la même époque, a présenté depuis des douleurs musculaires profondes et des secousses électriques.

A son entrée au village de ségrégation, le malade est porteur de ganglions cervicaux nombreux, de la grosseur de haricots des deux côtés, mais principalement à gauche avec trypan. rares. Sang. avec o. trypan. à l'examen direct. A. G. notable. Un peu d'œdème des malléoles, légère obnubilation. Etat général assez satisfaisant,

21 décembre 1909, atoxyl 0,50. 30-31,-1er janvier 1910, acide picrique

0,30, 0,40, 0,50, 3, atoxyl 0,50. 4-5-6, acide picrique 0,60, 0,70, 0,80. 7 atoxyl 0,50. 8, acide picrique 0,90. 9-10-11, diarrhée. 12, atoxyl 0,50. 13-14-15, acide picrique 1 gr., 1 gr. 10, 1 gr. 10. 17, atoxyl 0,50. 18-19-20, acide picrique 1,10. 8 jours de repos. 28, atoxyl 0,50. 29-31-1er février, acide picrique 0,60, 0,70, 0,80. 2, atoxyl 0,50. 3-4-5, acide picrique 0,90, 1 gr., 1 gr. 10. 7, atoxyl 0,50. 8-9-10, acide picrique 1 gr. 10, 1 gr. 20, 1 gr. 20. 11, atoxyl 0,50. 12-14-15, acide picrique 1 gr. 30, 1 gr. 40, 1 gr. 50. 16, atoxyl. 1 gr., violentes coliques et diarrhée. 21-22-23, acide picrique 1 gr. 50. 23 mars, saignée et centrifugation; trypan. très rares.

Observation n° 35. — Bakari Konaté, homme de 30 ans, né dans les environ de Kayes (Soudan), habite depuis 3 ans Nianing. Malade depuis 5 mois. Il est impossible d'avoir des détails sur le début et les symptômes de l'affection qu'il présente. Aspect vieillot. Tremblement continuel des membres et de la langue, marche difficile. Hypnose prononcée. Pouls: 80. Malade à la dernière période. Un gros ganglion sus-claviculaire à gauche avec trypan. rares.

12 janvier 1910, atoxyl 0,50. 13-14-15, acide picrique, 0,30, 0,40, 0,50. 17, atoxyl 0,50. 18-19-20, acide picrique 0,60, 0,70, 0,80. 21, atoxyl 0,50. 22-24-25, acide picrique 0,90, 1 gr, 0,60. 26, atoxyl 0,50. 27-28-29, acide picrique 0,60, 0,70, 0,90. 31, atoxyl 0,50. 1-2-3 février, acide picrique 0,90, 1 gr., 1 gr.. 8 jours de repos. 12, atoxyl 0,50. 14-15-16, acide picrique 1 gr., 17, atoxyl 0,75. 18-19-20, acide picrique 1 gr. Du 20 au 25, diarrhée. 26, position en chien de fusil, état général très mauvais. 1er mars, atoxyl 0,75. 4, atoxyl 0,75. 7, atoxyl 1 gr.. Décédé le 17.

Observation n° 36. — N'Golo Sidibé, homme de 25 ans, originaire de Nianing, où il a contracté la trypanosomiase à une époque qu'il est impossible de préciser. Aspect un peu hébété, yeux vagues, légère hypnose, douleur musculaire profonde et hypertrophie ganglionnaire; l'apparition de ces trois derniers symptômes remontant à deux mois. Accès fébriles depuis un mois. Pas de troubles moteurs. Etat général satisfaisant. Une chaine de ganglions cervicaux comme de gros haricots à gauche, un peu plus petits à droite avec trypan. rares. Ganglions sus-claviculaires comme de petits haricots des deux côtés; pas de ganglions axillaires ; ganglions inguinaux comme de petits haricots des deux côtés. Sang avec 0 trypan. à l'examen direct. A.G. notable.

3 décembre 1908, atoxyl 0,50. 4-5-6, orpiment 0,30, 0,40, 0,50. 7, atoxyl 0,50 ; un peu de diarrhée jusqu'au 9. 9-10-11, orpiment 0,70, 0,80, 1 gr. 20. 12, atoxyl 0,50. 13-14-15-16, orpiment 1,50, 1,70, 1,70, 1,90. 17, atoxyl 0, 50. 18-19-20, orpiment 2 gr.. 21, atoxyl 0,50. 22-23, orpiment 2 gr.. 24, fièvre et diarrhée jusqu'au 27. 8 jours de repos. 2 janvier, atoxyl 0,50. 3-4-5, orpiment 0,30, 0,50, 0,70. 6, atoxyl 0,50. 7-8-9, orpiment 0,90, 1 gr., 1 gr. 20. 11, atoxyl 0,50. 12-13-14, orpiment 1 gr. 40, 1 gr. 60, 1 gr. 80. 15, atoxyl 0,50. 16-18-19, orpiment 2 gr.. 20, atoxyl 0,50. 21, orpiment 1,60. 22-23, orpiment 1,80. 3 février, douleurs rhumatoïdes des deux pieds. 6-7, incoordination motrice; la station debout les yeux fermés est impossible, la marche difficile, le malade ne

s'éloigne plus du village de ségrégation. 23 avril, 2 juin, 3 juillet, saignée de 60 cmc. inoculés à *C. ruber*, qui ne s'infecte pas. 15 juillet, l'ataxie diminue beaucoup ; le malade marche bien mieux, il peut maintenant aller du village de ségrégation au laboratoire (2 kilom.). 3 août, saignée de 60 cmc. inoculés à *C. ruber*, qui ne s'infecte pas. 4 septembre, ponction lombaire, liquide céphalo-rachidien louche, avec nombreux leucocytes et trypan. très rares.

6, émétique A 0,15. 8, émétique A 0,20. 11, ponction lombaire, liquide céphalo-rachidien avec nombreux leucocytes et trypan. très rares. 13, atoxyl 0,50. 14-16, émétique A 0,20. 17, atoxyl 0,50. 18-20, émétique A 0,20. 22, atoxyl 0,50. 23-25, émétique A 0,20. 27, atoxyl 0,50. 28-30, émétique A 0,20. 8 jours de repos. 8 octobre, atoxyl 0,50 . 9-11, émétique A 0,20. 12, atoxyl 0,50. 13-15, émétique A 0,20. 16, atoxyl 0,50. 18, émétique A 0,15 ; vomissements. 20, émétique A 0,10. 21, atoxyl 0,50. Malade fatigué, traitement suspendu. 29 novembre, ponction lombaire, liquide transparent avec leucocytes en quantité normale et 0 trypan. N'infecte pas *C. ruber*. 29 décembre, ponction lombaire, liquide transparent avec leucocytes en quantité normale et trypan. très rares à la centrifugation. 31 janvier, saignée et centrifugation. 0 trypan. 1er février, saignée de 60 cmc. inoculés à *C. ruber*, qui ne s'infecte pas.

Observation n° 37. — Bez-Dari-Ba, homme de 30 ans environ, originaire de Saou (Niayes), où il a contracté la trypanosomiase. Malade depuis 4 mois, ne se rappelle pas avoir eu la fièvre. Vertiges et douleurs musculaires profondes, généralisées au début. On ne peut fixer la date de l'apparition de l'hypertrophie ganglionnaire, léger degré d'hypnose. Irritabilité notable. Un peu d'incoordination motrice, le malade tourne difficilement et la position debout les pieds joints et les yeux fermés est instable. Psoriasis palmaire, il est impossible de savoir si le malade a eu la syphilis.

A gauche, un ganglion cervical antérieur comme un gros haricot, un ganglion sus-claviculaire comme un petit haricot, avec une chaîne de petits ganglions comme des lentilles. A droite, un ganglion cervical fusiforme long de 3 centimètres avec trypan. rares. Sang. avec 0 trypan. à l'examen direct. A. G = 0.

20 janvier 1909, orpiment 0,16. 21, émétique de K. 0,10. 22-23-24, orpiment 0,20, 0,40, 0,66. 25, asystolie et bronchite très légère. Digitale. 26, décédé a 10 heures du soir.

Observation n° 38. — Adolphe, homme de 25 ans, originaire de Nianing. Maladie remontant au moins à un an, débutant par de la céphalalgie et des douleurs musculaires. A présenté depuis un an de l'hypertrophie des ganglions cervicaux et de l'hypnose. A été traité à Rufisque par l'atoxyl et l'orpiment par le docteur Ninaud et l'hypnose a disparu. Le malade n'a subi aucun traitement depuis deux mois. A son entrée au village de ségrégation, on note un peu de tremblement des membres, pas de troubles moteurs. Les ganglions cervicaux et sus-claviculaires sont nombreux et gros comme des haricots des deux côtés. et contiennent des trypan. très rares. Sang, avec 0 trypan. à l'examen direct. A. G. très légère.

29 janvier 1909, émétique K 0,10. 30-31-1er-2 février, orpiment, 0,10, 0,20, 0,30, 0,50. 3, émétique K 0, 10. 4, spasme du pharynx, légère tétanisation des muscles de l'abdomen, atoxyl 0,50. 7, atoxyl 0,50. Le spasme du pharynx a diminué. 10, orpiment 0,10, le spasme pharyngien apparaît de nouveau; le malade supporte mal l'orpiment. 13, atoxyl 0,50. 15-18-22, émétique K 0,10. 23, atoxyl 1 gr.. 25, émétique K 0, 10. 1er mars atoxyl 1 gr.. 8 jours de repos. 8, émétique K 0,10. 10, atoxyl, 1 gr.. 12-14, émétique K 0,10. 16, atoxyl 1 gr.. 18, émétique K 0,10. 20-22-23-24-25, orpiment 0, 15, 0,20, 0,30. 0,40, 0,50. 29, atoxyl 1 gr.. 31, émétique K 0,10. 2 avril, émétique K 0,10. 3-5-6-7-8, orpiment 0,20, 0,30, 0,40, 0,50, 0,60. 9, émétique K 0,10. 10-12-13, orpiment 0,70, 0,80, 0,90. Diarrhée, traitement suspendu; état général bien meilleur. 22, atoxyl 1 gr.. 23-24-26, orpiment 0,30, 0,40, 0,50. 27, émétique K 0,10. 29, orpiment 0,60. 1er mai, émétique K 0,10. 4-5-6, orpiment 0,70, 0,80, 0,90. 7, atoxyl 1 gr.. 9 juin, saignée de 60 cmc. inoculés à *C. ruber*, qui s'infecte le 30.

1er juillet, atoxyl 0,50. 2, orpiment 0,20. 3, émétique de K 0,10. 5-6, orpiment 0,30, 0,40. 7, atoxyl 0,50. 8-9, orpiment 0,50, 0,60. 10, émétique K 0,10. 12, orpiment 0,60. 14, atoxyl 0,50. 15, orpiment, 0,70. 16, émétique K 0,10. 19, orpiment 0,80. 21, atoxyl 0,50. 22, orpiment 0,90. 23, émétique K 0,10. 24, orpiment 1 gr.. 26. atoxyl 0,50. 27, orpiment 1 gr.. 28, émétique K 0,10. 29-30-31, orpiment 1 gr.. 8 jours de repos.

On substitue l'émétique d'aniline à l'émétique de potasse. 9 août, atoxyl 0,50. 10, orpiment 0,30. 11, émétique A 0,20. 12-13-14, orpiment 0,40, 0,50, 0,60. 16, atoxyl 0,50. 17, orpiment 0,70. 18, émétique A 0,20. 19-20-21, orpiment 0,80, 0,90, 1 gr.. 23, atoxyl 0,50. 24, orpiment 1 gr.. 25, émétique A, 0,20. 26-27-28, orpiment 1 gr.. 30, atoxyl 0,50. 31, orpiment, 1 gr.. 1er septembre, émétique A 0,20. 2-3-4, orpiment 1 gr.. 6, atoxyl 0,50. 7, orpiment 1 gr.. 8, émétique A 0,20. 9-10-11, orpiment 1 gr. 8 jours de repos. 18, atoxyl 0,50. 20, orpiment 0,50. 21, émétique A 0,20. 22-23-24, orpiment 0,60, 0,70, 0,80. 25, atoxyl 0,50. 27, orpiment 0,70. 28, émétique A 0,20. 29-30, orpiment 1 gr.. 1er octobre atoxyl 0,50. 2, orpiment 1 gr.. 4, émétique A 0,20. 5-6-7 orpiment 1 gr.. 8, atoxyl 0,50. 9, légère stomatite et fièvre, repos. 13, orpiment 1 gr.. 14, émétique A 0,10. 15-16-18, orpiment 1 gr.. 19, atoxyl 0,50, la stomatite augmente; on cesse le traitement. 6 janvier, état général très bon. Saignée et centrifugation, trypan. très rares.

Observation n° 39. — Moussa Sako, homme de 28 ans environ, originaire de Nianing, où il a contracté la trypanosomiase. La maladie aurait débuté il y a un an, pendant la saison sèche dernière, par une éruption pustuleuse sur la jambe gauche, ayant laissé des cicatrices pigmentées. A la même époque, le malade a présenté des douleurs ostéocopes et articulaires. A droite, le tibia est légèrement augmenté de volume. Fièvre vespérale, hypertrophie des ganglions cervicaux, datant de l'hivernage dernier. Ganglions cervicaux et sus-claviculaires comme de petits haricots à gauche avec trypan. rares; pas de ganglions perceptibles à droite. Pas d'hypnose. Démarche rendue difficile par l'état des tibias, mais pas de troubles moteurs. Etat général bon. Eruption psoriasiforme sur la région latérale du cou et sous le maxillaire inférieur. Sang avec A. G. légère et o trypan. à l'examen direct.

5 mars, atoxyl 0,50. 6, orpiment 0,15. 8, antimoine métallique 0,05, dans 1 cmc. d'huile. Du 10 au 15, œdème très douloureux. 16-17-18, orpiment 0,20, 0,30, 0,40. 19, atoxyl 0,50. 20, orpiment 0,50. 22, émétique de K. 0,10. du 23 au 2 avril, diarrhée. 3, orpiment 0,15. Douleurs du maxillaire inférieur, qui est légèrement augmenté de volume. 5, orpiment 0,20. 6-7, coliques. 8-9, orpiment 0,20, 0,30, diarrhée, coliques. 13, stomatite ulcéreuse analogue à la stomatite mercurielle. La diarrhée et la stomatite persistent jusqu'à la fin d'avril. 8, mai, saignée de 60 cmc. inoculés à *C. ruber*, qui s'infecte le 23. 25, atoxyl 0,50 26, orpiment 0,20. Du 27 au 6 juin, diarrhée dysentériforme. 7, émétique K. 0,10. 8-9, orpiment 0,15, 0,20. 10, coliques sans diarrhée, le tibia droit est revenu à son état normal et les douleurs ostéocopes ont disparu. 11, atoxyl 0,50. 12, orpiment 0,30. 14, émétique K. 0,10. 16, orpiment 0,40. 18, atoxyl 0.50. 19, orpiment 0,50. 21, émétique K. 0,10. Du 23 au 31, diarrhée. 1er juillet, atoxyl 0,50. 2, orpiment 0,30. 3, émétique K. 0,10. 5 6, orpiment 0,40, 0,50. 7, atoxyl 0,50. 8-9, orpiment 0,60, 0,70. 10, émétique K. 0,10. 12, orpiment 0,70. 15, atoxyl 0,50 19, orpiment 0,80. Du 20 au 22, diarrhée. 23, émétique K. 0,10. 24 sensation de constriction de la gorge accompagnée de toux. Du 26 au 30, vomissements de sang. A cause de la diarrhée, l'orpiment est supprimé dans la médication et l'émétique d'aniline est substitué à l'émétique de potasse.

3 août, atoxyl 0,50. 6, émétique A. 0,16. 9, atoxyl 0,50. 12, émétique A. 0,25. 14, émétique A. 0,20. 16, atoxyl 0,50. 17, émétique A. 0,20, toujours un peu de diarrhée. 20, émétique A. 0,20, la diarrhée cesse. 21, atoxyl 0,50. 23, émétique A. 0,20 25, diarrhée jusqu'au 27. 28, émétique A. 0,12. 30, atoxyl 0,50. 31-2 septembre, émetique A. 0,15, 8 jours de repos. 10, atoxyl 0,50. 11, émétique A. 0,10, 13, émétique A. 0,15. 14, atoxyl 0,50. Du 15 au 28, diarrhée. 29, émétique A. 0,10. 30, atoxyl 0,50. 1er au 12 octobre, diarrhée. 13-15, émétique A. 0,10. 16, atoxyl 0,50. 18, émétique A. 0,10. 19, fièvre et diarrhée, malade fatigué, traitement terminé. 10 novembre, saignée et centrifugation, 0 trypan. 29 saignée de 60 cmc. inoculés à *C. ruber*, qui s'infecte le 13 décembre.

23 janvier, fièvre et vomissements. 0. trypan. à l'examen direct, atoxyl 0,50. 24, atoxyl 0,75. 26, atoxyl, 1 gr., état général bon.

Observation n° 40. — Mody Sidibe, homme de 25 ans environ, originaire de Nianing. La maladie aurait débuté l'année dernière après l'hivernage (octobre), c'est-à-dire il y a 6 mois, par de la céphalalgie, des douleurs oculaires et de la fièvre vespérale. L'engorgement ganglionnaire daterait de la même époque. Pas d'hypnose ni de troubles moteurs. L'état général est bon ; cependant, le malade aurait eu deux crises épileptoïdes au début de sa maladie. Au moment où il se présente, les ganglions cervicaux sont comme de gros pois ; les ganglions sus-scapulaires comme de gros haricots ; ils renferment des trypan. très rares. Le sang ne renferme pas de parasites visibles à l'examen direct. A.G. légère.

8 mars, injection intra-musculaire d'antimoine métallique; 0,05 cgr. dans de l'huile d'olive. La réaction locale est très violente et empêche de continuer cette médication, qui provoque par ailleurs, un mois après, une stomatite grave avec nécrose du maxillaire et perte de deux dents. Du 19 mai au 19 avril, le malade est soumis au traitement atoxyl-orpiment, qu'on doit abandonner à cause du mauvais état de la bouche et de l'intestin (dysenterie). Le malade est saigné le 21 mai ; 60 cmc. de sang n'infectent pas *C. ruber*, mais le sang d'une nouvelle saignée pratiquée le 21 juin provoque l'apparition de *Tr. gambiense* chez le même singe.

9 août, le malade a toujours un peu de diarrhée. atoxyl 0,50. 12-14, émétique A. 0,10. 17, atoxyl 0,50. 18-23, émétique A. 0,10. 24, atoxyl 0,50. état général bien meilleur. 27-30, émétique, A. 0,10. 31, atoxyl, 0,50, 1er-3 septembre, émétique A. 0,15. 4, atoxyl, 0,50. 6, émétique A. 0,15, coliques et bronchite. 8 jours de repos. 13, atoxyl 0,50. 14-16, émétique A. 0,20. 17, atoxyl 0,50. 18-20, émétique A. 0,20. 22, atoxyl 0,50. 23-25, émétique A. 0,20. 27, vomissements, fièvre, embarras gastrique, fatigue générale, un peu d'œdème des deux bases des poumons. Traitement suspendu. Sang, avec 0 trypan. A. G. = 0. 1er octobre, les poumons se dégagent. 3, diarrhée durant quelques jours. 3 novembre, 4 décembre, 5 janvier, 5 février, saignée de 60 cmc. inoculés dans le péritoine de *C. ruber*, qui ne s'infecte pas. 8 février, ponction lombaire ; liquide céphalo-rachidien très clair avec très peu de leucocytes et 0, trypan. 5 mars, saignée et centrifugation; 0 trypan.. 6, saignée de 60 cc. inoculés à *C. ruber*, qui ne s'infecte pas. 8 mars, 8 avril, ponction lombaire, liquide céphalo-rachidien très clair, avec très peu de leucocytes et 0 trypan. Le liquide inoculé dans le péritoine du singe ne l'infecte pas. Supposé guéri, 7 mois après la fin du traitement.

Observation n° 41. — Mana Traoulé, homme de 25 ans environ, originaire des environs de Nioro du Sud. Habite depuis deux ans les environs de Nianing, où il a contracté la trypanosomiase. L'affection a débuté il y a environ 6 mois par de la fièvre et des douleurs dans les pieds et les mains. L'hypnose, actuellement très marquée, s'est montrée presque dès le début. État général bon, pas d'amaigrissement ni de troubles moteurs. Ganglions cervicaux petits, rares, et difficilement ponctionnables, plus nombreux à gauche; avec trypan. rares. Sang, avec 0 trypan. à l'examen microscopique direct. A. G. très forte.

17 mai 1909, antimoine métallique 0,01, cgr. dans 1/5 de cmc. d'huile de vaseline, en injection intramusculaire, au milieu de la ligne joignant l'épine iliaque, au sillon interfessier. 18-19, les trypan. n'ont pas disparu des ganglions, 20, atoxyl 0,50. 21-22-24, orpiment 0, 10, 0,30, 0,40. 25, émétique de K. 0,10. du 27 au 6 juin, diarrhée. 7, atoxyl 0,50. Du 8 au 17, diarrhée dysentériforme. 17, cachexie, stomatite gangréneuse. 23, gangrène de la langue. Lavage à l'eau oxygénée. 21, décédé à 6 heures du soir.

Observation n° 42. — Assa Mariko, femme de 30 ans environ, originaire de Nianing; se dit malade depuis l'hivernage dernier (8 mois environ). Céphalalgie et rachialgie accompagnées de fièvre au début, avec douleur musculaire et hypertrophie des ganglions cervicaux. Les règles sont supprimées depuis la même époque. Pas d'hypnose ni de troubles moteurs. Etat général bon. 5 mars, ganglions cervicaux comme de petits haricots des deux côtés. Un ganglion sus-claviculaire gros comme une noisette, à droite, avec trypan. rares. Ganglions sus-claviculaires comme de petits haricots à gauche. Sang avec A. G. notable, o trypan. à l'examen direct.

6, émétique de K. 0,10. 8-9-10, orpiment 0,15, 0,20, 0,30. 11, émétique K 0,10. 12-13-15, orpiment 0,40, 0,50, 0,60. 16, émétique K 0,10. 17-18-19, orpiment 0,70, 0,80, 0,90. 20, émétique K 0,10. 22, orpiment 1 gr.; coliques et diarrhée. 24, toux et léger œdème pulmonaire. 1er avril, émétique K 0,10. 2-3-5, orpiment 0,30, 0,40, 0,50. 6, émétique K 0,10. 7-8-9; orpiment 0,60, 0,70, 0,80. Du 10 au 13, diarrhée. 14, émétique K 0,10. 15-16-17, orpiment 0,50, 0,60, 0,70. Du 18 au 27, point congestif du poumon à gauche très douloureux, vésicatoires et ventouses. 4 mai, émétique K 0,10. 5-6-7, orpiment 0,20, 0,30, 0,40. 8, émétique K 0,10. 10-11, orpiment, 0,50, 0,60. 13, émétique K 0,10. 14-15, orpiment 0,70, 0,80. Du 16 au 13 juin, diarrhée. 14, saignée de 60 cmc inoculés à *C. ruber*, qui s'infecte le 7 juillet.

8 juillet, émétique K 0,10. 9-10-12, orpiment 0,15, 0,20, 0,30. 13, émétique K 0,10. 15-16-17, orpiment 0,40, 0,50, 0,60. 19, émétique K 0,10. 20-21-22, orpiment 0,70, 0,80, 0,90. 23, émétique K 0,10. 24-26-27, orpiment 1 gr., 1 gr. 10, 1 gr. 10. 28, coliques violentes. Du 30 au 4 août, léger œdème pulmonaire. 9, un peu de diarrhée; état général peu satisfaisant. L'émétique de potasse est remplacé par l'émétique d'aniline.

11, émétique A 0,12; l'état général se relève immédiatement et la diarrhée disparaît. 12-13-14, orpiment. 0,30, 0,40, 0,50. 16, émétique A 0,15. 17-18-19, orpiment, 0,60, 0,70, 0,80. 20, émétique A 0,20. 21-23-24, orpiment 0,90, 1 gr., 1 gr.. 25, émétique A, 0,20. 26-27-29, orpiment 1 gr.. 30, émétique A 0,20. 31-1er-2 septembre, orpiment 1 gr. 3, douleurs rhumatoïdes des pieds. 8 jours de repos. 10, émétique A 0,15. 11-13, orpiment 0,30, 0,40. 14, émétique A 0,15. 15, orpiment 0,50. Conjonctivite phlycténulaire. 16, émétique A 0,20. 17, orpiment 0,60. 18, émétique A 0,20. 20, orpiment 0,70. 21, émétique A 0,20. 22, orpiment 0,80. 24, émétique A 0,20. 25, orpiment 0,90. Iritis. 27, émétique A 0,20. 28, orpiment 1 gr.. 29, émétique A 0,20. 30, orpiment 1 gr. Malade fatiguée, traitement suspendu. Sang avec A. G. notable. 4 octobre, émétique A 0,20. 5, orpiment 1 gr.. 6, émétique A 0,20. 7, orpiment 1 gr.. Un peu de diarrhée jusqu'au 27. 28, la diarrhée et l'iritis sont terminés. Etat général bon. 9 novembre, 9, 29 décembre, saignée de 60 cmc inoculés à *C. ruber*, qui ne s'infecte pas. 4 avril, 2 mai, 14 juin, saignée et centrifugation o trypan.. Saignée de 60 cmc inoculés à *C. ruber*, qui ne s'infecte pas. 3 mai, 24 juin, ponction lombaire; liquide céphalo-rachidien clair avec leucocytes en proportion normale et o trypan. Ce liquide, inoculé à deux *C. ruber*, ne les infecte pas. Supposée guérie 8 mois après la fin du traitement. *Cette malade n'a jamais pris d'atoxyl.*

Observation n° 43. — Dama Coulibaly, homme de 25 ans environ. Il est impossible de fixer une date probable au début de sa maladie. Elle aurait commencé par de la céphalalgie et de la fièvre ; l'époque à laquelle s'est produite l'hypertrophie des ganglions cervicaux reste imprécise. On constate une hypnose légère avec bâillements, de la paresse pour se relever lorsque le malade est couché et une légère incoordination motrice, la station verticale est difficile. Douleur musculaire à la pression. Nasonnement sans lésions du voile du palais, datant du début de sa maladie. Les ganglions cervicaux sont petits des deux côtés, on trouve cependant un ganglion cervical antérieur, gros comme une fève, à droite, avec trypan. rares. Sang avec 0 trypan. à l'examen direct ; A. G. forte.

10 avril, atoxyl 0,15. 12. orpiment 0,15. 13, émétique de K. 0,10, abondante diaphorèse, léger état syncopal. Caféïne 0,25. 14-15-16, orpiment 0,20, 0,30, 0,40. 17, atoxyl 0,50. 19, orpiment 0,50, coliques et diarrhée 24, orpiment 0,60. 26, atoxyl 0,50. 27, orpiment 0,70. 28, émétique K 0,10. 30, orpiment 0,80. 3 mai, atoxyl 0,50. 4 orpiment 0,90. 5, émétique K 0,10. 7, orpiment 1 gr. 8 atoxyl 0,50. 10, orpiment 60. 11, émétique K 0,10. 13, orpiment 1 gr.. 8 jours de repos. 2 1, atoxyl 0,50. 22, orpiment 0,20. 24, émétique K 0,10. 26-27-28, orpiment 0,30, 0,40, 0,50. 29 atoxyl 0,50. 31, orpiment 0,90. 1er juin, émétique K 0,10. 3, orpiment 0,70. 5, atoxyl 0,50. 7, orpiment 0,80. 08, émétique K 0,10. 10, orpiment 0,90. 12, atoxyl 1 gr. 14, orpiment 1 gr. 15, émétique K 0,10. 17, orpiment 0,80. 19 atoxyl 1 gr. 21, orpiment 0,90. 22, émétique K 0,10. 24, orpiment 1 gr. Le 24 juillet, saignée de 60 cmc. inoculés à *C. ruber*, qui s'infecte le 10 août ; hypnose prononcée ; état général peu satisfaisant.

12 août, atoxyl 0,50. 13-16, émétique A, 0,20. 17, atoxyl 0,50. 18-20, émétique A. 0,20. 21, atoxyl 0,50. 23-25, émétique A. 0,20. 26, atoxyl 0,50. 27-30, émétique A. 0,20. 31, atoxyl, 0,50. 1er au 3 septembre, émétique A. 0,25. Le malade présente toujours de l'hypnose. 4, atoxyl 0,50. 6-8, émétique A. 0,25. 9, atoxyl 0,50. L'hypnose a disparu. 10-13, émétique A. 0,30. 14, atoxyl 0,50, douleurs articulaires généralisées. 15-17, émétique A. 0,25. 18, atoxyl 0,50. 21-23, émétique A. 0,25. 8 jours de repos. 1er octobre, sang avec A. G. notable ; atoxyl 0,50. 4-6, émétique A. 0,20. 7, atoxyl 0,50. 8-11, émétique A. 0,20. 12. atoxyl 0,50. 13-15, émétique A. 0.20. 16, atoxyl 0,50. 18-20, émétique A. 0,20. 21, diarrhée. 23, atoxyl 0,50. 25, émétique A. 0,20. 26, une crise d'asystolie avec mouvements choréiformes. Traitement suspendu. 27 décembre, paralysie des membres inférieurs. 4 janvier, saignée de 60 cmc. inoculés à *C. ruber*, qui ne s'infecte pas. 22, ponction lombaire ; liquide céphalo-rachidien transparent, avec leucocytes en quantité normale et trypan. non rares à la centrifugation. 26, atoxyl 0,50. 28, atoxyl 0,75. 9 février, état général toujours mauvais. 11, atoxyl 0,75. 14, atoxyl 1 gr. 16 atoxyl 1 gr. 50. 25, le malade ne se lève plus, la paralysie est de plus en plus accentuée. 6 mars, décédé.

Oservation n° 44. — Nantio Taraoré, homme de 35 ans environ, originaire de Nianing. Malade depuis la fin de l'hivernage dernier, c'est-à-dire, 9 mois environ. L'affection a débuté par de la céphalalgie et de la fièvre, accompagnées d'hypertrophie des ganglions cervicaux. A subi l'ablation de ces ganglions, il y a 5 mois environ. Douleur musculaire à la pression depuis le début de la maladie. — Actuellement, l'hypnose est assez accentuée. Le malade ne présente pas de troubles moteurs ni d'incoordination motrice. On note une petite éruption papulo-crustacée, corymbiforme, analogue à une éruption de syphilides, sans autres stigmates syphilitiques. Il ne reste plus de ganglions cervicaux ponctionnables, mais on trouve un ganglion sus-claviculaire comme un haricot à droite et un autre comme une amande à gauche, ils renferment des trypan. non rares. Sang, avec o trypan., à l'examen direct. A. G. forte.

19 avril 1909, atoxyl 0,50. 20, orpiment 0,15. 21, émétique de K. 0,10. 23-24, orpiment 0,30, 0,40. 26, atoxyl 0,50. 27, orpiment 0,50. 28, émétique K. 0,10. 30 orpiment 0,60. 4 mars, atoxyl 0,50. 5, orpiment 0,70 6, émétique K. 0,10. 8, orpiment 0,80. 10, atoxyl 0,50. 11, orpiment 0,90. 12, émétique, K. 0,10. 14, orpiment 0,80. 17, atoxyl 0,50. 18, orpiment, 0,90. 19, émétique K. 0,10. 21, orpiment 1 gr.. 8 jours de repos. 29, atoxyl 0,50. 31, orpiment 0,20. 1er juin, émétique K. 0,10 3-4, orpiment 0,30, 0,40. 5, atoxyl 0,50. 7, orpiment 0,50. 8, émétique K. 0,10. 10, orpiment 0,60. 12, atoxyl 0,50. 14, orpiment 0,70. 15, émétique K. 0,10. 17, orpiment 0,80. 19, atoxyl 1 gr.. 21, orpiment 0,90. 22, émétique K. 0,10. 24, orpiment 1 gr.. 26, atoxyl 1 gr.. 28, orpiment 0,80 ; 29, émétique K. 0,10. 1er juillet, orpiment 0,90. 2 août, saignée de 60 cmc. inoculés à *C. ruber*, qui ne s'infecte pas. 2 septembre, saignée de 60 cmc. inoculés à *C. ruber*, qui s'infecte le 27.

29 septembre, atoxyl 0,50. 30-2 octobre, émétique A. 0,15. 5, atoxyl 0,50. 6-8, émétique A. 0,20. 12, atoxyl 0,50. 13, émétique A. 0,20. 15, émétique A. 0,10. 16, atoxyl 0,50. 18-20, émétique A. 0,15. 21, atoxyl 0,50. 22-25, émétique A. 0,15. 8 jours de repos. 2 novembre, atoxyl 0,50. 3-5, émétique A. 0,15. 6, atoxyl 0,50. 8-10, émétique A. 0,15. 11, atoxyl 0,50. 12-15, émétique A. 0,15. 16, atoxyl 0,50. 17-19, émétique A. 0,15. 20, atoxyl 0,50. 22-24, émétique A. 0,15. 24 décembre, saignée de 60 cmc. inoculés à *C. ruber*, qui ne s'infecte pas. 17 janvier, troubles psychiques avec excitation. 18 ponction lombaire; liquide céphalo-rachidien clair, avec leucocytes en proportion normale et trypan. non rares.

20-22-24, atoxyl 0,50, 0,75, 1 gr. ; les troubles psychiques s'atténuent. 1er février, manie ambulatoire, excitation furieuse; évacué le 2 sur l'Hôpital Civil, où il subit trois injections d'atoxyl à jour passé 0,50, 0,75, 1 gr. 12, rentre au village de ségrégation, ne présente plus de troubles psychiques. 24, saignée et centrifugation, o trypan. 26, saignée de 60 cmc. inoculés à *C. ruber*, qui s'infecte le 30 mars. 26 mars, saignée et centrifugation, trypan. très rares. 4 avril, crise épileptoïde.

Observation n° 45. — Koli Sako, homme de 25 ans environ, originaire de Nianing. Malade depuis 2 ans. L'affection a débuté par de la fièvre accompagnée d'héméralopie et de syncopes. Hypertrophie des ganglions cervicaux, datant de la même époque. A la période fébrile, ont succédé un prurit intense et des douleurs musculaires profondes. L'hypnose, encore peu prononcée, serait de date plus récente. Pas de troubles moteurs bien accentués, le malade se plaint seulement de difficultés dans la marche le matin à la fraîcheur et de vertiges. Eruption papulo-crustacée, d'aspect syphilitique, généralisée.

Ganglions cervicaux très nombreux, gros comme des fèves des deux côtés. Ganglions sus-claviculaires de la même grosseur avec trypan. non rares. Sang avec o trypan. à l'examen direct. A. G. très faible.

10 mai 1909, atoxyl 0,50. 11-12, orpiment, 0,15, coliques. 14, atoxyl 0,50. 15-17-18, orpiment, 0,20, 0,30, 0,40. 19, atoxyl 0,50. 20-21-22, orpiment 0,50, 0,60, 0,70. 24, atoxyl 0,50. Un peu de météorisme abdominal, œdème de la face. Du 31 au 14 juin, diarrhée. 15, trypan. très rares dans les ganglions cervicaux, atoxyl 0,50. 17-18-19-21, orpiment 0,15, 0,20, 0,30, 0,40. 22, atoxyl 0,50. 23-24-25, orpiment 0,50, 0,60, 0,70. 26, atoxyl 0.50. 28-29-30, orpiment 0,80, 0,50, 0,60. 1er juillet atoxyl 0,50. L'éruption de papules généralisées a disparu, mais il s'est formé deux placards papuleux de chaque côté de la nuque. 2-3-5, orpiment 0,70, 0,80, 0,90. 6, atoxyl 0,50. 7, orpiment 1 gr.. Du 8 au 12, diarrhée. 13-15, orpiment, 0,50, 0,60. 16, atoxyl 0,50. 17-19-20, orpiment 0,70, 0,80, 0,90. 21, atoxyl 0,50. 22-23-24, orpiment 1 gr.. 26, atoxyl 0,50. 27, orpiment 1 gr. 10. Du 28 au 1er août, diarrhée. 2-3, orpiment 0,80, 0,90. 8 jours de repos. 11, atoxyl 0,50. 12-13, diarrhée. 14-16-17, orpiment 0,30, 0,40, 0,50. 17, les placards papuleux ont disparu, état général satisfaisant. 12 octobre, saignée et centrifugation, trypan. très rares.

15-17-19 octobre, atoxyl 0,50, 1 gr., 1 gr. 20, coliques. 20-22-23-25-27-28-29-30-1er-2 novembre, émétique A. 0,10. 7 janvier 1910, saignée et centrifugation trypan. très rares.

Observation n° 46. — Abdoulaye Dieng, homme de 22 ans environ, originaire du Diander. Est tombé malade il y a 6 mois, en arrivant dans la village de Goram Au début, douleurs lombaires et abdominales, œdème de la face, hyperesthésie musculaire, attaques épileptiformes fréquentes. L'hypnose s'est montrée, il y a 2 mois, elle est actuellement très prononcée, c'est au point que le malade, étant étendu sur le dos sur le sable, on peut sans le réveiller soulever un bras ou une jambe et la laisser retomber ; résolution aussi complète que la résolution chloroformique. Malgré son aspect abruti, répond assez nettement aux questions qu'on lui pose, pas d'embarras de la parole. Pas de troubles moteurs ni d'incoordination motrice. Etat général bon, embonpoint conservé.

L'hypertrophie des ganglions cervicaux remonterait à 1 an, chaînes de ganglions cervicaux gros comme de petits haricots des deux côtés avec trypan. non rares. Sang. avec o trypan. à l'examen microscopique direct. A. G. légère.

19 mai 1909, orpiment 0,15. 20, atoxyl 0,50. 21-22-24, orpiment 0,20, 0,30, 0,40. 25, atoxyl 0,50. 26, orpiment 0,50. 27, émétique de K. 0,10. 29, orpiment 0,60. 31, atoxyl 0,50. 1er juin, l'hypnose a disparu, mais le malade est un peu agité ; orpiment 0,70. 2, émétique K 0,10. 4, orpiment 0,80. 7, atoxyl 0,50, 8, orpiment 0,50. 9, émétique K 0,10. 11, orpiment 0,60. 12, atoxyl 0,50. 14, orpiment 0,70. 15, émétique K 0,10. 17, orpiment 0,80. 21, troubles psychiques, excitation

manie ambulatoire, kleptomanie. On est obligé d'enfermer le malade. 22, atoxyl 0,50. Eruption bulleuse semblable à du zôna intercostal unilatéral à gauche. 23, orpiment 0,20. 24, émétique K 0,10. 26, orpiment 0,30. 28, atoxyl 0,50. 29, orpiment 0,40. 30, le zôna a disparu, émétique K 0,10. 2 juillet, orpiment 0,50. 5, atoxyl 0,50. 6, orpiment 0,60. Du 7 au 12, diarrhée dysentériforme. 13, émétique K 0,10. 15-16, orpiment 0,50, 0,60; crise épileptoïde. 17, ponction lombaire, liquide céphalo-rachidien clair avec leucocytes en quantité normale et 0 trypan., inoculé à *C. ruber*, qui ne s'infecte pas. 19, le malade est devenu plus tranquille, la ponction lombaire semble l'avoir calmé, on peut de nouveau l'envoyer au village de ségrégation; atoxyl 0,50. 20, orpiment 0,70. 21, émétique K 0,10. 22-23-24, orpiment 0,80, 0,90, 1 gr.. agitation obligeant à l'enfermer de nouveau. 26, atoxyl 0,50. 27-28, diarrhée. 29, orpiment 0,80 30, émétique K 0,10. 2-3-4 août, orpiment 0,90, 1 gr., 1 gr.. 5, placards papuleux de chaque côté de la nuque (fig. 2) et à la face postérieure du bras gauche; atoxyl 0,50. 6-7, diarrhée.

9, on remplace l'émétique de potasse par l'émétique d'aniline. Emétique A. 0,20. 11-12, orpiment 0,60, 0,80. 13, atoxyl 0,50. 14, orpiment 0,80. 16, émétique A. 0,25. 17-18-19, orpiment 0.90, 1 gr., 1 gr.. 20, atoxyl 0,50. 21, orpiment 1 gr.. 22, émétique A. 0,20. 23-24-25, orpiment 1 gr.. 26, état mental presque normal, le malade est de nouveau remis en liberté; atoxyl 0,50. 27, orpiment 1 gr.. 28, émétique A, 0,20. 30-31-1er septembre, orpiment 1 gr.. 2, atoxyl 0,50. 3, orpiment 1 gr.. 4, émétique A. 0,30, diarrhée. 8 jours de repos. 13, atoxyl 0,50. 14, orpiment 0,50. 15, émétique A. 0,20. 16-17-18, orpiment 0,60, 0,70, 0,80. S'enfuit le 20.

Observation n° 47. — Diery Kourouma, indigène de 30 ans environ. 4 ans de service comme tirailleur. Originaire de Kankan (Soudan). A servi 2 ans au Congo. Malade depuis 1 an. N'aurait jamais présenté ni fièvre, ni céphalalgie. Hypnose remontant à 6 mois et actuellement très accentuée. Un peu d'œdème de la face, hébétude, prurit, parésie des membres inférieurs, le malade ne peut marcher que soutenu. Sang. avec trypan. très rares à la 3e centrifugation et filaires rares à l'examen microscopique direct.

21-24-28 août, atoxyl 0,50. Evacué le 1er septembre de l'hôpital militaire sur le village de ségrégation. 1er septembre, émétique A. 0,15. 2, orpiment 0,15. 3, émétique A. 0,20. 4, orpiment, 30. 6, émétique A. 0,20. 7, orpiment 0,40. 8, émétique A. 0,20. 9, orpiment 0,50. 10, émétique A. 0,20. *Les filaires ont disparu du sang à l'examen direct*, 0 sur 5 préparations. 11, orpiment 0,60. 13, atoxyl 0,50, saignée de 10 cmc. *1 seule filaire à la 3e centrifugation*. 14, émétique A. 0, 20. 15, orpiment 0,80. 16, émétique A. 0,20. 17, orpiment 0,70. 18, émétique A. 0,20. 20, orpiment 1 gr. 29, émétique A. 0,20. Etat général bien meilleur, hypnose disparue, démarche encore difficile. 30, orpiment 1 gr. Décédé subitement en l'absence de l'infirmier, probablement d'asystolie.

Observation n° 48. — Masamba Diouf, homme de 37 ans environ, né dans le Cayor. A séjourné 2 jours à Nianing et 3 mois à N'Gaparou, sur la Petite Côte, il y a de cela 4 ans. L'affection a débuté au cours de l'hivernage à N'Gaparou par de la fièvre, de la céphalalgie, des douleurs articulaires et des vomissements. L'hypertrophie ganglionnaire remonterait à deux mois seulement. Amaigrissement notable remontant à 4 mois. Pas d'hypnose ni de troubles moteurs, se fatigue facilement.

Ganglions cervicaux gros comme des haricots ou des pois, légèrement mous des deux côtés avec trypan. non rares. Un gros ganglion axillaire à droite. Sang avec o trypan. à l'examen microscopique direct. A. G. légère.

1er juin, atoxyl 0,50. 2-3, orpiment 0,15, 0,20. 4, émétique de K. 0.10. 5, orpiment 0,30. 7, atoxyl 0,50. 8, orpiment 0,40. 9, émétique K 0,10. du 10 au 13, coliques. 14, orpiment 0,50. 16, atoxyl 0,50. 17, orpiment 0,60. 19, émétique K 0,10. 21, orpiment 0,70. 23, atoxyl 0,50. 24, orpiment 0,80. 25, émétique K 0,10. 28, orpiment 0,90. 30, atoxyl 0,75. 1er juillet, orpiment 1 gr. 2, émétique K 0,10. 5, orpiment 1,10. 8 jours de repos. 13, atoxyl 0,50. 15, orpiment 0,30. 16, émétique K 0,10. 17 orpiment 0,40. 19, atoxyl 0,50. 20, orpiment 0,50. 21, émétique K 0,10. 22-23-24, orpiment 0,60, 0,70, 0,80. 26, atoxyl 0,50. 27, orpiment 0,90. 28, émétique K 0,10. 29-30, orpiment 1 gr.. 31-1er août, coliques. 2, atoxyl 0,75. 3, orpiment 1 gr. 4, émétique K 0,10. 5-6-7, orpiment 1 gr. 9, atoxyl 1 gr. coliques. 10, orpiment 1 gr. 11, émétique K 0,10. 12-13-14, orpiment 1 gr. 14 septembre, saignée de 60 cmc. inoculés à *C. ruber*, qui ne s'infecte pas. S'enfuit le 20 septembre.

Observation n° 49. — Gari Ba, homme de 30 ans environ, originaire de Nianing, où il a contracté la trypanosomiase. Malade depuis un an environ. L'affection a débuté par de la fièvre, de la rachialgie, des vertiges et des douleurs musculaires à la pression. L'hypertrophie des ganglions cervicaux a succédé à cette période de début. Actuellement la douleur à la pression musculaire a disparu. L'état général est bon, le sujet bien musclé. Deux ganglions cervicaux, gros comme des amandes, dans le triangle postérieur des deux côtés. Ganglions sus-claviculaires comme de gros haricots des deux côtés avec trypan. rares. Sang avec o. trypan. à l'examen direct. A. G. légère.

1er juillet, atoxyl 0,50. 2, orpiment 0,15. 3, émétique de K 0,10. 5-6, orpiment 0,20, 0,30. 7, atoxyl 0,50. 8, orpiment 0,40. 9, émétique K 0,10. 10, orpiment 0,50. du 11 au 14, diarrhée. 15, atoxyl 0, 50, 16, orpiment 0,60. 17, émétique K 0,10. 19, orpiment 0,70. 21, atoxyl 0,50. 22, orpiment 0,80. 23, émétique K 0,10. 24, orpiment 0,90. 26, atoxyl 0,50. 27, orpiment 1 gr.. 28, émétique K 0,10. 29, orpiment 1 gr. ; gastralgie, anorexie. 8 jours de repos. L'émétique d'aniline est substitué à l'émétique de potasse. 7 août, atoxyl 0,50. 9-10, coliques. 11, émétique A 0,20. 12, coliques. 13, orpiment 0,30. 16, atoxyl 0,50. 17, orpiment 0,40. 18, émétique A 0,20. 20-21-23, orpiment 0,50, 0,60, 0,70. 24, atoxyl 0,50. 25, orpiment 0,80. 26, émétique A 0,20. 27-28-30, orpiment 1 gr. 31, atoxyl 0,50. 1er septembre, orpiment 1 gr. 2, émétique A 0,20. 3-4, orpiment 1 gr. 6, atoxyl 0,50. 7-8, légère bronchite avec rachialgie. Repos. 9, orpiment 1 gr. 10, émétique A 0,20. 11, orpiment 1 gr. 12, diarrhée. 8 jours de repos. 20, atoxyl 0,50. 22, orpiment 0,30. 23, émétique A 0,20. 24-25-27, orpiment 0,40, 0,50, 0,60. 28, atoxyl 0,50. 29, orpiment 0,90. 30, émétique A 0,20. 1er-2-4 octobre, orpiment 0,80, 0,90, 1 gr. 5, atoxyl 0,50. Du 6 au 11, anorexie, vomissements. 13, orpiment 1 gr. 14, émétique A 0,20 ; vomissements, mauvais état gastrique, traitement suspendu. 18 novembre, saignée de 60 cmc. inoculés à *C. ruber*, qui s'infecte le 6 décembre. 24 novembre, accès fébrile, douleurs généralisées, vomissements, coliques ; trypan. non rares à l'examen direct du sang.

25, trypan. toujours nombreux dans le sang, atoxyl 0,50. 26, lassitude générale, tremblements, vertiges. 27, émétique A 0,10. 29, émétique A 0,15. 30, atoxyl 0,50. 1er-3, décembre, émétique A 0,15. 4, atoxyl 0,50. 6, émétique A 0,15. 7-8, le malade fatigué demande à interrompre le traitement; sang avec 0 trypan. 9, émétique A 0,15. 10, atoxyl 0,50. 11-13, émétique A 0,10. 14, atoxyl 0,50. 15-17, émétique A 0,10. 8 jours de repos. 28, atoxyl 0,50. 29-31, émétique A 0,10. 1er janvier 1910, atoxyl 0,50. 3-5, émétique A 0,10. 6, atoxyl 0,50. 7, émétique A 0,10. 10, émétique A 0,15. 11, atoxyl 0,50. 12, émétique A 0,15, crise d'asystolie avec mouvements cloniques, 20 minutes après l'injection, malgré 0,25 centigrammes de caféine. 11 février, saignée et centrifugation 0 trypan. 12, saignée de 60 cmc. inoculés à *C. ruber*, qui ne s'infecte pas. 13 mars, saignée de 60 cmc. inoculés à *C. ruber*, qui s'infecte le 19.

Observation n° 50. — Manaba Diarra, femme de 30 ans environ, originaire de Nianing. Etant donné l'état d'abrutissement de la malade, il est difficile d'avoir des renseignements précis sur le début de sa maladie. L'engorgement des ganglions cervicaux daterait d'au moins deux ans ; l'hypnose remonterait à 18 mois. La malade n'accuse pas d'accès fébriles, elle aurait seulement souffert de céphalées depuis environ trois mois.

Actuellement, les ganglions cervicaux sont de la grosseur de petits haricots des deux côtés. On trouve également 3 ganglions de chaque côté un peu au-dessus du creux sus-claviculaire, ils sont passablement durs, ce qui indique qu'ils sont déjà anciens. Ils renferment des trypan. non rares. A l'examen direct, le sang présente une agglutination notable et 0 trypan. Abrutissement et hypnose très prononcés. Pas de troubles moteurs; coliques et diarrhée constantes. Règles conservées.

4 septembre, émétique A. 0.15. 6, émétique A. 0,20. La diarrhée augmente. 7, on ne trouve plus de trypan. dans les ganglions et l'hypnose a complètement disparu, atoxyl, 0,50. 8-10, émétique A. 0,10, on observe encore un peu de diarrhée jusqu'au 17. 11, atoxyl, 0,50. 13-16, émétique A. 0,15. 17, atoxyl, 0,50. 18-21, émétique A. 0,20. 22, atoxyl, 0,50. 23-25, émétique A. 0,20. 27, atoxyl, 0,50. 28-30, émétique A. 0,20, A. G. encore notable. 8 jours de repos. 8 octobre, atoxyl, 0,50. 9-11, émétique, A. 0,20. 12, stomatite avec diarrhée, traitement interrompu. La diarrhée cesse vers le 18. La stomatite dure jusqu'à la fin d'octobre, 15 novembre, 15 décembre, 15 janvier, 8 février, saignées de 60 cmc. de sang inoculé à *C. ruber*, qui ne s'infecte pas. 25 janvier, un peu d'hypnose, 1er février, l'hypnose s'accentue. Parésie des membres inférieurs. 9, ponction lombaire, liquide céphalo-rachidien transparent avec leucocytes assez nombreux et trypan. très rares.

En présence d'une rechute méningée pure et grave, la malade est soumise à un traitement intensif par l'atoxyl. 11, atoxyl 0,75. 14, atoxyl, 1 gr. 16, atoxyl 1 gr. 50. 17, violentes coliques. 24, l'hypnose a disparu; état général meilleur, toujours un peu de parésie. 1er mars, la parésie a diminué, état satisfaisant. 1er avril, saignée et centrifugation, o trypan. 2, saignée de 60 cc. de sang inoculés à *C. ruber*, qui ne s'infecte pas. 24 mai, 24 juin, ponction lombaire et centrifugation, o trypan., lymphocytose. Inoculation du liquide céphalo-rachidien à *C. ruber*, qui ne s'infecte pas. 23 juin, 20 juillet, 23 août. Saignée et centrifugation, o trypan. Douleurs généralisées à tout le corps pendant tout le mois de septembre. 15 octobre, les douleurs se localisent à la face antérieure des cuisses, démarche difficile.

OBSERVATION n° 51. — Mapenda, garçon de 16 ans environ. A contracté l'affection à Nianing, il est atteint depuis plus de 15 mois. Il est tellement abruti que, quoique servant de domestique au Résident de Nianing et parlant français, on ne peut en tirer aucun renseignement. Pas de troubles moteurs. Hypnose très accentuée. Eruption papulo-ulcéreuse généralisée. Ganglions cervicaux et sus-claviculaires nombreux des deux côtés, variant de la grosseur d'un pois à celle d'une fève, avec trypan. très rares. Sang ne renfermant pas de parasites visibles à l'examen direct. A. G. légère. Anémie prononcée, décoloration sanguine nettement perceptible.

Le malade présente, en outre, une diarrhée très tenace, après avoir essayé de l'orpiment, mal toléré à cause de la diarrhée, nous essayons de l'émétique de potasse associé à l'atoxyl sans arriver à remonter l'état général. Le 2 août, le malade est mis au traitement émétique d'aniline-atoxyl. Son état se relève presque immédiatement et la diarrhée diminue pour disparaître au bout de quelques jours.

2 août, atoxyl 0,50. 7, émétique A 0,15. 11, atoxyl 0,50. 12-14, émétique A 0,20. 16, atoxyl 0,50. 17, émétique A 0,20. 19, diarrhée, traitement suspendu. 23, émétique A 0,20. 24, atoxyl 0,50. 25-27, émétique A 0,20. 28, atoxyl 0,50. 30 août-1er septembre, émétique A 0,20. 8 jours de repos. 9 septembre, atoxyl 0,50. 10-13, émétique A 0,20. 24, atoxyl 0,50. 15-17, émétique A 0,20. 18, atoxyl 0,50. 20-22, émétique A 0,20. 24, atoxyl 0,50. 25-29, émétique A 0,20. 30, atoxyl 0,50. 2-4 octobre, émétique A 0,20.

A la fin du traitement, le malade a un peu maigri, mais l'état général est excellent; l'éruption papulo-ulcéreuse a complètement disparu. 5 novembre, 5 décembre 1909, 5 janvier 1910, saignée de 60 centimètres cubes de sang qui sont inoculés à *C. ruber*, qui ne s'infecte pas. 5 février, ponction lombaire, liquide céphalo-rachidien très clair, avec leucocytes en proportion normale et o trypan. après centrifugation. Ce liquide, inoculé dans le péritoine du singe, ne l'infecte pas. 7 février, 9 mars, saignées de 60 cmc. de sang, qui sont inoculés à *C. ruber*, qui ne s'infecte pas. Le 12 mai, ponction lombaire, liquide céphalo-rachidien très clair avec leucocytes en proportion normale et o trypan. après centrifugation. Le liquide inoculé dans le péritoine du singe ne l'infecte pas. Supposé guéri 5 mois après la fin du traitement.

Observation n° 52. — Awa-Diop, femme de 29 ans environ. A contracté la trypanosomiase à Saou, atteinte depuis au moins 2 ans. Les règles sont supprimées depuis cette époque. A beaucoup maigri et s'est mise à dormir depuis un an. Elle présente aussi, depuis le même temps, une céphalée persistante et des douleurs musculaires à la pression. Elle aurait eu deux attaques épileptoïdes le mois précédent. Pas de troubles moteurs. Les ganglions cervicaux sont comme de gros haricots des deux côtés, ils renferment des trypan. rares. Quelques petits ganglions sus-claviculaires.

29 juillet, émétique A 0,10. 30, les trypan. ont disparu des ganglions. 2 août, atoxyl 0,50. 4, émétique A 0,15. 6, atoxyl 0,50. 9, émétique A 0,20. 12, atoxyl 0,50. 13-15, émétique A 0,20. 17, atoxyl 0,50. 18, émétique A 0,20. 19, diarrhée. 20, émétique A 0,20. 21, atoxyl 0,50. 23-25, émétique A 0,20. 8 jours de repos.

2 septembre, atoxyl 0,50. 3-6, émétique A 0,20. 7, diarrhée. 8, atoxyl 0,50. 9-11, émétique A 0,15. 13, atoxyl 0,50. 14-16, émétique A 0,20. 17, atoxyl 0,50. 18, émétique A 0,20. Le 20, la malade s'enfuit, son traitement n'étant pas tout à fait terminé. Elle est ramenée le 15 octobre en très bon état. 21 octobre, 21 novembre, 21 décembre, saignée de 60 centimètres cubes de sang inoculés à *C. ruber*, qui ne s'infecte pas. Le 24 janvier, ponction lombaire, liquide céphalo-rachidien très clair avec leucocytes en proportion normale et 0 trypan. après centrifugation. Ce liquide est inoculé dans le péritoine du singe, qui s'infecte au bout de 31 jours. Rechute méningée pure 4 mois après la fin du traitement.

Observation n° 53. — Goumbo Diakaté, homme de 25 ans environ, originaire de Kermatar-Gaye (Diander). A commencé à être malade, il y a 3 ans, à cette époque a présenté de la céphalalgie et de l'hypertrophie des ganglions cervicaux, a subi alors l'exérèse ganglionnaire. La fièvre se serait montrée seulement il y a 3 mois, accompagnée de céphalalgie pendant la journée, de courbature générale le soir et de vertiges. Légère hypnose, s'endort facilement lorsqu'il reste en place. Pas de troubles moteurs. Etat général bon ; sujet bien musclé.

Un seul ganglion cervical mou, fusiforme, de la taille d'un petit haricot à gauche avec trypan. rares.

2 août 1909, atoxyl 0,50. 4, émétique d'aniline 0,15. 6, atoxyl 0,50. 9, émétique A 0,20. 12, atoxyl 0,50. 13-16, émétique A 0,20. 17, atoxyl 0,50. 18-20, émétique A 0,20. 21, atoxyl 0,50. 23-26, émétique A 0,20 ; vomissements. 8 jours de repos. 2 septembre, atoxyl 0,50. 3-6, émétique A 0,20. 7, atoxyl 0,50. 8-10, émétique A 0,20. 11, atoxyl 0,50. 13-16, émétique A 0,20. 17, atoxyl 0,50. 18, émétique A 0,20. S'enfuit le 20 septembre.

Observation n° 54. — Baye Li, femme de 25 ans environ. A contracté la trypanosomiase à M'Boro, près de Ouayenbam, dans le Diander.

Atteinte depuis un an environ. Maladie ayant débuté au cours de l'hivernage par des accès fébriles, accompagnés d'hypertrophie des ganglions cervicaux. Hypnose depuis 3 mois. Actuellement l'hypnose est très prononcée et l'abrutissement tel que l'interrogatoire est difficile. Pas de troubles moteurs. Les règles seraient conservées. Kérato-conjonctive et iritis de l'œil droit. Malade amaigrie, cachectisée, température 38°, pouls 110. Deux ganglions cervicaux de la grosseur de fèves à droite, un à gauche; ces ganglions sont durs et ne renferment pas de parasites. Une chaîne de petits ganglions *mous*, de la grosseur de pois, et d'une poussée manifestement ultérieure, renfermant des trypan. rares.

4 octobre, émétique A. 0,20 en ingestion, sont rejetés au bout de 20 minutes et occasionnent une diarrhée abondante. 5-6-7-8-10-11, frictions de 15 minutes avec pommade stibiée à 1/4 (8 gr.). 12, trypan. très rares dans les ganglions ; atoxyl 0,50. 15, atoxyl 0,75. 17, atoxyl 1 gr. 20. 18, violentes coliques. 19-20-21-22, émétique A. 0,10. 23, l'iritis a disparu, un peu de stomatite, émétique A. 0,10. 25-26, émétique A. 0,10. 27, kératite ulcéreuse, insufflation de poudre de calomel, émétique A. 0,10. 28-29, émétique A. 0,10. La stomatite se prolonge jusqu'au 5 novembre, la kératite ulcéreuse jusqu'au 20. 10 décembre, saignée de 60 cmc. inoculés dans le péritoine de *C. ruber*, qui ne s'infecte pas. 20-25, attaque épileptoïde, céphalalgie et marasme. 26, ponction lombaire, liquide céphalo-rachidien trouble avec leucocytes nombreux et trypan. non rares.

30, atoxyl 0,50. 1er janvier, atoxyl 0,75. 3, atoxyl 1 gr. la céphalée persiste, état général meilleur. 5, la céphalée a disparu, état bon. 1er février, saignée et centrifugation, 0 trypan. 3, ponction lombaire, liquide céphalo-rachidien clair avec leucocytes en quantité normale et 0 trypan, n'infecte pas le singe. 4 mars, rachialgie dorsale, saignée et centrifugation 0 trypan. 5, ponction lombaire, liquide céphalo-rachidien transparent avec 0 trypan. et peu de leucocytes, inoculé à *C. ruber*, qui ne s'infecte pas. 11 avril, saignée et centrifugation, 0 trypan. 12, saignée de 60 cmc. inoculés à *C. ruber*. 15, ponction lombaire, liquide céphalo-rachidien transparent avec très peu de leucocytes, et trypan. non rares.

Observation n° 55. — Yoro Gaye, homme de 30 ans environ, a contracté la trypanosomiase à M'Boro, atteint depuis un an. Céphalalgie et lombalgie violentes au début; dit n'avoir jamais eu de fièvre. Intelligence conservée, pas d'hypnose ni de troubles moteurs. Ganglions cervicaux un peu durs ayant déjà subi un commencement de sclérose, nombreux des deux côtés et de la taille de balles du fusil Lebel. Un paquet de ganglions de la grosseur d'une amande à droite avec trypan. non rares. Les ganglions sont douloureux, le malade les accuse de provoquer de la céphalalgie. Pouls = 92. Sang avec 0. trypan. à l'examen direct. A. G. notable.

16 octobre, atoxyl 0,50. 18, atoxyl 0,75, vomissements dans la journée et pendant la nuit. 20, atoxyl 1 gr. 21, coliques sèches. 22, huile de ricin. Du 25 octobre au 4 novembre, 10 injections de 0,10 émétique A. 11 décembre, saignée de 60 cmc. de sang inoculés dans le péritoine de *C. ruber*, qui ne s'infecte pas. 20, violentes douleurs lombaires,

urines fortement albumineuses. Régime lacté. 11 janvier, saignée de 60 cmc. inoculés dans le péritoine de *C. ruber*, qui ne s'infecte pas. 5 février, saignée et centrifugation. trypan. très rares à la 3e centrifugation.

Observation n° 56. — Layti Fall, Sérère, âgé d'environ 30 ans, né, dans le Suré, d'une famille de gens libres, mais nullement apparenté à la famille des anciens rois. Quitte le Suré vers 25 ans, va en Gambie, où il fait pour le compte de son maître de nombreux voyages, convoie des bestiaux, etc. Il y a deux ans, pendant l'hivernage et durant un de ces voyages, ressent de violents maux de tête, présente de la fièvre, puis bientôt dort à tout propos, même en mangeant. Son caractère change ensuite, il se bat avec ses camarades. Son marabout le renvoie finalement à Sédhiou, où les autorités l'arrêtent bientôt comme fou dangereux et l'expédient à l'hôpital indigène de Saint-Louis. A l'examen : ganglions peu développés, œdème de la face et des pieds. Le malade, assez calme d'ordinaire, se prétend fils du roi de Sine, se fâche quand on parle mal de sa famille présumée ou lorsqu'on ne le traite pas comme membre de cette famille. Son sang, centrifugé, montre de très rares trypanosomes et de très nombreuses filaires. Liquide céphalo-rachidien, clair et transparent et avec leucocytes peu abondants et trypan. rares. 15 octobre, le malade, d'ordinaire gai, s'endort souvent, mange cependant à chaque repas d'une façon vorace. Ses idées de grandeur subsistent. Il demande à être nommé chef de canton dans le Fouladou.

7 novembre, atoxyl 0,50. 8, émétique A 0,10; quintes de toux. 9, émétique A 0,10, douleurs erratiques du tronc. 10, émétique A 0,10. 11, atoxyl 0,50. 12-13-14, émétique A 0,10; agité surtout la nuit. 15, atoxyl 0,50. 16-17-18, émétique A 0,10 ; très agité, le malade injurie camarades et infirmier ; il est chef. 19, atoxyl 0,50. 20-21-22, émétique A 0,10 ; Layti confie à ses voisins qu'il va faire la guerre dans le Fouladou pour donner la région aux Français. 23 novembre, atoxyl 0,50. 24 novembre, Layti fait provision de briques pour tuer le Médecin qui lui promet de le nommer chef de canton et n'en fait rien. 2 décembre, pas de ganglions ponctionnables. Le sang d'une piqûre du doigt ne donne rien à l'examen microscopique direct. Le malade accommode mal à la lumière et à la distance, pas de signe de Romberg ; réflexes rotuliens presque abolis; un peu de difficulté dans la parole. Continuation des idées de grandeur; se dit millionnaire; il a 4 millions or; un indigène ne connaît guère les millions, même par ouï dire. Le 10 décembre commence un travail de pavage dans la cour de l'hôpital. Le 20 décembre, devient beaucoup plus calme. Le 26 décembre, sang. avec 0 trypan. A. G. notable, liquide céphalo-rachidien clair avec leucocytes et trypan. très rares. 3 janvier, le caractère devient batailleur. 6-7-8, émétique A 0,10; légère toux. 9, atoxyl 0,50. 10-11-12, émétique A 0,10 ; le calme psychique revient, le malade est florissant. 13, atoxyl 0,50. 1415-16, émétique A 0,50. 17, atoxyl 0,50. 18-19-20, émétique A 0,10. 21, atoxyl 0,50. 22, émétique A 0,10. 23, atoxyl 0,50 ; état général parfait, état psychique normal. 25 février, le sang centrifugé contient des trypan. rares, mais pas de filaires. 10 mars, réflexes légè-

rement diminués; les pupilles réagissent à la lumière; état psychique bon; envoyé au village de Sor le 12.

13 avril, hypnose prononcée; atoxyl 0,60. 15, atoxyl 0,50; éruption furfuracée sur l'abdomen, les lombes, les jambes, la face postérieure des bras; le thorax, le cou et la tête sont indemnes. 18, atoxyl 1 gr., coliques violentes dans la soirée, l'hypnose a disparu.

Observation n° 57. — Bandiougou Diawara. — Homme de 25 ans environ, originaire de Nianing. Malade depuis l'hivernage (juillet-octobre 1908), affection débutant par des douleurs généralisées, de la céphalalgie et des vomissements, indispositions, obligeant fréquemment le malade à cesser tout travail. L'hypertrophie des ganglions cervicaux serait antérieure à cette époque. Hypnose prononcée, pas d'insomnies. Léger tremblement, pas de troubles moteurs appréciables.

A son entrée au village de ségrégation, les ganglions cervicaux sont douloureux et comme de gros haricots des deux côtés, trypan. non rares. Sang avec 0 trypan. à l'examen direct = A. G. notable. Pouls. 144.

29 novembre 1909, atoxyl 0,30. 30-2 décembre, émétique A. 0,10, 0,13, vomissements après les injections. 3, atoxyl 0,50. 4-6, émétique A. 0,15. 7, atoxyl 0,50. 8-10, émétique A. 0,15. 11, atoxyl 0,50. 13-15, émétique A. 0,15, crise d'asystolie immédiatement après la dernière injection, syncope de 15 minutes, traitement suspendu. 16, arythmie encore très marquée. 17, pouls plus régulier, 96 au repos, la marche le fait cependant monter à 140. 14 janvier, saignée, centrifugation négative; on trouve seulement des croissants nombreux d'*Hemamœba malariæ*. 15, saignée de 60 cc. inoculés à *C. ruber*, qui ne s'infecte pas. 15 février, saignée et centrifugation, trypan. très rares. On ne voit plus de croissants. Le malade présente un peu d'ataxie; la démarche est mal assurée, l'état général peu satisfaisant.

Observation n° 58. — Samba Diakité, homme de 30 ans environ, originaire de Nianing. Serait malade depuis 2 ans. Affection ayant débuté par de la céphalalgie diurne et nocturne, de la fièvre pendant la nuit. Le malade se rappelle aussi avoir souffert fréquemment de coliques. Pas d'hypnose, de douleurs musculaires profondes, de tremblements ni de troubles moteurs. L'hypertrophie ganglionnaire remonterait à 2 ans; le malade a subi une première exérèse, qui aurait été suivie d'une 2e poussée. A son entrée au village de ségrégation, il présente des 2 côtés de la région cervicale des ganglions comme de gros haricots un peu durs et ayant déjà subi un commencement de sclérose. On y rencontre cependant encore des trypan. très rares. Sang avec 0 trypan. à l'examen direct. A. G. légère. Pouls = 120.

14 décembre 1909, atoxyl 0,50. 15-17, émétique A 0,10, vomissements. 18, atoxyl 0,50. 20-21-22, céphalalgie violente. Pouls = 100, traitement interrompu. 23, la céphalalgie a disparu; atoxyl 1 gr. 25-27-29, émétique A 0,10, vomissements. 30 atoxyl 0,50. 31-3 janvier 1910, émétique A 0,10. 4, atoxyl 0,50. 5-7, émétique A 0,10. 4, atoxyl 0,50. 8, atoxyl 0,50. 9, diarrhée, puis dysenterie jusqu'au 14, traitement terminé. 9 février, saignée et centrifugation, 0 trypan. 10, saignée de

60 cmc. inoculés à *C. ruber*, qui ne s'infecte pas. 11 mars, saignée de 60 cmc. inoculés à *C. ruber*, qui ne s'infecte pas. 13 avril, saignée et centrifugation, o trypan. 14, saignée de 60 cmc. inoculés à *C. ruber*, qui ne s'infecte pas. 23 mai, saignée et centrifugation, o trypan. 25, saignée de 60 cmc. inoculés à *C. ruber*, qui ne s'infecte pas. 29, douleurs oculaires nocturnes. Du 19 au 23 juin, céphalalgie persistante. 19, saignée et centrifugation, o trypan. 20, saignée de 60 cmc. inoculés à *C. ruber*, qui ne s'infecte pas. 21-22-23, atoxyl 0,50, 0,75. 1 gr. 10. La céphalalgie disparaît. 25 août, céphalalgie persistant jusqu'au 30. 6 septembre, saignée de 30 cmc. inoculés à *C. ruber*, qui ne s'infecte pas. 20, saignée et centrifugation, o trypan. 12 octobre, saignée de 40 cmc. inoculés à *C. ruber*. 14, ponction lombaire, liquide céphalo-rachidien avec o trypan.; lymphocytose légère.

Observation n° 59. — Moussa Taraoré II, homme de 25 ans environ, originaire de Nianing, se prétend malade depuis seulement quelques mois, douleurs généralisées avec obnubilation le soir. N'aurait jamais eu ni accès fébriles, ni douleurs musculaires à la pression. Pas d'hypnose, d'insomnie ni de troubles moteurs; intelligence conservée.

L'hypertrophie ganglionnaire remonterait à 3 mois. A son entrée au village de ségrégation, le malade présente des ganglions cervicaux et sus-claviculaires comme des petits pois des 2 côtés; quelques-uns sont mous et renferment des trypan. rares. Ganglions axillaires comme des noisettes, inguinaux comme des amandes. Sang, avec o trypan. à l'examen direct. A. G. notable. Pouls = 60.

6 nov. 1909, atoxyl 0,50. 8-9-10, émétique A 0,10. 11, atoxyl 0,50. 12, émétique A 0,10. 13-14, lombalgie, état général peu satisfaisant, traitement supendu. 15-16, émétique A 0,10. 17, atoxyl 0,50. 18-19-20, émétique A 0,10. 22, atoxyl 0,40. 23-24-25, émétique A 0,10. 26, atoxyl 0,50; le malade est fatigué, on arrête le traitement. 27 décembre, saignée de 60 cmc. de sang inoculés à *C. ruber*, qui s'infecte le 21 janvier.

Observation n° 60. — Samba N'Diaye, homme de 45 ans environ, originaire de Nianing. Malade depuis 1 an seulement. Affection ayant débuté par fièvre, céphalalgie et courbature. Douleur musculaire profonde, pas de troubles moteurs ni de tremblement fibrillaire de la langue, ni d'éruption cutanée. Intelligence obnubilée, mais pas d'hypnose. L'hypertrophie ganglionnaire remonterait à une époque très éloignée, sans que le malade puisse préciser la date de son début. Elle est plus accentuée qu'elle n'a jamais été. Ganglions cervicaux comme de gros haricots des 2 côtés, avec trypan. non rares. Ganglions axillaires comme des noisettes. Sang avec o trypan. à l'examen direct. A.G. notable. Pouls = 110.

24 décembre 1909, atoxyl 0,50. 25-27, émétique A 0,10, léger malaise. 28, atoxyl 0,50. 29, émétique A 0,10. 30 septembre, vertiges 31-1er-2 janvier 1910, toux fréquente pendant la nuit, submatité avec obscurité du murmure vésiculaire au niveau des deux bases, principalement à droite. Pouls = 118. Traitement suspendu, vésicatoire à droite. 3, les symptômes pulmonaires se sont amendés, atoxyl 0,75. 5-7,

émétique A 0,10. 8, atoxyl 0,50. 10-12, émétique A 0,15. 13, atoxyl 0,50. 14 au 17, malade fatigué, nouveaux vertiges, traitement suspendu. 18-20-22, atoxyl 0,50, 0,75, 1 gr. 24, coliques, les vertiges ont disparu. 28 février, saignée et centrifugation, 0 trypan. 1er mars, saignée de 60 cmc inoculés à *C. ruber*, qui ne s'infecte pas. 8 avril, vertiges. Saignée et centrifugation 0 trypan. 9, saignée de 60 cc. inoculés à *C. ruber*, qui ne s'infecte pas. 9 mai, vertiges. 10-12-14. atoxyl, 0.60, 0.70, 1.10. 16, les vertiges ont presque complètement disparu. 14 juin, vertiges. 15-17-20, atoxyl, 0.50, 0.75, 1 gr. 20-27, les vertiges persistent, tremblement fibrillaire de la langue. 9-11-13 juillet, atoxyl 0,50, 0,75, 1.20. 30 août, tremblement généralisé. 21 septembre, saignée et centrifugation, 0 trypan. 25-27-29, atoxyl 0,50, 0,75, 1 gr. 4 octobre, le tremblement persiste. 19, ponction lombaire, liquide céphalo-rachidien avec 0. trypan.; lymphocytose.

Observation n° 61. — Couta N'Diaye, homme de 30 ans environ, entre à l'hôpital indigène le 9 février 1906 avec symptômes vagues de faiblesse des membres et se plaignant de douleurs généralisées. Réflexe rotulien aboli. Quelques rares ganglions cervicaux petits et durs, peu accessibles. Le malade dit avoir eu la syphilis. Il est mis au traitement mercuriel (frictions) et on lui donne de 1 à 3 mg. d'arséniate de strychnine *per os*. 11 mars et les jours suivants, céphalée intense. 15, fièvre. Temp. m. 38°, s. 38°7. Position en chien de fusil, signe de Kernig, raideur de la nuque et du rachis. Le diagnostic de méningite cérébro-spinale s'impose. La ponction lombaire ramène un *liquide transparent*, qui renferme très peu de cellules blanches et pas de polynucléaires ni de méningocoques, mais des trypanosomes rares. 16, temp. m. 38°6, s. 37°9. 17, temp. m. 39°2, s. 38°8. 18, le malade entre dans le coma. Temp. m. 37°2, s. 37°7. 19-20-21, Temp. variant de 37° à 37°5. Décédé le 22.

RÉPARTITION GÉOGRAPHIQUE DE LA TRYPANOSOMIASE HUMAINE AU SÉNÉGAL

Les premiers documents sur la maladie du sommeil ont été recueillis sur le littoral du Golfe du Bénin (Vinterbottom, 1819). L'affection est retrouvée dans le Sierra Leone par Bacon et Clarke en 1840. Ce n'est que vers 1860 qu'elle est signalée au Sénégal. Chassaniol (1), en 1865, s'exprime ainsi : « J'ajouterai seulement « qu'il n'est pas exact de nier son existence au Sénégal. On en « trouve des exemples, même à Saint-Louis, où elle est cepen- « dant moins fréquente qu'à Gorée ; à Saint-Louis même on lui « donne le nom de maladie de Gorée. » Corre (2), mettant les choses au point, déclare que : « Les observations recueillies dans « les hôpitaux de Gorée et de Saint-Louis sont toutes relatives « à des malades venant du Sud. » D'après ce dernier auteur, dont le mémoire est le premier travail un peu complet sur la maladie du sommeil au Sénégal, l'affection serait commune dans le Bas-Rio-Nunez, dans la Casamance, dans la Gambie, dans le Saloum et dans le Sine, notamment à M' Bissel et dans le Cercle de Rufisque. Corre a visité la Petite Côte de Joal à la Somone. Dès 1877, il constate que toute cette région est infectée depuis un temps que l'auteur ne peut déterminer et déjà Nianing jouit de la triste réputation qu'il mérite encore aujourd'hui : « Déjà « le village de Dakane ou premier Nianing a été balayé par la mala- « die. Nianing ne se soutient que par l'importance de sa situa- « tion commerciale, c'est le foyer du Nélavane (3), que l'on « appelle souvent la maladie de Nianing. »

Dès cette époque aussi le Cercle de Rufisque est déjà suspect.

La relation de l'enquête relative à la maladie du sommeil dans le Gouvernement Général de l'Afrique Occidentale Française de 1904 (4) indique comme contaminés au Sénégal, le Baol, le Sine-Saloum et le Cayor. Le Sine-Saloum était déjà connu à ce point de vue ; quant au Baol et au Cayor, leur exploration méthodique

(1) Chassaniol. Contribution à la Pathologie de la race nègre. *Arch. de Méd. Nav.*, 1855, p 510.

(2) Corre. Recherches sur la Maladie du Sommeil.— *Arch. de Méd. Nav.*, 1877, p. 347.

(3) Nom de la maladie du sommeil en dialecte ouoloff.

(4) Kermorgant. Relation d'une enquête relative à la maladie du sommeil, dans le Gouvernement Général de l'Afrique Occidentale Française.—*Ann. d'Hygiène et Médecine Coloniales*, 1903, p. 278.

n'a pu encore être faite, mais ces pays sont tellement desséchés que la maladie ne peut y exister, si on l'y rencontre, que dans des parties très restreintes. Nous n'avons jamais vu de malades provenant de ces provinces, et nous pensons que la région des Niayes a été confondue avec elles.

A part les déterminations faites à la Petite Côte par Corre, les renseignements sur la maladie du sommeil au Sénégal étaient donc très vagues. D'un autre côté, on avait un peu oublié l'affection, qui passait pour avoir disparu presque complètement du Sénégal, et même de Nianing.

A la fin de l'année 1907, le docteur Ninaud, médecin de la municipalité de Rufisque, chargé de l'assistance médicale indigène, signalait, dans toute la région de Diander, jusqu'à la Tamna, de nombreux cas de maladie du sommeil. Un certain nombre de villages avaient été décimés, ou avaient été forcés de se déplacer, d'autres avaient complètement disparu. Chez deux malades envoyés à Saint-Louis par le Docteur Ninaud, provenant de la région incriminée, on put retrouver *Tr. gambiense*, agent pathogène de la trypanosomiase humaine.

M. le Gouverneur du Sénégal, afin d'être éclairé complètement sur la situation, envoya une mission chargée de déterminer les limites de la zône contaminée et d'étudier en même temps les trypanosomiases animales dans la même région, où les moutons et les bœufs zébus ne vivent pas. Après entente avec le docteur Ninaud, qui signala les endroits les plus contaminés, l'itinéraire fut établi dans le Diander; mais afin de se documenter plus complètement, la mission résolut de commencer par visiter, au sud, la Petite Côte, patrie classique, depuis les travaux de Corre, de la maladie du sommeil. D'autre part, il était indispensable de s'assurer qu'au nord, la maladie ne remontait pas au-dessus de la Tamna, en dehors de la zône d'action du docteur Ninaud, et il fut décidé que toute la région dite des Niayes, située entre Rufisque et Saint-Louis, serait visitée.

Les Niayes sont constituées par des bas-fonds marécageux, boisés, recouverts principalement de palmiers à huile (*Elaïs guineense*). Ces bas-fonds sont situés entre des dunes de sable ; le sol en est formé d'humus ; on y rencontre quelquefois des fonds argileux.

Dans un précédent mémoire (1) (1906) sur les trypanosomiases animales observées sur la Petite Côte, aux environs de Nianing, nous avions déjà insisté sur ce point que, dans certains endroits des Niayes, on retrouvait des tsé-tsé (*Glossina palpalis*) à Sangalcam et que la région méritait d'être visitée soigneusement D'au-

(1) THIROUX et TEPPAZ. Les Trypanosomiases animales au Sénégal. *Ann. de l'Institut Pasteur*, 1906, p. 212.

tre part, les rapports médicaux nous assuraient qu'il n'y avait rien de suspect. L'assistance médicale indigène n'existait pas et les malades se cachaient. Depuis, ils sont devenus plus confiants et se rendent plus volontiers à la visite du médecin, qui peut ainsi se rendre mieux compte de l'état sanitaire du pays.

La mission, partie de Joal, est remontée jusqu'à Saint-Louis en visitant les localités portées sur les cartes ci-après. Les résultats de ses recherches sont les suivants.

RÉGION DE LA PETITE CÔTE

JOAL. — Village de 900 habitants, ancien poste militaire, abandonné en 1882, servant de villégiature à Rufisque et à Gorée. Sa splendeur est tombée en même temps que celle de Gorée ; on y retrouve encore de jolies maisons de campagne.

Le village est bâti sur une presqu'île de sable, séparée de la terre ferme par une dépression envahie par la mer, que l'on peut passer à gué.

D'après les renseignements recueillis auprès de l'administrateur, auprès du père de la mission catholique, auprès des commerçants et auprès d'une dame, qui tient une sorte de dispensaire pour indigènes, il n'y a pas de malades du sommeil à Joal. Ceux qu'on y observe parfois ont contracté la maladie à Nianing, qui jouit à cet égard de la plus mauvaise réputation. C'est ce qu'on entend dire partout sur la Petite Côte. Il est évident que Nianing est la région où l'on observe le plus grand nombre de cas de trypanosomiase, mais on peut trouver aussi en d'autres points de la Petite Côte des malades autochtones isolés. Autour du fly-belt Nianing existe une zône d'endémicité plus atténuée dans laquelle on observe des cas erratiques, cette zône semble se prolonger au sud et rejoindre la zône d'endémicité de la Gambie anglaise ; elle vient se confondre au nord de Rufisque, avec la zône d'endémicité des Niayes.

D'ailleurs, à Joal, les indigènes, et particulièrement les enfants, présentent de l'hypertrophie ganglionnaire et les marabouts pratiquent couramment l'avulsion des ganglions cervicaux. On nous présente une fillette qui a subi cette opération. Un homme d'une quarantaine d'années nous est aussi présenté, porteur d'un ganglion cervical gros comme une noix, dont l'apparition remonterait, d'après lui, à 10 ans. C'est manifestement un vieux syphilitique, porteur d'exostoses aux tibias. La personne qui tient le dispensaire, et à laquelle nous demandons son avis sur ce cas particulier, nous dit que ce sujet ne tardera pas à présenter du prurit et à dormir. « Il commence déjà », ajoute-t-elle. Nous examinons le sang, qui ne montre ni agglutination globulaire, ni parasites. La lymphe ganglionnaire est également dépourvue de trypanosomes. Il n'y aurait plus, en ce moment, de malades à Joal présentant de l'hypnose. La nuit précédente, « une femme aurait succombé à la maladie contractée à Nianing ».

Entre Joal et Nianing, la région est très argileuse, la culture des arachides y est impossible. On traverse à tout moment des rivières desséchées à sol glaiseux fendillé.

NIANING, bâti sur un terrain de même nature, était coupé, jusqu'à l'année dernière, par un ravin boisé récemment défriché. Nous sommes très aimablement reçus par M. Segeur, qui met la résidence à notre disposition et convoque tous les malades dormeurs connus, ainsi que les porteurs de gros ganglions. On nous présente 11 indigènes, parmi lesquels deux ont des phénomènes d'hypnose très marqués et ne portent que de très petits ganglions cervicaux. On note un cas d'aliénation mentale. Nous ponctionnons d'abord les plus gros ganglions et nous retrouvons *Tr. gambiense* chez des sujets qui n'ont jamais dormi : 9 résultats positifs sur 11 sujets examinés. Depuis, au cours de notre tournée, nous nous sommes attachés à rechercher l'agent infectieux chez tous les indigènes porteurs de ganglions cervicaux volumineux, tout en notant les cas de maladie du sommeil cliniquement reconnaissables. Ces derniers, d'ailleurs, relativement beaucoup plus rares, ne renseigneraient pas suffisamment sur l'endémicité et l'extension de la maladie.

Entre M'Bour et Nianing, le terrain devient plus sablonneux, mais on observe encore fréquemment des affleurements d'argile. On traverse, entre autres, un ravin argileux alors à sec et couvert d'efflorescences salines. Au bord du marigot, se trouvait, il y a quinze ans, un important village nommé Balling, qui a disparu à la suite de la maladie du sommeil.

M'BOUR. — Gros village de 900 habitants, établi sur une dune de sable dans un endroit bien dégagé, avec puits profonds de 15 mètres. Nous trouvons peu de gros ganglions. Un assez grand nombre cependant de ganglions sous-maxillaires plus petits qu'à Nianing, plus particulièrement chez les enfants. Un indigène serait mort il y a trois jours de la maladie du sommeil contractée à Nianing. Nous trouvons seulement 5 indigènes ayant de gros ganglions cervicaux et sous-maxillaires, dont la domestique du représentant de la maison Maurel et Prom, qui refuse de se laisser ponctionner. Chez 2 indigènes, les ganglions cervicaux sont ponctionnés. On retrouve chez l'un d'eux *Tr. gambiense*.

SALI-PORTUDAL. — Village peu important, ancien poste militaire contemporain de Joal et comme lui considéré comme très atteint par la maladie du sommeil. Le village est établi en partie sur une dune, Sali-Sossé, en partie dans une vallée sablonneuse, Sali-Portudal. Nous voyons 36 habitants, les autres sont occupés aux

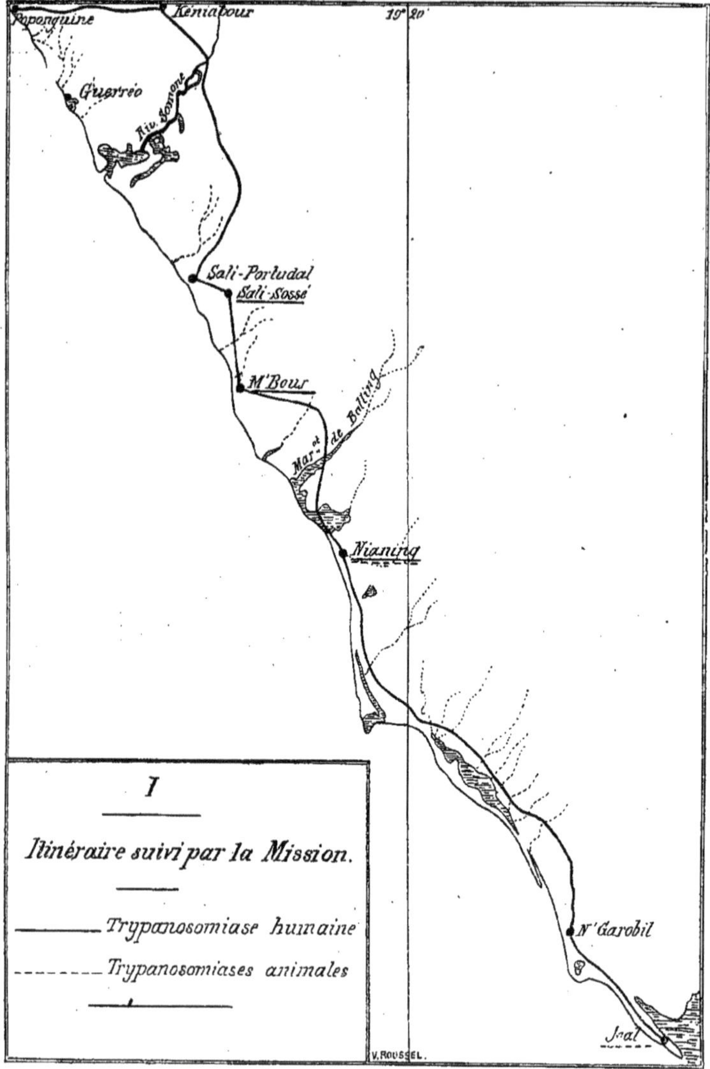

Fig. 6. — La Petite côte de Joal à Poponguine.

champs; l'un d'eux présente de gros ganglions cervicaux et sous-maxillaires avec œdème de la face et amaigrissement sans hypnose, nous pensons qu'il est atteint. Les nécessités de l'étape ne nous permettent pas de vérifier notre diagnostic au moyen de la ponction ganglionnaire.

Poponguine. — 600 habitants environ. Village établi aux environs du Cap de Naze, sur un sol composé de latérite. Population en bon état. Un grand nombre de ganglions sous-maxillaires volumineux, que nous observons d'ailleurs tout le long de notre route. Pas de gros ganglions cervicaux. Vingt ganglions sous-maxillaires sont ponctionnés sans résultat. Nous pensons que l'hypertrophie de ces ganglions, si fréquente dans cette région chez les indigènes, et en particulier chez les enfants, est plutôt due aux suppurations des yeux, des oreilles et du nez, que l'on observe sur au moins 1/5 de la population.

Thieguy. — Petit village distant d'environ 6 kilomètres, bâti dans une plaine bien dégagée, à sol composé de latérite, quelques bosquets humides composés de palmiers. Un indigène très cachectisé attire notre attention, quoique ne présentant qu'un très petit ganglion cervical. Examen positif.

N'Dougoura. — Agglomération de petits villages groupés dans une plaine sablonneuse. A peu de distance se trouve le marigot à fond argileux de N' Dougoura, actuellemnt asséché. Population sale et mal tenue. Deux indigènes présentent de petits ganglions cervicaux, renfermant des parasites ; un troisième, qui n'a que de petits ganglions sous-maxillaires, n'en montre pas.

A quelques kilomètres de N'Dougoura, en suivant la route de Rufisque, on traverse une grande plaine argileuse inondée pendant l'hivernage et dont la partie la plus déclive est occupée par le marigot de Panntior.

RÉGION DES NIAYES

Après 24 heures de séjour à Rufisque, pendant lesquelles nous voyons quelques malades, venus de loin pour être traités à l'atoxyl par le Docteur Ninaud, nous partons de nouveau pour entrer dans la région du Diander.

Diarherate. — Village situé sur une dune sablonneuse, à environ 1.500 mètres du marigot à fond argileux de Sangalcam que, depuis 1900, on sait infecté par *Glossina palpalis*. Il abrite 300 habitants environ. Autrefois très prospère, ce village est actuellement très réduit par la maladie du sommeil.

On n'observe que de petits ganglions sous-maxillaires et de très rares ganglions cervicaux très petits, la plupart des habitants ayant subi l'exérèse ganglionnaire, d'autres ayant été traités à l'atoxyl par le Docteur Ninaud, conditions qui rendent le diagnostic particulièrement difficile dans ce village. Une femme présente cependant des symptômes d'abattement et un engorgement ganglionnaire, qui permettent d'établir un diagnostic clinique probablement exact ; mais, dans ce cas, comme dans 8 autres, la ponction ganglionnaire reste négative. Nous retrouvons dans le village suivant, un enfant originaire de Diarhérate, sur lequel nous pratiquons un examen positif.

N'Guistal. — Village peu important, comprenant à peine quelques cases, situé dans une plaine sablonneuse peu éloignée du marigot de Sangalcam. On n'y observe que des ganglions sous-maxillaires et quelques rares ganglions cervicaux très petits. 4 de ces derniers, examinés, ne renferment pas de trypanosomes. On ne trouve dans ce village que le cas erratique venu de Diarhérate, mentionné ci-dessus. Cependant 7 Peulhs, établis dans une petite agglomération de cases de ce même village, sont morts l'année dernière de maladie du sommeil. De cette agglomération, il ne reste qu'une femme indemne.

Niaga. — Le village, établi sur le sable, non loin du marigot de Sangalcam, est assez grand, il comprend environ 200 habitants. Beaucoup d'indigènes auraient émigré l'année précédente, à la suite d'une mauvaise récolte, on n'y observerait pas de maladie du sommeil, pas de gros ganglions cervicaux. L'examen de 6 petits ganglions reste négatif.

Ouayenbam. — Grand village, situé dans une plaine ondulée, sablonneuse, voisin également du marigot de Sangalcam, comptant 250 habitants, a perdu beaucoup de son importance. Gros ganglions sous-maxillaires fréquents, ganglions cervicaux petits et rares. Un seul indigène infecté sur 11 examinés.

Sakal. — Village peu important, situé sur une hauteur sablonneuse, à l'extrémité d'une grande plaine à sol de même nature, et à 200 mètres environ d'un marigot argileux, desséché actuellement et dépendant du marigot de Sangalcam. 5 enfants, porteurs de petits ganglions sous-maxillaires et cervicaux, sont examinés avec résultat négatif. Cependant, de temps en temps, on observerait des cas de trypanosomiase humaine dans ce village, et le chef aurait perdu, depuis ces dernières années, de la maladie du sommeil, un fils et un cousin. A Gorom, village distant de 1 kilomètre, situé sur le même marigot, il y aurait également eu un cas l'année dernière.

N'Gayène. — Village établi dans une région sablonneuse, placé à égale distance de la fin des marigots de Sangalcam et de M'Baouar, qui hébergent tous les deux des tsétsé. Ganglions cervicaux et sous-maxillaires volumineux et nombreux. 5 examens positifs sur 10.

N'Diar. — Village assez important, établi dans une région sablonneuse, à 1 kilomètre environ au sud de la branche méridionale actuellement desséchée du marigot à fond argileux de

M'Baour. Quelques gros ganglions cervicaux, ganglions sous-maxillaires nombreux. 4 ponctions positives sur 7 examens.

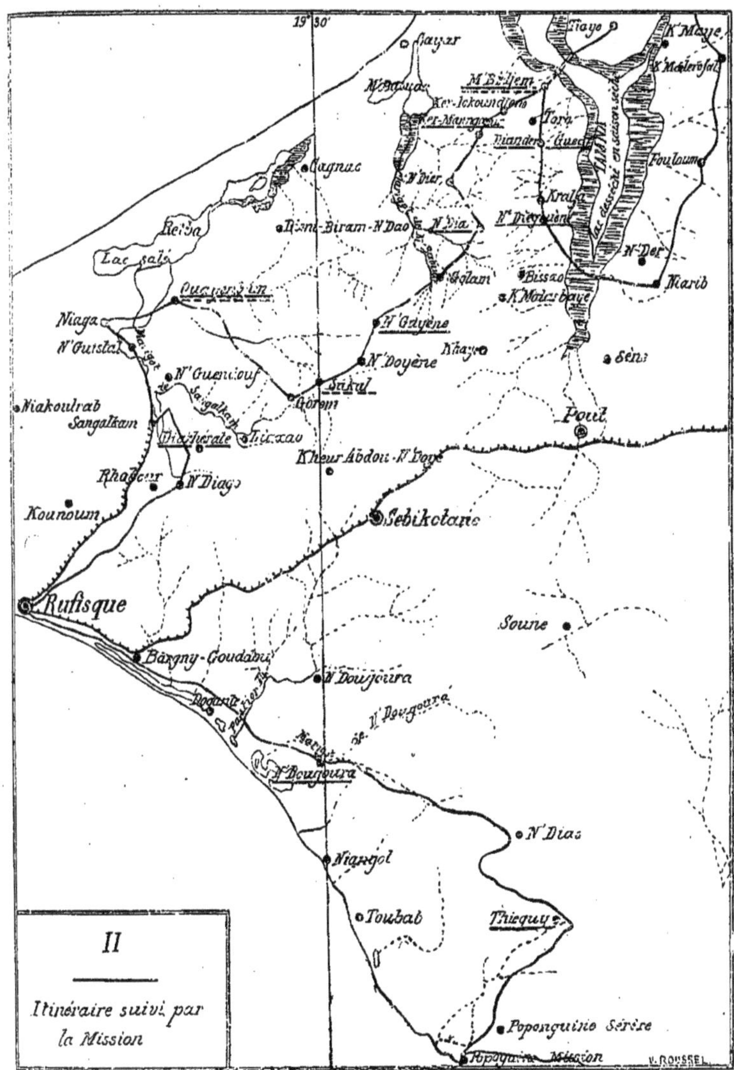

Fig. 7. — La Petite Côte de Poponguine à Rufisque et le Diander jusqu'à la Tamna.

M'Bidjem. — Village important, ancien poste militaire situé sur un plateau sablonneux dominant la Tamna. Au nord se trouve un marigot bourbeux, à fond argileux, recouvert d'humus. Gros ganglions cervicaux chez un seul indigène, ganglions sous-maxillaires nombreux. Ponction ganglionnaire positive dans un cas sur 8.

Ker-Mangour. — Très petit village situé sur un plateau sablonneux, au nord d'une grande plaine bornée par une branche du marigot argileux de M'Baouar, actuellement desséché. Gros ganglions cervicaux, positifs dans deux cas, sur 6 indigènes examinés. Un malade présente de l'hypnose sans ganglions ponctionnables.

Ker-Iokoundieng. — Petit village situé sur le même plateau, plus éloigné du marigot de M'Baouar que le précédent. Ganglions très peu nombreux, dont l'examen reste négatif dans 8 cas.

Tiaye. — Petit village situé sur un plateau sablonneux au nord de la Tamna, en face de M'Bidjem; on n'y observe pas de ganglions hypertrophiés, la ponction du 4 petits ganglions cervicaux reste négative.

Diander-Guedj. — Village établi dans une plaine sablonneuse, à proximité d'un marigot actuellement desséché, qui se déverse dans la Tamna, et distant de 1500 mètres seulement de l'extrémité d'une des branches du marigot de M'Bouar. Quelques gros ganglions cervicaux, dont l'examen est positif dans 3 cas sur 5.

N'Dieguene. — Village assez important établi sur un plateau sablonneux, sur les bords de la Tamna. Entre N'Diéguène et Diander-Guedj, on traverse un marigot à fond argileux et humide, qui se jette dans la Tamna. Quelques gros ganglions cervicaux et sous-maxillaires, 2 cas positifs sur 5 ponctions. Un malade atteint d'hypnose, sans ganglions ponctionnables.

De N'Diéguène à Niarib, on traverse le lit desséché de la Tamna, à son extrémité sud.

Le village de Niarib, assez important, est situé un peu audessus de la cuvette voisine, sur un terrain sablonneux, sec, où l'on remarque l'absence des palmiers, remplacés par des baobabs. Ganglions cervicaux peu nombreux, très petits, 6 sont ponctionnés sans résultat.

Fouloum. — Petit village placé dans une situation analogue, sur un terrain sablonneux; peu de ganglions cervicaux très petits, ganglions sous-maxillaires assez gros, 4 ponctions restent négatives. Chez un enfant, on trouve des ganglions cervicaux volumineux positifs, mais cet enfant a été contaminé à Saou.

N'Guick. — Village important, bâti sur une dune, au milieu d'une vaste plaine ondulée, couverte de broussailles où se rencontrent, parmi d'autres essences, quelques palmiers à huile et des lianes à caoutchouc du genre Landolphia. On n'y observe pas de gros ganglions cervicaux. Une seule femme présente un ganglion cervical assez volumineux, dont la ponction reste négative.

Huit ganglions sous-maxillaires sont ponctionnés avec résultat négatif.

Nouto. — Village assez important, bâti sur un plateau sablon-

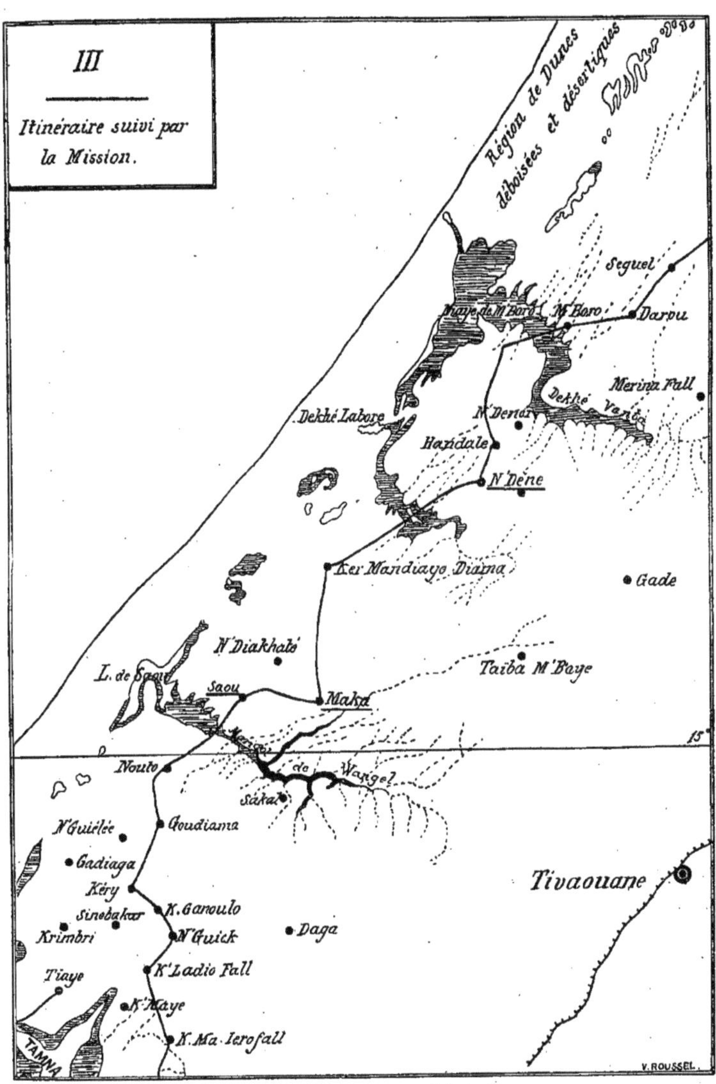

Fig. 8. — Les Niayes au nord de la Tamna.

neux. Avant d'arriver au village, on traverse quelques affleurements d'argile où sont creusées des séanes (mares ou puits indigènes). Pas de marigot dans les environs. Depuis plus de 20 ans.

que le village existe, on n'y aurait jamais constaté de maladie du sommeil. Pas de ganglions cervicaux volumineux, 5 petits ganglions sont ponctionnés sans résultat. On trouve de gros ganglions cervicaux avec trypanosomes chez une femme, qui a contracté l'affection à Maca.

Goudiama. — Village assez important, situé sur le même plateau, à environ 1 kilomètre. On n'observe pas de gros ganglions cervicaux chez les habitants de ce village.

Saou. — Petit village installé sur un plateau sablonneux, environné de tous côtés, et à courte distance, de marigots argileux et boisés, diverticules du marigot de Wangel, reconnu par nous comme infecté de tsétsé. Le village était, il y a 4 ans, tout au bord du marigot, il a émigré à la suite de la maladie du sommeil à l'emplacement actuel, où il est encore décimé.

Saou possédait autrefois 400 habitants, actuellement on en compte à peine 80. Gros ganglions cervicaux en assez forte proportion, 6 ponctions positives sur 19. Hypnose légère dans 4 cas.

Maka. — Petit village aux abords bien dégagés, établi sur un plateau sablonneux à 1.500 mètres environ de la branche nord du marigot de Wangel. Gros ganglions cervicaux rares. Une ponction positive sur 8 examens.

N'Dène. — Village situé sur un plateau bien dégagé, environné cependant, à une assez grande distance, de bas-fonds boisés ou Niayes, dans lesquels nous n'avons pu trouver de tsétsé. Peu de gros ganglions cervicaux. Une ponction positive sur 8 examens.

Seguel. — Grand village situé sur un plateau sablonneux bien dégagé et balayé par le vent. Pas de gros ganglions cervicaux. Une femme, qui n'avait jamais quitté le village, serait cependant morte de la maladie du sommeil, il y a un mois, avec hypnose et hypertrophie ganglionnaire.

Entre N'Dène et Séguel, nous traversons le dernier ravin boisé (Niaye de M'Boro). A partir de ce point, les bas-fonds marécageux qui bordent la côte sont tous déboisés, ils constituent des étangs remplis de roseaux. Les marigots, autrefois leurs tributaires, également déboisés, sont complètement desséchés et ont été, sur certains points, en partie comblés par le mouvement des dunes. Depuis M'Boro, on n'observe plus ni maladie du sommeil, ni tsétsé, mais le déboisement, qui s'est montré efficace pour faire disparaître la maladie du sommeil, a transformé la région en un véritable désert que l'on traverse jusqu'à Soucoundou.

De Soucoundou à l'embouchure du Sénégal, on retrouve quelques arbres, dont des palmiers. Le sol, sablonneux, est coupé de tannes argileux. La région semble cependant trop plate et trop découverte pour servir d'asile aux tsétsé. On n'y aurait jamais observé de maladie du sommeil.

Il est difficile de savoir si l'infection de la région des Niayes est de date récente, ou remonte à une époque plus ou moins éloignée. Quoique cette région ait été traversée de 1860 à 1869, et avant la création du chemin de fer, par la ligne des étapes rejoignant Dakar à Saint-Louis et qu'on retrouve dans tout le Diander des ruines de blockhauss et de postes, dont quelques-uns étaient pourvus de médecins, on ne trouve dans les rapports médicaux de cette époque aucune trace de la maladie du sommeil dans cette région. On sait seulement que les postes y étaient très malsains. « Un phénomène remarquable, écrit l'Helgouach, médecin de M'Bidjem en 1864, c'est l'état de dépression vitale, de débilitation extrême auquel arrivent rapidement les malades après quelques accès bien caractérisés, ils ne peuvent plus se rétablir qu'en s'éloignant du foyer de l'infection; et plusieurs d'entre eux restent longtemps cachectiques et valétudinaires. »

Cependant Corre signale, en 1877, la maladie du sommeil dans le Cercle de Rufisque, qui, d'un côté, touche aux Niayes et de l'autre à la Petite Côte. Aux environs du Jardin d'essai de Hahn, distant de Dakar de 7 kilomètres et qui se trouve aussi à la limite sud des Niayes, aurait autrefois existé, au dire des noirs, un grand village qui aurait été détruit par la trypanosomiase. Enfin les indigènes, dans le Diander comme à Saou, ont toujours entendu parler de l'affection, qui les a souvent obligés à transporter leurs villages, et il est probable qu'elle sévit depuis très longtemps dans la région.

Le village le plus contaminé est Nianing, pour la Petite Côte; pour le Diander, les villages les plus atteints sont : Diarhérate, N' Gayène, N' Diar, Kermangour, Diander-Guedj et N' Diéguène; au nord de la Tamna, Saou représente un des points les plus sérieusement frappés.

DELTA DU FLEUVE SÉNÉGAL

Les soucis de l'administration du village de ségrégation, installé à Saint-Louis aussitôt après notre voyage de 1908 et nos recherches sur la thérapeutique de la trypanosomiase humaine, nous avaient empêché de poursuivre l'étude de la répartition géographique de cette affection au Sénégal. Nous basant sur les résultats de notre exploration le long de la Côte, nous pensions même être éloignés de plus de 100 kilomètres de tout foyer et de tout gîte à glossines, lorsqu'en juillet 1909 la répu tation acquise auprès des indigènes par le village de ségrégation de Saint-Louis nous amena, entre beaucoup d'autres, un malade indubitablement originaire des environs de Saint-Louis (10 kilomètres environ). Nous nous rendîmes très rapidement compte qu'il ne pouvait être question d'un cas de contagion provenant du village de ségrégation, aucun de nos malades n'étant passé dans cette localité, où nous retrouvions en abondance *Glossina palpalis* dans les palétuviers et avec un peu d'étonnement en terrain uniquement baigné par des eaux salées pendant 8 mois de l'année.

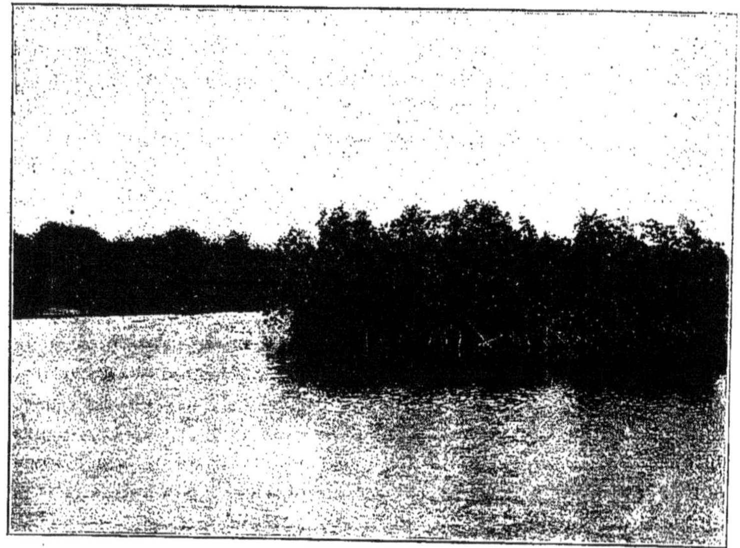

Fig. 9. — Les palétuviers aux environs de Guemben.

Une autre malade, amenée d'un autre village de cette même région, a contracté la maladie à Saou, son frère et son mari en sont morts il y a deux ans. On peut penser que ce sont eux qui ont importé la maladie, que les indigènes ne semblent pas connaître depuis bien longtemps, c'est d'ailleurs leur opinion.

Ce petit foyer semble peu étendu et peu dangereux. Il comprend les îles et les diverticules que forme en cet endroit le fleuve Sénégal avant de se jeter à la mer, et s'étend sur une longueur de 3 km. de Guelembam à Guembem. Il est exactement superposable à un fly-belt et *Glossina palpalis* s'y montre en abondance, dans les palétuviers, qui ont été moins coupés et sont plus développés que dans aucun autre endroit de l'embouchure du Sénégal.

Guelembam. — Village assez important de 56 habitants situé

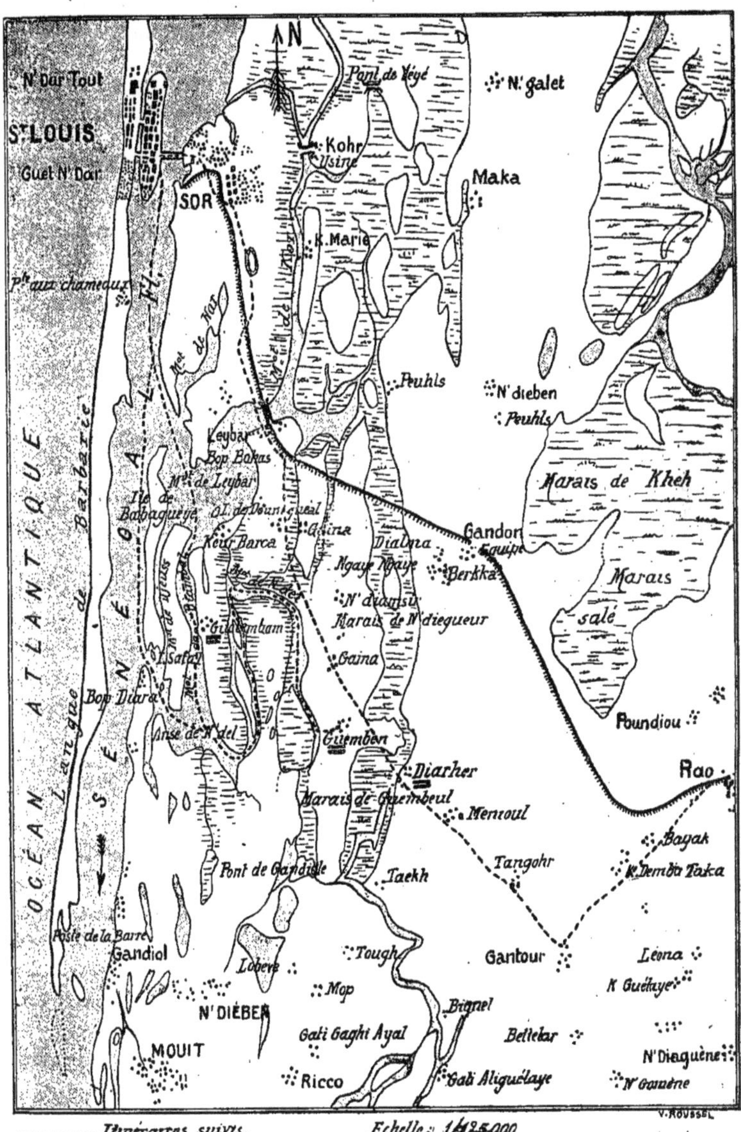

Fig. 10. — Delta du fleuve Sénégal.

dans une île, entre deux bras du Sénégal. 20 indigènes présentent de l'hypertrophie ganglionnaire, 2 ont des trypanosomes.

Il y a dans le village une folle, qui présente de la confusion mentale et une forme d'aliénation, qui se rapproche beaucoup de celle de la trypanosomiase. On ne trouve pas de parasites dans ses ganglions.

On trouve des tsétsé à 1.500 mètres du village, dans les palétuviers qui bordent l'île d'un seul côté. D'après les indigènes, elles auraient toujours existé dans la région, elles viendraient quelquefois jusque dans le village, mais elles semblent plutôt piquer les bambaras, qui sont les plus industrieux et vont couper du bois et même installer des chantiers de charbonnage en pleine forêt de palétuviers.

Guemben. — Petit village misérable de 25 habitants, situé à l'extrémité d'un marigot qui va se déverser dans le Sénégal aux environs de Guélembam. 9 indigènes présentent de gros ganglions cervicaux, 2 ont des parasites. Les tsétsé abondent sur les bords du marigot, à 200 mètres du village, elles viennent jusque dans les embarcations.

Gaïna. — Petit village, 31 habitants, situé sur une petite dune de sable, non loin du marigot infesté de tsétsé. Les habitants connaissent bien la mouche. 12 présentent de très petits ganglions, 6 sont ponctionnés sans résultat.

Diarher. — Grand village, 75 habitants, n'est séparé de Guembem que par un grand marais desséché en saison fraîche et complètement découvert. On n'y voit pas un arbre à perte de vue. Les glossines viendraient dans les environs du village pendant la saison des pluies. On observe très peu de ganglions cervicaux hypertrophiés. 7 sont ponctionnés, un seul indigène présente des trypanosomes (glanglions comme de petits pois). Il semble avoir contracté l'affection dans les palétuviers des environs de Guembem, où il va travailler.

Gantour. — Grand village prospère, d'environ 200 habitants, situé sur une dune élevée d'environ 12 m., très ventilé. Toute la région, depuis Diarher, est composée de dunes semblables, séparées par des bas-fonds découverts, inondés pendant l'hivernage. Ces bas-fonds constitueraient, au dire des habitants, des gîtes secondaires pour les glossines pendant la saison des pluies. Très peu de gros ganglions cervicaux, deux ou trois à peine; 9 ponctions ganglionnaires avec résultat négatif. C'est dans ce village que sont venus habiter les 3 indigènes contaminés à Saou, dont nous avons parlé plus haut; ils n'y ont pas importé la maladie, probablement parce qu'il n'y a pas de tsétsé, au moins pendant la plus grande partie de l'année, mais ils l'ont importée à Guembem et à Guelembam, où il existe un gîte permanent et où ils allaient souvent voir des parents.

Après d'autres, ces faits prouvent bien que la maladie du

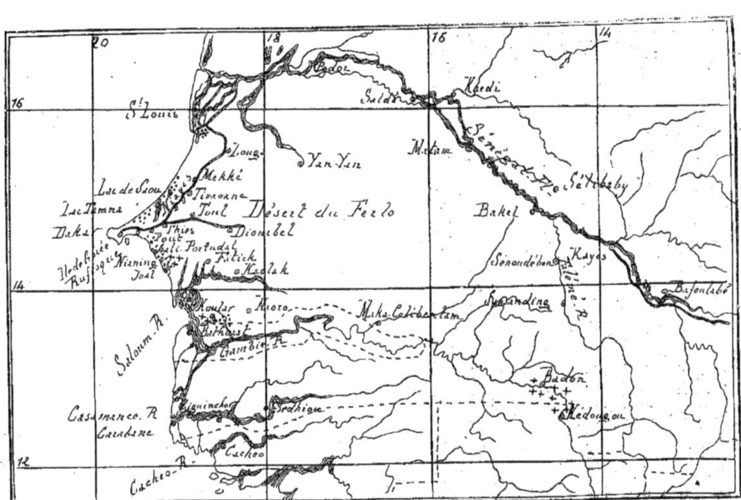

Fig. 11. — Répartition de la Maladie du Sommeil au Sénégal.
:::: Maladie du sommeil. +++ Trypanosomiases animales.

sommeil se rencontre exclusivement là où existe *Gl. palpalis.*

Nous n'avons pas la prétention d'avoir fait au Sénégal la détermination de tous les poins infectés de trypanosomiase humaine, nous avons visité à peu près complètement la Côte depuis l'embouchure du Saloum jusqu'à Saint-Louis, cette partie est maintenant bien connue, mais il reste encore à voir quelques régions. Dans les environs de Tivavouane, il existe un point suspect. Il restera aussi à voir aux environs de Bakel, la région du Goye inférieur et les rives de la Falème, qui sont très vraisemblablement infectées. Les limites nord de la maladie seront alors à peu près déterminées. Dans la région sud, on peut admettre que la trypanosomiase humaine est endémique à peu près partout dans les régions limitrophes de la Gambie Anglaise. Elle prend même dans certains points voisins de la frontière une allure épidémique, ainsi que l'a rapporté l'un de nous pour les rives du marigot de Miniminium, qui ont été dévastées par la maladie du sommeil il y a environ 6 ans. Il se serait reformé depuis, en territoire anglais et à la limite de la même région, une importante escale, qui serait restée, au moins en apparence, jusqu'à aujourd'hui indemne.

LES VOYAGES RELATIFS A LA DÉTERMINATION DES RÉGIONS INFECTÉES PAR LA MALADIE DU SOMMEIL

Il y a un certain intérêt à dire quelques mots sur la façon dont doivent être organisés et effectués les voyages pour donner le maximum de renseignements utiles. Le médecin qui en est chargé devra soigneusement étudier à l'avance son itinéraire. Il recueillera tous les renseignements qu'il lui sera possible de se procurer sur la topographie, la morbidité et les mouches dans la région à visiter. Il établira ensuite un plan d'itinéraire passant par les localités qui lui sont signalées comme suspectes. Les étapes à cheval ne devront pas comprendre plus de 18 kilomètres au maximum et lorsqu'on ne possédera pas de cartes très exactes, comme celle du service géographique du Sénégal, il sera prudent de ne pas prévoir d'étapes de plus de 12 kilomètres.

On partira le matin d'assez bonne heure pour arriver au petit jour dans le premier village à examiner. On déjeunera dans un autre village et on ira coucher dans un troisième. De cette façon, on pourra en visiter trois dans la même journée, quelquefois 4, mais c'est un maximum. Les étapes se faisant le plus souvent à cheval, on ne devra pas s'encombrer d'un matériel trop pesant, et on s'arrangera pour avoir sur sa selle (on pourrait prévoir des sacoches spéciales) ou au moins toujours avec soi un microscope de voyage, des lames et des lamelles, une seringue en verre pour ponction ganglionnaire avec une ou deux bonnes aiguilles en platine, un petit réchaud à alcool et une petite casserole. Il ne faut pas compter en effet sur une cantine portée à dos d'homme, d'âne ou de chameau, parce que les bagages arrivent toujours 30 minutes à 1 heure après les cavaliers et qu'on a avantage à ne pas perdre de temps.

Il sera cependant nécessaire d'avoir une provision de lames et de lamelles, un millier au moins de chaque. Cette réserve suivra avec les gros bagages et on s'arrangera pour n'avoir pas besoin d'y puiser dans la journée. On ne lavera aucune lame ni aucune lamelle en cours de route, on pourra mettre de côté le matériel pour le faire nettoyer au retour.

L'installation sera rapide et sommaire. On fera apporter quelques-uns de ces grands mortiers en bois, qui servent à piler le couscous et qui, renversés, formeront les tables et les tabourets.

Dans presque tous les villages il existe sur la place centrale un arbre à l'ombre duquel on s'établira avantageusement.

Ainsi que nous l'avons vu plus haut, l'examen direct du sang, au moins au Sénégal, reste le plus souvent négatif. Nous ne sommes pas de l'avis de la Mission du Congo, qui déclare qu'on doit toujours commencer par là. C'est une grosse perte de temps, de lames et de lamelles. Or, on a avantage à aller vite, afin de voir le plus de localités possible dans un temps restreint, pour la bonne raison qu'un voyage d'études est fatigant et que, lorsqu'on a passé 20 jours à visiter des villages indigènes, on commence à être fatigué et à ne plus faire d'aussi bonne besogne.

Nous estimons donc qu'après avoir pris quelques renseignements sur la morbidité et les cas cliniques s'il en existe, on doit faire venir tous les habitants sur la place, examiner les ganglions cervicaux, mettre de côté tous les sujets suspects et pratiquer sur chacun d'eux la ponction ganglionnaire. Il est certain que cette méthode expose à laisser échapper quelques malades, mais si l'on cherche à savoir s'il y en a et non pas à les déterminer tous, ce à quoi on ne peut prétendre dans une tournée, elle est très suffisante.

Dans notre voyage dans les Niayes, fait pendant la saison sèche, l'examen direct du sang, pratiqué dans 40 cas, s'est constamment montré négatif. D'après les renseignements qui nous ont été donnés, l'infection se produirait presque toujours au moment de la saison des pluies. A cette époque on aurait, à notre avis, plus de chances pour trouver à l'examen direct du sang *Tr. gambiense* qui doit n'y être décelable que pendant un temps relativement court. A cette période d'infection sanguine, plus ou moins intense selon le nombre des inoculations positives, succéderait la phase que nous avons observée, analogue à la période d'envahissement ganglionnaire de la syphilis. Souvent enfin l'engorgement ganglionnaire disparaîtrait au moment où les phénomènes d'hypnose et d'infection des méninges apparaissent, ou plus exactement lorsqu'ils deviennent très accentués.

Les ganglions cervicaux et après eux les ganglions sus-claviculaires ont été ceux qui nous ont fourni le plus grand nombre d'observations positives. Dans un seul cas, malgré de très nombreuses tentatives, nous avons retrouvé des trypanosomes dans un ganglion sous-maxillaire. Aussi, à la fin de notre tournée, avions-nous presque complètement abandonné leur examen, et préférions-nous, même en présence de très gros ganglions sous-maxillaires, ponctionner un ganglion cervical très petit.

Sur 44 indigènes, chez lesquels ont été pratiquées des ponctions glanglionnaires positives, ou chez des malades reconnus cliniquement atteints, 30, soit plus des 2/3, ne présentaient pas d'autres signes de trypanosomiase que l'hypertrophie des ganglions. 11, ayant une hypnose légère, étaient porteurs de ganglions infectés souvent très petits. Enfin, chez les trois derniers, présentant une hypnose très accentuée, les ganglions n'étaient pas ponctionnables ou ne renfermaient pas de trypanosomes.

En nous bornant à rechercher les cas de maladie du sommeil bien déterminés, nous aurions donc vu moins du tiers des malades, et nous n'aurions pu jalonner, ainsi que nous l'avons fait, notre route. D'autre part, quand on demande à un chef de village s'il y a des malades, il n'y en a jamais. L'examen des ganglions de tous les habitants force les sujets atteints à sortir et à se montrer et lorsque les indigènes, qui sont méfiants au premier abord, se rendent compte de ce que nous savons trouver nous-mêmes les personnes atteintes, ils finissent par prendre confiance et par les amener eux-mêmes.

On aura toute espèce d'avantages à ne pas voyager seul, et si l'on a la bonne fortune d'être accompagné par une personne capable de s'en charger, on lui confiera le soin de rechercher les mouches et de déterminer les gîtes à tsétsé autour du village pendant que l'on examinera les habitants. Les cas de trypanosomiases et les gîtes à tsétsé seront soigneusement notés avec tous les renseignements recueillis sur le journal de marche.

LES GLOSSINES AU SÉNÉGAL, LEUR DISTRIBUTION GÉOGRAPHIQUE ET LEURS MŒURS PARTICULIÈRES.

Les glossines, quoique très sensibles aux agents extérieurs, sécheresse et chaleur, semblent douées au Sénégal d'une remarquable faculté d'adaptation aux différents milieux et aux différentes conditions d'existence. On y rencontre en effet *Glossina palpalis* dans des conditions d'habitat en apparence extraordinairement différentes. A la petite Côte, dans le Delta du Sénégal, et, d'une façon générale, à l'embouchure des rivières ou des fleuves, elles sont cantonnées dans les palétuviers; on les connaît d'ailleurs en Guinée Française sous le nom de *mouches de palétuviers* et à Sierra-Léone, sous celui de *Mongrove flies.* (Austen.) Zupitza (1) a signalé qu'au Cameroun on ne rencontre pas de tsétsé dans les palétuviers, mais là où la forêt proprement dite commence en terrain non salé. Nous avons été un peu surpris de rencontrer des glossines dans les régions où il n'existe pas d'eau douce pendant 8 mois de l'année. A la Petite Côte comme dans le Delta du Sénégal, on exploite partout des salines, dans la région infestée de tsétsé ou dans les environs, et toutes les collections d'eau présentent pendant toute la saison sèche une salure très élevée.

La forêt de palétuviers semble devoir être assez dense pour abriter les mouches, car si l'évaporation constitue un régulateur qui empêche la température de s'élever, ou si, inversement, l'eau, qui se refroidit moins vite, rend, pendant les périodes plus fraiches, un peu de chaleur à l'air, qu'elle tend à réchauffer, jouant ainsi le rôle du seau d'eau que l'on place dans une étuve pour la régler plus facilement, il est nécessaire, pour que la température reste à peu près uniforme, que la région soit bien abritée par des rideaux d'arbres épais et élevés.

D'après les recherches très minutieuses que nous avons faites, les environs de Saint-Louis, qui sont entourés de marais saumâtres et de palétuviers, ne sont infectés à l'heure actuelle que dans une région très limitée et assez éloignée pour être restée longtemps à l'abri de la hache des charbonniers. Dans la banlieue de la ville, les grands arbres ont été abattus, et il ne reste que de la petite futaie; on n'y rencontre pas de glossines, tandis

(1) Zupitza. Ueber Lebensgewonheiten der *Gl. palpalis. Beheifte züm archiv. fur Schiffs. und tropenhygiene*, t. XIII.

qu'entre Guelembam et Guembem on trouve des arbres très élevés et de la grande forêt marécageuse dans laquelle sont ouverts de véritables couloirs ou galeries couvertes. Ces régions, quoique très marécageuses, sont aussi très giboyeuses. On y rencontre particulièrement des phacochères, des singes du genre cercopithèque, des oiseaux d'eau et des canards sauvages en grande quantité et dans la vase des poissons pulmonés, du genre *périophtalmus*.

Dans les Niayes, l'habitat des glossines est tout différent. La

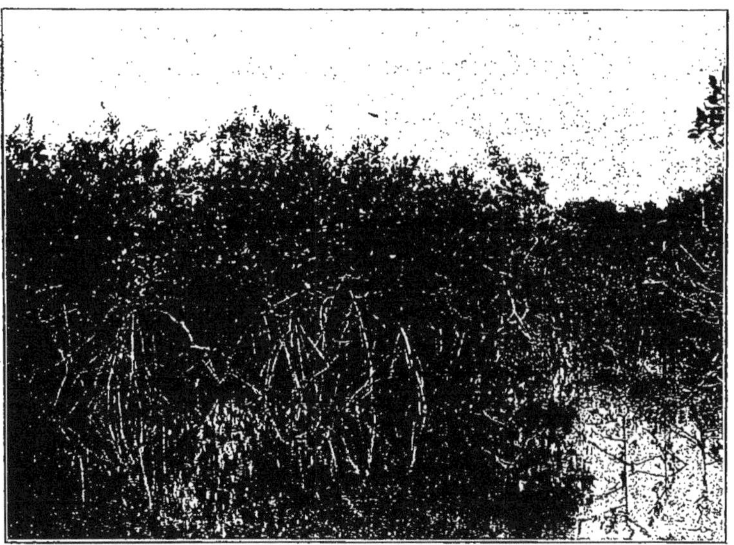

Fig. 12. — Un gîte à glossines dans les palétuviers, en face de Guembem.

région est assez accidentée et composée de dunes, coupées de bas-fonds humides où croissent en abondance des palmiers à huile disposés par bouquets séparés par des clairières ensoleillées. Zupitza (1) donne une description du Buschwald (forêt en bosquets) du Togo, qui se rapproche beaucoup de celle que l'on pourrait donner des Niayes. Les palmiers à huile s'y rencontrent, dans des savanes boisées, à l'état sauvage ou de demi-culture. Ces palmiers s'accommodent surtout des terrains humides, riches en humus, et l'auteur considère qu'ils possèdent des qualités tout à fait propices pour que les mouches y déposent leurs larves. La présence de palmiers à huile dans tout district du Togo semble à Zupitza être une preuve de la présence de *Gl. palpalis*.

(1) Bericht der Schlafkrankheits Komission in Togo. Amtsblatt für das Schutzgebeit. Togo, 1909, 31 juillet, pp. 217-237.

L'habitat des glossines coïncide en outre, au Sénégal, avec les affleurements d'argile, banc argileux qui s'étend de Joal à Nianing, infecté par *Gl. palpalis* et *Gl. longipalpis*, marigot argileux de N'Dougoura et la plaine argileuse de la rivière Panntior aux environs de N'Dougoura pour la Petite Côte. Dans les Niayes, les villages reconnus atteints par la trypanosomiase humaine sont tous situés à proximité (1.500 mètres au maximum) d'un des trois marigots à fond argileux de Sangalcam, de M' Baouar ou de Wangel dans lesquels nous avons pu retrouver *Gl. palpalis* et *Gl. longipalpis*.

INFLUENCE DES SAISONS SUR LE DÉVELOPPEMENT DES GLOSSINES

Au Sénégal, les mouches piquantes, et en particulier les tsé-tsé, sont rares en saison sèche et quand on voyage à cette époque de l'année on n'observe jamais sur les animaux qui servent de montures que des stomoxes et des lyperosia. Tabanides et glossines se trouvent cantonnés dans les endroits frais, là où un fond argileux retient encore un peu d'humidité à la surface du sol.

Dans les Niayes, les filets ou les flaques d'eau, qui persistent sur le cours des marigots argileux desséchés pendant la saison fraîche, leur tiennent lieu de dernier refuge. Souvent les indigènes créent eux-mêmes, soit dans ces marigots, soit auprès des villages, les petites mares, auprès desquelles vont se reproduire les glossines, en creusant dans l'argile des trous nommés séanes, où ils vont puiser l'eau nécessaire à leur consommation. Auprès de Kermangour, dans le marigot de M' Baouar, c'est uniquement auprès d'un trou de cette sorte, d'un mètre carré environ, que nous avons pu récolter des tsétsé. Les tabanides semblent encore plus rares, ils se réfugient aussi à côté des trous d'eau.

A la Petite Côte, et dans le Delta du Sénégal, les tsétsé restent pendant la saison sèche dans les palétuviers, dans certaines clairières abritées et difficilement accessibles, qui constituent ce que Roubaud appelle des gîtes permanents ; elles y sont rares. Pendant la saison des pluies, au contraire, elles pullulent et se répandent dans les régions voisines ; à ce moment, on les voit apparaître sur les canots qui voyagent le long des berges des marigots, et à Nianing, avant que le ravin qui coupe le village en deux, fût déboisé, elles envahissaient les cases et les habitations européennes jusqu'à 8 mètres du bord de la mer. Durant la saison des pluies en dehors de l'uniformité de la température et de l'humidité, qui règnent aussi bien dans les régions découvertes que dans les régions boisées, les grandes brises du nord, qui apportent la fraîcheur, ont complètement cessé et l'atmosphère est le plus souvent très calme. Il n'y a rien d'étonnant que les tsé-tsé profitent de ces conditions, qui leur sont très favorables pour quitter leurs abris.

Zupitza (1) prétend qu'au Togo la majorité des glossines passent l'hiver à l'état de nymphes. Au Sénégal, l'hiver dure 8 mois, il est difficile d'admettre que, pendant cette période, toutes les tsétsé restent à l'état de pupes. On sait bien qu'un refroidissement de l'atmosphère arrête le développement des nymphes, mais comme on trouve néanmoins des adultes pendant toute l'année, même dans des contrées où la température moyenne peut s'abaisser jusqu'à 20 degrés, ainsi que le montre le relevé des moyennes mensuelles des températures observées à Saint-Louis et à Dakar, on est en droit de supposer que si un certain nombre de pupes, placées dans de meilleures conditions, peuvent éclore en pleine saison fraîche à la faveur d'un relèvement momentané de la température, une grande quantité d'autres, déposées dans des endroits moins favorables, finissent par périr avant d'avoir pu passer à l'état adulte. Ce sont, à notre avis, les mouches qui se sont trouvées dans des circonstances particulièrement favorables d'éclosion pendant la saison fraîche, qui perpétuent l'espèce. Ce qui nous donne à penser qu'il en est ainsi, c'est que, pendant la saison sèche, les tsétsé sont cantonnées dans des espaces très restreints et que, seulement dans ces endroits, les nymphes semblent pouvoir éclore.

D'autre part, par suite de l'abaissement de la température, les mouches engourdies et moins portées à se nourrir sont aussi moins portées à se reproduire et les pontes, sur lesquelles agit surtout la nourriture, sont plus espacées.

MOYENNE MENSUELLE DES TEMPÉRATURES

RELEVÉES A SAINT-LOUIS ET A DAKAR, D'APRÈS LES OBSERVATIONS MÉTÉOROLOGIQUES RECUEILLIES DANS LES HOPITAUX MILITAIRES.

MOIS	MOYENNE DES TEMPÉRATURES OBSERVÉES PENDANT LE MOIS	
	à Saint-Louis	à Dakar
Juillet 1908	28° 1	27° 70
Août	28°	27° 18
Septembre	28° 75	27° 98
Octobre	28°	27° 60
Novembre	26° 4	26° 42
Décembre	24° 3	24° 5
Janvier 1909	22° 1	22° 4
Février	20° 6	21° 3
Mars	22° 30	22° 59
Avril	20° 78	22° 50
Mai	21° 97	24° 85
Juin	52° 07	27° 1

(1) Zupitza, *loc. cit.*

La diminution du nombre des glossines pendant la saison sèche nous semble donc due à la destruction de toutes les pupes, qui ont été déposées dans des endroits devenus défavorables à leur évolution, à l'augmentation de la durée de la nymphose par suite du refroidissement de l'atmosphère et à une diminution d'activité sexuelle chez les insectes parfaits en rapport surtout avec l'activité moins grande qu'ils mettent à se nourrir.

Avec la chaleur et l'humidité, on sait en effet que l'optimum de température pour le développement des glossines est compris entre 35 et 37 degrés, l'activité des tsétsé reparaît, l'aire des endroits où elles peuvent déposer leurs larves avec certitude d'éclosion s'étend et la dissémination se produit de nouveau.

RÉPARTITION GÉOGRAPHIQUE

La zone infectée par les glossines et la trypanomiase humaine s'étend tout le long de la Petite Côte, elle va rejoindre au sud la Gambie Anglaise et la Casamance. Sa profondeur semble être limitée par les sources des marigots peu importants qui se jettent dans la mer ou dans les lagunes qui bordent une partie de la côte. Elle s'élargit au niveau de la rivière Saloum, pour embrasser une partie du Nianiouli et venir se confondre avec les limites de la Gambie Anglaise.

Au nord elle se continue par les Niayes jusqu'à 100 kilomètres de la presqu'île de Dakar, un peu au-dessus du 15e degré de latitude nord, point à partir duquel, les Niayes ayant été déboisées, les marigots tributaires des lagunes se sont desséchés. En largeur, la région contaminée des Niayes ne s'étend pas à plus de 10 kilomètres de la mer, elle est bornée par les sources des marigots infectés, et n'atteint même pas la voie ferrée de Dakar à Saint-Louis, qui la borde à l'est.

Plus au nord encore, on retrouve *Gl. palpalis* jusqu'au 16e degré de latitude, grâce à l'abri des palétuviers qui n'ont pas encore été très éclaircis dans certaines régions très limitées de l'estuaire du Sénégal. (Partie qui s'étend depuis la pointe sud de l'île de Guelembam jusqu'à Guembem.) Notre opinion est que ce point infecté ne tardera pas à disparaître à cause du déboisement pratiqué non seulement par les charbonniers, mais par les marchands de bois, qui fournissent du combustible à l'usine électrique et à l'usine à glace de Saint-Louis.

Il est peu probable qu'on retrouve des glossines au nord du fleuve Sénégal, où on n'a jamais constaté sur les animaux que des trypanosomiases à tabanides : Surra ou M' Bori. Les abris boisés y deviennent de plus en plus rares, et la côte, de plus en plus sablonneuse, ne présente plus d'estuaires bordés de palétuviers, mais il n'est pas impossible néanmoins que l'on y rencontre encore quelques points humides et infectés. Ces points seraient en tous cas très peu importants.

La limite nord des tsétsé se trouve ainsi reportée sur la Côte Occidentale d'Afrique au 16e degré de latitude ; elle semble un peu moins élevée dans l'intérieur du continent puisque le dernier poste du Soudan, aux environs duquel elles ont été observées, est Dori, qui se trouve situé par 14 degrés de latitude Nord (1).

Les deux seules espèces que nous ayons rencontrées au Sénégal sont *Gl. palpalis* et *Gl. longipalpis*, qui vivent à côté l'une de l'autre à la Petite Côte et dans la région des Niayes. Dans le Delta du Sénégal, nous n'avons observé que *Gl. palpalis*.

L'un de nous a rapporté d'un voyage qu'il fit dernièrement au sud de la Colonie un certain nombre de tsé-tsé qui ont été déterminées.

1° Sine-Saloum. — Passy-N'Gayène, 3 *Gl. palpalis*, 2 indéterminables. Koutango, 29 *Gl. palpalis*, 7 *Gl. longipalpis*. Médina, 2 *Gl. palpalis*. M. Biayen, 10 *Gl. palpalis*, 1 *Gl. longipalpis*, 3 indéterminables.

2° *Gambie anglaise*. — Les tsé-tsé, déjà bien connues dans cette région, par suite des travaux de Dutton et Todd, ont été étudiées, en particulier du côté de la frontière française et de la Basse Gambie. Marigot de la Miniminium, à la frontière, 7 *Gl. palpalis*, 2 indéterminables. Diawara, à 2 kil. de la frontière, sur le même marigot, 6 *Gl. palpalis*, 2 *Gl. tachinoïdes*. Basse Gambie, 3 *Gl. palpalis*, 1 *Gl. longipalpis*.

3° *Casamance*. — En 1904 et 1907, Laveran (2) a déjà déterminé un certain nombre de mouches provenant de la Casamance. Riv. Casamance, 22 *Gl. palpalis*, 22 *Gl. tachinoïdes*. Marigot de Bayla, *Gl. palpalis et tachinoïdes*. Poste de Bignona, 41 glossines, appartenant soit à l'espèce *palpalis* soit à l'espèce *tachinoïdes*. Sur une centaine de mouches provenant de Mangacounda, toutes sont *Gl. longipalpis*, sauf une seule *Gl. palpalis*.

Les déterminations qui ont été faites par l'un de nous se rapportent exactement à celles faite précédement par Laveran, les mouches récoltées ont été ainsi déterminées : Ziguinchior, 1 *Gl. palpalis*, 1 *gl. longipalplis*, 1 indéterminable. Casamance moyenne, jusqu'à Adéane, 12 *Gl. palpalis*, 4 *Gl. tachinoïdes*. Marigot de Bignona, 22 *Gl. palpalis*, 6 *Gl. tachinoïdes*. Yata-

(1) Bouffard. *Bull. de la Soc. de Path. exotique*, 8 juillet 1908, p. 393.

(2) Laveran. Contribution à l'étude de la répartition des mouches tsé-tsé dans l'ouest africain français et dans l'Etat indépendant du Congo. *C. R. à l'Acad. des Sc.*, 4 déc. 1905, pp. 9-29. Nouvelle contribution à l'étude des mouches piquantes de l'Afrique intertropicale. *C. R. à l'Acad. des Sc.*, 11 mars 1907, p. 546.

counda, 3 *Gl. palpalis*, 1 *Gl. tachinoïdes*. Raoulcounda, 2 *Gl. palpalis*. Niafour, 2 *Gl. palpalis*, 2 *Gl. tachinoïdes*.

A côté des observations et des mouches que nous avons recueillies nous-mêmes dans les régions à glossines, un certain nombre de renseignements et de tsé-tsé nous ont été envoyés par les administrateurs et nous permettent de compléter d'une façon très intéressante la carte des glossines au Sénégal. Ces renseignements portent en particulier sur trois régions : 1° la région de Nianing, 2° le cercle de la Haute Gambie (province de Badon); 3° le cercle du Sine-Saloum.

Nous ne reviendrons pas sur l'étude des glossines de Nianing déjà faite par l'un de nous; nous avons reçu de cette localité : 3 échantillons de tsétsé, 1 *Gl. palpalis*, 1 *Gl. longipalpis* et 1 *Gl.* indéterminable.

Dans le cercle de la Haute Gambie, province de Badon, M. l'Administrateur Lambinet nous a expédié : 1° Kédougou, 12 *Gl. longipalpis*, 2 *Gl. tachinoïdes*. 2° Dentilia, 2 *Gl. longipalpis*. 3° Siriman, 12 *Gl. longipalpis*, 1 indéterminable. La maladie du sommeil serait rare dans la province de Badon, dévastée par les trypanosomiases animales, ainsi que l'a constaté 1906 M. le vétérinaire Teppaz (1).

Le dernier envoi qui nous a été fait est le plus important; il ne comprend pas moins de 700 mouches, dont l'origine a été bien déterminée par M. l'administrateur Brocard, qui a eu l'excellente idée de joindre un croquis à ses renseignements. Grâce à son activité, la carte de la distribution des tsétsé dans la région comprise entre la rivière Saloum et la Gambie anglaise est actuellement établie, avec des renseignements de détail très complets. Mare de Beloguinda 250 m. de Djilor, 3 *Tabanus ditæniatus*. o *Glossina*. Marigot de Kounianghate, 360 m. du village de Diomboring, 13 *Tab. ditæniatus*, o. *Gl.* Marigot de Bantamaré, à 8 km. de Médina, 57 *Gl. palpalis*, 8 *Gl.* indéterminables, 2 *Tab. ditæniatus*. Marigot de Banghoue-Djiko, à 6 km. de Médina, 23 *Gl. longipalpis*, 25 *Gl.* indéterminables. Forêt de Diah, entre Soutouto et Sangaka, 46 *Gl. longipalpis*, 7 *Gl. palpalis*, 20 *Gl.* indéterminables. Village de Diop, à 1.500 mètres du marigot, 39 *Gl. longipalpis*, 19 *Gl. palpalis*, 13 *Gl.* indéterminables. Marigot de Diop, 77 *Gl. longipalpis*, 6 *Gl. palpalis*, 13 *Gl.* indéterminables. Marigot de Founiagba, à 10 km. de Soukouta, 18 *Gl. longipalpis*, 12 *Gl.* indéterminables. Forêt de Diandamare, à 8 km. de Sangaka, 66 *Gl. longipalpis*, 24 *Gl.* indéterminables. Marigot de Gossidi à 1 km. de Bâni, 7 *Gl. longipalpis*, 28 *Gl.*

(1) Thiroux et Teppaz. Les Trypanosomiases animales au Sénégal. *Ann. de l'Institut Pasteur*, mars 1907, p. 211.

indéterminables. Marigot de Tenigaïndé, à 1 km. de Toubakouta, 15 *Gl. longipalpis*, 2 *Gl. palpalis*, 1 *Gl. tachinoïdes*, 30 *Gl.* indéterminables. Forêt de Dieloum, à 10 km. de Dassilamé, 30 *Gl. longipalpis*, 2 *Gl. palpalis*, 20 *Gl.* indéterminables. Forêt de Soutouto, à 3 km. de Némo, 10 *Gl. longipalpis*, 12 *Gl.* indéterminables. Marigot de Balankou, à 8 km. de Messira, 31 *Gl. longipalpis*, 7 *Gl. palpalis*, 4 *Gl. tachinoïdes*, 5 *Gl.* indéterminables. Forêt de Sandiore, à 10 km. de Dagamalick, 38 *Gl. longipalpis*, 4 *Gl. palpalis*, 1 *Gl. tachinoïdes*, 11 *Gl.* indéterminables. Marigot de Karang, à 2 km. de Karang, 31 *Gl. longipalpis*, 6 *Gl. palpalis*,

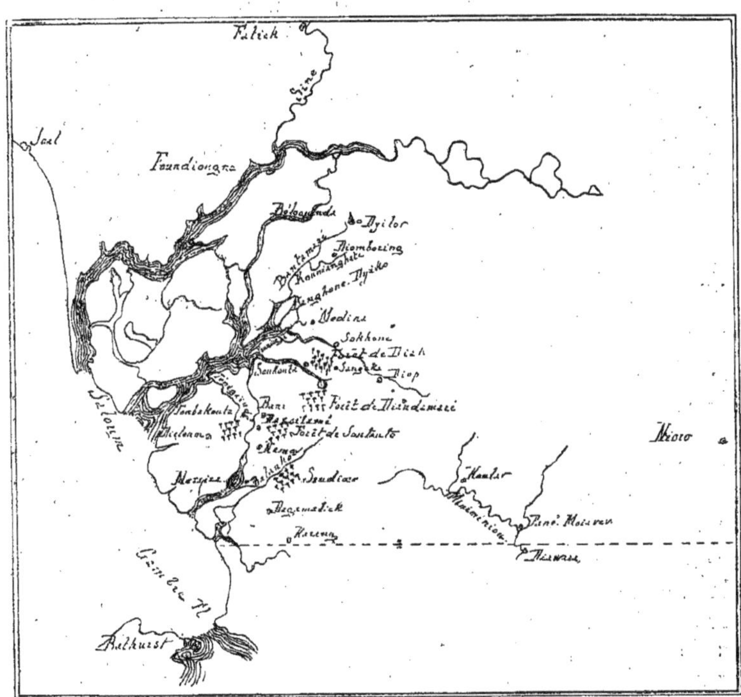

Fig. 13. — Le Bas Saloum. — Croquis de M. Brocard.

2 *Gl. tachinoïdes*, 8 *Gl.* indéterminables. Région de Koular, 15 *Gl. longipalpis*, 10 *Gl. palpalis*.

Il est à remarquer que, dans le Bas Saloum comme en Haute Gambie, où *Gl. longipalpis* domine et où *Gl. palpalis* est relativement rare, on ne trouve, d'après les renseignements que nous avons eus, que des cas peu fréquents de trypanosomiase humaine. La présence de *Gl. palpalis* semble nécessaire à la transmission d'homme à l'homme de la maladie du sommeil et *Gl. tachi-*

noïdes, elle-même, ne semble pas être aussi dangereuse que sa proche parente *Gl. palpalis*. D'autre part, ainsi que l'ont fait observer quelques naturalistes, on rencontre plutôt cette dernière aux environs des agglomérations humaines, et la proportion en augmente lorsqu'on se rapproche des endroits fréquentés par l'homme. Dans le village de N'Diop, M. Brocard a récolté 26 o/o de *Gl. palpalis*, alors que, dans le marigot situé seulement à 1.500 mètres de là, il n'en a retrouvé que 7 o/o. On peut en tirer la conclusion suivante : si *Gl. palpalis* est à peu près la seule parmi les glossines à transmettre la trypanosomiase humaine, c'est parce qu'elle constitue une espèce qui s'attaque plus spécialement à l'homme.

De nos observations, il résulte aussi ce fait que, dans des pays très infectés par *Gl. palpalis* et où la maladie du sommeil est endémique, il y a des endroits limités où elle affecte une forme plus particulièrement dangereuse et pour ainsi dire épidémique, sans qu'il y ait une concordance absolue contre la densité des mouches et la morbidité. De ce fait, il est plusieurs causes, l'importance du réservoir de virus doit être évidemment considérée et nous pensons que le Fogny, pays à population très dense (densité kilométrique supérieure à 20), dans lequel on rencontre en grande abondance *Gl. palpalis*, est peu atteint par la maladie du sommeil parce que les habitants, ayant peu de relations avec l'extérieur, ces réservoirs de virus n'ont pas eu l'occasion de se créer. Mais il est aussi des régions fréquemment traversées par des malades, régions qui hébergent *Gl. palpalis* et dans lesquelles l'intensité de l'endémie est peu importante, nous pensons que l'influence de l'état hygrométrique de l'air peut alors être aussi un facteur qui n'est pas négligeable. Nous avons insisté à plusieurs reprises sur l'influence favorable qu'exerçait la saison sèche sur la marche des endémies trypanosomiasiques au Sénégal. Pecaud reconnaît également cette influence au Dalhmey : « La possibilité « de l'élevage, dit-il, est donc basé sur l'existence d'une saison « sèche et sur le cantonnement des troupeaux en hivernage. » Or la saison sèche dure 8 mois de l'année au Sénégal et il n'y a rien d'étonnant à ce que les endroits très limités où peuvent vivre *toute l'année* les glossines et où la maladie du sommeil peut prendre une allure épidémique soient peu nombreux. Ils correspondent généralement à des bas-fonds demeurant en toute saison humides et marécageux, bien abrités par des collines ou de petites dunes et des rideaux d'arbres très épais.

PROPHYLAXIE

Les mesures prophylactiques proposées par les différents Etats, dont les colonies sont les plus atteintes par la maladie du sommeil sont actuellement nombreuses. Toutes présentent des avantages, et une sage administration leur empruntera ce qu'elles ont de plus efficace. Elles peuvent être divisées en deux catégories : 1° celles qui se rapportent à la distribution des glossines et de eurs gîtes ; 2° celles qui se rapportent aux porteurs de germes.

Parmi lespremières, le déboisement est une excellente mesure; nous l'avons préconisé dans la région des Niayes, mais encore faut-il qu'il soit pratiqué avec modération. L'éclaircissement des fourrés, *clearing mesures* des Anglais, suffit le plus souvent, en effet, pour faire disparaître les tsétsé. On a certes avantage à couper de préférencela petite brousse, dans laquelle les mouches se réfugient plutôt que sur les arbres élevés, qui représentent aussi une valeur plus grande; cependant l'éclaircissement, même par abatage des grands arbres, peut aussi arriver à faire disparaître les gîtes, ainsi que nous l'avons observé dans les palétuviers du delta du fleuve Sénégal et des environs de Saint-Louis.

Il serait à désirer que, malgré la difficulté de se procurer de la main d'œuvre, en particulier dans les régions décimées par la trypanosomiase, on évitât de déboiser par le feu. Cette mesure, entraînant avec elle la disparition de tous les arbres, la mobilisation des dunes de sable se produirait rapidement, ainsi que la transformation des Niayes en un désert semblable à ce qu'est devenue la région déboisée, comprise entre M' Betete et Soucoundou.

Le déboisement complet par le feu serait, d'autre part, difficile à obtenir dans les contrées marécageuses, où poussent les palétuviers et il ne serait pas non plus sans inconvénient de dévêtir complètement ces régions composées de vases et d'alluvions encore mal fixées. L'exploitation de la forêt de palétuviers par les indigènes, son éclaircissement, sous la direction raisonnée de l'administration, peuvent au contraire donner d'excellents résultats. Ces mesures devront être rendues obligatoires dans les environs des villages, au passage des routes et des rivières et aux abords des points d'eau; ellesont une efficacité reconnue. C'est ainsi que se conformant aux desiderata que nous avions exprimés en 1906,

M. Segeur, résident de Nianing, fit complètement déboiser le ravin qui coupait en deux le village. Depuis que ce travail a été effectué, il ne peut plus se faire apporter, même en la payant 25 centimes une seule mouche tsétsé, alors qu'autrefois elles étaient très communes. Cependant les abords du village de Nianing, et en particulier derrière le village bambara, ne sont pas encore assez dégagés et il y a lieu de les débarrasser surtout de la petite brousse.

Une mesure, qui doit trouver sa place à côté du déboisement, est la destruction des insectes adultes. Les médecins belges ont employé, dans l'Etat indépendant du Congo, des placards enduits de poix ou de glu, qui sont promenés sur le dos des indigènes et où les mouches vont se prendre comme elles le font sur les attrape-mouches usités dans les appartements. Cette méthode permettrait, d'après eux, de prendre en quelques heures des milliers de mouches et de les voir diminuer de 90 o/o dans les endroits infectés.

Nous avons aussi demandé à l'administration de pourvoir tous les villages de puits profonds et de conseiller aux indigènes d'éviter d'aller puiser de l'eau dans les marigots infectés. Il sera ensuite nécessaire de combler toutes les mares ou séanes, qui servent encore à les alimenter, et surtout celles qui sont creusées dans le lit même des marigots à mouches. Les noirs s'étendent souvent à côté de ces mares, soit en venant chercher de l'eau, soit en venant laver; ils s'y endorment et sont la proie offerte aux glossines.

Ils se rendent bien quelquefois vaguement compte de ce qu'elles ont de dangereux. Les habitants de Nianing, décimés par la maladie du sommeil, ont, autrefois, accusé les indigènes de race Sérère d'avoir empoisonné les séanes. L'administrateur Aubry le Comte les fit combler et obligea tous les habitants de Nianing à venir à un puits profond construit par ses soins. Ce fut une excellente mesure et chaque administrateur devrait s'efforcer d'en faire autant dans tous les villages contaminés. Le chef du village de Fouloun nous a déclaré, de son côté, que ses administrés n'ont pas la maladie du sommeil parce qu'ils ne boivent pas l'eau des séanes.

Les mares abritées par des arbres, et surtout par de la broussaille, sont plus dangereuses que les mares découvertes, situées aux environs immédiats des villages et autour desquelles nous n'avons pu trouver de glossines, mais ces dernières peuvent aussi devenir dangereuses, lorsqu'elles se couvrent de végétation pendant la saison des pluies.

Depuis notre voyage de 1908, quelques puits profonds ont été creusés dans la région des Niayes. L'administration s'est aussi occupée de diriger le déboisement, en particulier dans le delta du Sénégal, mais comme son action est forcément limitée en même temps que ses crédits, on devra faire comme pour le paludisme une propagande destinée à persuader les indigènes du danger que leur fait courir le voisinage des glossines. Cette propagande est loin d'être inutile, car un grand nombre d'Européens n'en ont jamais vu; des administrateurs, des médecins même sont incapables de les reconnaître. Pour remédier à cet état de choses, M. le gouverneur du Sénégal a envoyé un certain nombre de mouches aux Commandants de Cercle, pour qu'ils commencent cette propagande et nous indiquent les endroits infectés. Les échantillons ont été accompagnés de la circulaire suivante :

« Monsieur l'Administrateur,

« La mouche tsétsé existe dans un certain nombre de localités du Sénégal; on vient de la retrouver dans des régions où on n'avait jamais soupçonné son existence. Le voisinage de cette mouche, qui transmet la maladie du sommeil et les trypanosomiases animales, est dangereux, aussi importe-t-il d'être très exactement fixé sur sa répartition géographique.

« Les gravures qui représentent la mouche tsétsé ne donnent souvent, à cause du grossissement auquel elles sont exécutées, qu'une idée imparfaite pour les personnes qui ne sont pas habituées à examiner des reproductions d'insectes. J'ai donc prié M. le Directeur du laboratoire de Bactériologie de préparer un certain nombre de mouches tsétsé, afin que vous puissiez les mettre sous les yeux des indigènes chargés de vous renseigner. Vous voudrez bien faire voir l'échantillon qui vous est destiné à vos chefs de province et de canton, au besoin les leur confier et les prier de faire rechercher les mouches dans les territoires qui sont de leur ressort. Ils devront vous en rapporter des échantillons dans des boîtes d'allumettes vides et garnies d'un peu de coton. Sur ces boîtes d'allumettes vous indiquerez soigneusement la provenance très exacte des mouches et au besoin vous y joindrez une note, donnant tous les détails sur leur habitat géographique.

« On trouve plus spécialement les mouches tsétsé dans les endroits humides et boisés, au bord des marigots, dans les palétuviers ou les palmiers nains. Les indigènes qui les connaissent le mieux sont ceux qui fréquentent les cours d'eau, piroguiers, pêcheurs, et ceux qui vont couper du bois dans les broussailles ou dans la forêt.

« Elles se reconnaissent facilement parce qu'elles ont les ailes repliées sur le dos et se recouvrant entièrement, comme les lames d'une paire de ciseaux, et la trompe toujours dirigée horizontalement en avant.

« Vous ferez donc soigneusement visiter votre cercle dans tous les sens au point de vue de la mouche tsétsé, et vous enverrez directement les insectes recueillis au Laboratoire de Bactériologie de Saint-Louis, qui est chargé de centraliser les renseignements.

« Vous voudrez bien, d'autre part, me rendre compte, dans un délai de deux mois, des résultats que vous aurez obtenus dans cette recherche. »

Les administrateurs commandant les cercles ont répondu avec empressement à la circulaire et quelques-uns, MM. Lambinet, commandant le Cercle de la Haute Gambie, de Montigny, résident à Nianing, nous ont envoyé de nombreuses tsétsé, qui nous ont permis de compléter la carte de leur répartition au Sénégal. M. l'administrateur Brocard, commandant le Cercle du Sine-Saloum, nous a envoyé à lui tout seul 752 glossines, provenant de 15 localités, situées dans la région comprise entre la rivière Saloum et la frontière de la Gambie Anglaise. Il a même poussé l'amabilité jusqu'à nous envoyer un croquis avec l'indication des régions où les mouches ont été prises. Ce croquis a été reproduit au chapitre précédent, qui traite de la répartition des glossines au Sénégal.

Les tsétsé que nous avons reçues nous ont servi ensuite à préparer de nouveaux types, que nous avons répandus dans les écoles avec des instructions de nature à permettre aux indigènes de faire de la prophylaxie individuelle et de lutter eux-mêmes contre la maladie. Ils ont grand'peur du nélavan, aussi, malgré leur paresse et leur nonchalance, on peut compter qu'ils combattront leur ennemi le jour où ils seront persuadés que c'est la maladie transmise par la tsétsé qui décime leurs villages. Ils éviteront alors de passer par les endroits qu'ils sauront infectés et de se faire piquer. Ils feront la chasse aux insectes adultes, soit en déboisant, soit même en employant les placards enduits de glu, préconisés par les médecins belges. Ils éloigneront aussi leurs malades et les enverront dans les villages de ségrégation. Nous avons donc fait parvenir à M. le Directeur de l'Enseignement Risson la lettre suivante :

« Monsieur le Directeur,

« Parmi les mesures prophylactiques employées contre les maladies transmissibles, il en est une particulièrement efficace, qui consiste à apprendre à chacun quel est le mode de contagion d'une affection et quelle est la façon de l'éviter. La maladie du sommeil sévit d'une façon désastreuse dans quelques régions du Sénégal; j'estime que les indigènes, en appliquant eux-mêmes certaines mesures de prophylaxie, aideraient beaucoup l'Administration dans la tâche entreprise, de l'assainissement de ces régions.

« Dans le but d'apprendre à reconnaître et à se débarrasser de la mouche tsétsé aux jeunes indigènes qui fréquentent les écoles dont vous surveillez avec une si haute compétence la direction, j'ai préparé une petite note sur les glossines, que je vous demanderai de communiquer avec les échantillons de mouches ci-joints à vos directeurs d'écoles.

« Vos jeunes élèves, en rentrant dans leurs villages, répandront, petit à petit, les idées simples, qui y sont exposées et travailleront ainsi avec nous pour l'assainissement de leur pays. »

NOTE SUR LA MOUCHE TSÉTSÉ DESTINÉE AUX ÉCOLES DU SÉNÉGAL

La mouche tsétsé ou glossine, dont un échantillon vous est envoyé pour que vous appreniez à vos élèves à la connaître, présente les caractères suivants :

C'est une mouche à peine plus grosse que la mouche domestique, ordinaire. On la reconnaît facilement parce que, au repos, elle a les ailes repliées l'une sur l'autre et se recouvrant entièrement sur le dos, il semble, au premier abord, qu'il n'y ait qu'une aile. De plus, la trompe piquante, très longue, que présente cette mouche, est toujours dirigée directement en avant, dans le prolongement de la tête. On la trouve plus spécialement dans les endroits humides et boisés, le long des marigots, dans les palétuviers et dans les bouquets de palmiers à huile.

On distingue plusieurs espèces de mouche tsétsé. L'une d'elles semble s'attaquer plus spécialement à l'homme, et c'est cette espèce qui propage, presque à l'exclusion des autres, la *Maladie du Sommeil* ou *Nélavan*. La *glossina palpalis* se distingue facilement des autres tsétsé parce qu'elle a les pattes de derrière noires. Les autres mouches tsétsé s'attaquent plutôt aux animaux, chez lesquels elles occasionnent des maladies à trypanosomes, rendant parfois des régions entières inhabitables pour les chevaux, les ânes, les chiens, les moutons et même certaines races de bœufs.

On peut, par la détermination des espèces de tsétsé prédominantes dans un pays, savoir si les trypanosomiases y frappent l'homme aussi fréquemment que les animaux.

Les tsétsé vivent difficilement sans abri et le meilleur moyen de les détruire est de déboiser dans un large rayon les endroits où on les a observées. On ne devra jamais y manquer, lorsque les gîtes à mouches se trouvent dans les villages ou dans les environs des routes ou des points d'eau, en un mot des passages fréquentés.

Lorsque l'on ne disposera pas d'autres moyens, on brûlera les bois et broussailles infectés, et cette seule mesure suffira souvent pour amener une très notable diminution du nombre de cas de maladie du sommeil observés.

Les indigènes se garantiront autant que possible de la piqûre des mouches qu'ils doivent considérer comme dangereuse pour eux et leurs animaux.

Ils doivent savoir aussi que les malades du sommeil, qui ne sont pas contagieux dans les régions où il n'y a pas de tsétsé, sont très dangereux lorsque ces mouches existent, car une mouche infectée, après s'être nourrie du sang d'un malade du sommeil, peut, pendant plusieurs mois, transmettre la maladie. Ils doivent donc éloigner les malades du sommeil des gîtes à mouches en faisant la déclaration des cas qu'ils connaissent à l'Administrateur commandant le cercle, et en demandant leur envoi au village de ségrégation, où ils sont soignés et où, grâce à l'absence de tsétsé, ils cessent d'être dangereux.

Le directeur de l'enseignement nous répondit la lettre suivante, dans laquelle il exprime le désir bien manifeste de faire participer les fonctionnaires placés sous ses ordres à l'œuvre entreprise :

« Vous avez bien voulu me faire parvenir, avec des échantillons de mouches tsétsé, une notice sur les moyens de se préserver des piqûres de cet insecte et de la maladie du sommeil qui en résulte.

« Je transmets les échantillons aux écoles des cercles de la Casamance, du Sine-Saloum, de Tivaouane, Thiès et Bakel.

« Je fais en outre imprimer la notice, pour être distribuée aux directeurs des mêmes écoles et aux élèves-maîtres de l'école normale de Saint-Louis.

« J'invite enfin le professeur chargé de l'enseignement scientifique dans ce dernier établissement à faire au moins une ou deux leçons sur la matière aux élèves de troisième année.

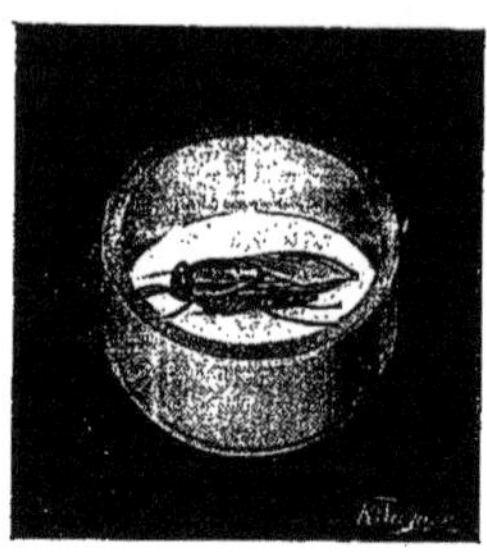

Fig. 14. — Echantillon de mouche tsétsé dans sa cellule de verre.

« J'espère répondre ainsi à vos intentions et donner toute la publicité possible à vos utiles conseils. »

Il n'est pas douteux qu'avec des concours aussi empressés que ceux que nous avons trouvés, pour peu que la question ne soit pas perdue de vue, on arrivera rapidement au Sénégal à instruire suffisamment l'indigène pour qu'il puisse faire lui-même, dans son petit centre particulier, un peu de prophylaxie individuelle, et ce sera un appoint d'autant plus sérieux que l'effort sera plus multiplié et réparti sur une plus vaste étendue de territoire.

Nous avons éprouvé quelques difficultés pour préparer des échantillons de tsétsé présentant une allure typique. Presque toutes les mouches que l'on prend meurent, en effet, les ailes écartées, ce qui leur enlève leur caractère le plus frappant pour un profane. Le seul procédé qui permette d'avoir des mouches dans leur attitude caractéristique consiste à les ramollir si elles sont sèches en les plaçant sur un peu de coton placé dans un verre de montre, reposant sur du sable mouillé, le tout recouvert d'une cloche. Il est bon de mettre sur le coton un cristal de thymol, afin d'empêcher les moisissures d'envahir les mouches.

Au bout de 48 heures, les tsétsé sont suffisamment ramollies pour que l'on puisse remettre les ailes et les pattes en position correcte. On les fixe dans cette position sur un morceau de liège, sur lequel on les maintient avec de fines bandelettes de papier. On ne doit pas les transfixer par des épingles, parce que ces épingles occasionnent l'écartement des ailes.

Les mouches ainsi fixées en bonne position, on les met à sécher sous une cloche, à côté d'un petit cristallisoir, renfermant de l'acide sulfurique ou de la potasse. Au bout de 48 heures, lorsqu'elles sont bien sèches, on enlève les bandelettes et on les colle, avec de la gomme renfermant 10 o/o de thymol, sur un bouchon garni, d'un côté, d'une rondelle de papier blanc. Les mouches sur leur bouchon sont de nouveau portées dans l'exsiccateur et lorsque la colle est sèche, on les introduit dans de petites cellules de verre, semblables à celles que l'on emploie pour faire des examens en goutte pendante et qui sont fermées d'un côté par une rondelle de verre résistant, collé au baume de Canada. Le morceau de bouchon qui dépasse est coupé et la face inférieure de la cellule est lutée avec de la gomme laque fondue à la flamme ou au moyen d'une lame chauffée.

Parmi les mesures prophylactiques, qui s'adressent aux porteurs de germes, une des plus efficaces, et reconnue comme telle par toutes les puissances coloniales en Afrique, consiste enfin à éloigner les malades des tsétsé par la création des villages de ségrégation.

LES VILLAGES DE SÉGRÉGATION ET DE TRAITEMENT DE LA MALADIE DU SOMMEIL. FONCTIONNEMENT D'UN DE CES VILLAGES A SAINT-LOUIS DU SÉNÉGAL.

A la suite de notre voyage de 1908 dans les régions contaminées de la Petite Côte et des Niayes, nous demandâmes à M. le Gouverneur du Sénégal de vouloir bien installer à Saint-Louis un village de malades de sommeil, afin de nous faciliter l'étude du traitement de cette affection.

La concentration, à Saint-Louis, des malades du sommeil avait, ainsi que nous le faisions remarquer dans notre rapport au Journal Officiel du Sénégal, un autre avantage, celui d'enlever à des régions où abondent les glossines, des réservoirs de virus d'autant plus dangereux que, chez ces malades non surveillés, il était impossible de faire disparaître le danger de contagion, soit par une injection d'atoxyl, soit par l'administration des doses croissantes d'orpiment. Ces médicaments font disparaître très rapidement les parasites du sang et rendent ainsi les porteurs de trypanosomes inoffensifs pour leur entourage.

La ville de Saint-Louis était tout à fait désignée pour l'installation de ce village, l'accès en est rendu facile par une voie ferrée, qui longe toute la région contaminée et dont les stations ne sont pas distantes de plus de 30 kilomètres du point le plus éloigné des Niayes. D'autre part, tandis que l'on retrouve des glossines dans les environs de Dakar (25 kilomètres au maximum), et que l'on prétend que le village de Hahn, qui n'en est distant que de 3 kilomètres, a été autrefois décimé par la maladie du sommeil, il faut faire plus de 100 kilomètres dans le sud de Saint-Louis pour retrouver des tsétsé.

Au Sénégal, la limite des glossines a certainement dû reculer du côté nord. La région des Niayes, très boisée au sud, est aussi très infectée ; à partir du 15e degré de latitude nord, elle a été complètement déboisée et est devenne désertique. Elle conserve, au point de vue du terrain, la même configuration : dunes quelquefois très élevées, coupées d'étangs ; mais les bas-fonds marécageux, qui constituent ces étangs, sont complètement dénudés et n'offrent plus un abri suffisant aux glossines, qui ont disparu de la région.

Ces étangs se retrouvent sur toute la côte du Sénégal et on en rencontre même au nord de Saint-Louis. Avant que leurs bords fussent déboisés, ils servaient certainement de repaire aux tsétsé et la trypanosomiase humaine devait remonter bien au nord de Saint-Louis. Il y a donc, entre Saint-Louis et les régions infectées, une barrière beaucoup plus efficace qu'aucune mesure sanitaire, qui s'est établie naturellement et que les indigènes ont peut-être contribué à former en incendiant la brousse. Malheureusement, cette mesure d'assainissement, si simple, ne peut être préconisée, par la raison qu'elle transforme le pays en une lande aride et déserte.

La récente détermination d'un fly-bel *isolé et peu étendu* à mi-chemin de l'embouchure du Sénégal et de Saint-Louis, et dans une région où les palétuviers n'ont pas encore été très éclaircis par le déboisement, prouve bien que les mouches ont dû occuper les rives du fleuve, lorsque ces rives étaient couvertes de forêts. Les dernières tsétsé, qui subsistent sur ces bords, aux environs de Guelembam, sont appelées à disparaître dans un avenir prochain devant la hache du charbonnier bambara, qui a déjà sérieusement attaqué cette région.

L'installation d'un village d'études et de ségrégation de la maladie du sommeil n'offrait donc, au point de vue de la contagion par la tsétsé, aucun danger à Saint-Louis. Cette ville se trouvait même dans des conditions exceptionnellement avantageuses, dispensant d'un certain nombre de précautions souvent onéreuses, nécessaires pour les villages situés en plein pays contaminé. Il est évident, en effet, que chaque fois que l'on sera obligé d'installer des malades du sommeil en un point, il faudra commencer, avant toute autre chose, par purger complètement ce point de glossines dans un assez grand rayon et par installer à cet égard une surveillance très sévère et constante. Il ne faudra pas compter sur la protection obtenue par des grillages ; le prix d'achat et d'entretien en est trop élevé et il est impossible de faire tenir des portes fermées par les indigènes. Ce mode de protection a, en outre, l'inconvénient d'exiger l'internement des malades dans des conditions presque inacceptables, ces indigènes ne devant jamais voir la lumière qu'au travers des grillages, puisque c'est pendant la journée que la transmission se produit.

Restaient à envisager les causes de contagion possibles autres que les glossines, que certains auteurs ont invoquées récemment. Nous craignions beaucoup que les travaux (1) de la Mission française du Congo au sujet du rôle des *Stegomya*, incriminés d'abord, puis des *Mansonia*, dans la propagation de la maladie du sommeil, et les observations de Koch sur la transmission de l'affection par le coït dans quelques cas, ne fussent causes pour nous de difficultés insurmontables de la part des autorités administratives. Il n'en fut heureusement rien.

Nous étions d'ailleurs, pour notre compte, parfaitement persuadés *qu'en pratique* les trypanosomiases à tsétsé ne se transmettent pas en dehors des glossines. Des faits nombreux le démontrent : la maladie du sommeil, importée aux Antilles, où elle a été bien observée, en particulier par Guérin (2), ne s'y est jamais développée, malgré la présence de nombreux moustiques, et entre autres des *Stegomyia*.

Au Sénégal, dans les Niayes, l'affection s'arrête à la limite de l'habitat des tsétsé. Il en est de même d'une trypanosomiase animale à glossines, la Souma, que Bouffard (3) a démontré pouvoir être transmise expérimentalement par les stomoxes. Au Sénégal, l'aire de distribution géographique de la Souma est la même que celle de la tsétsé, et ne s'étend pas sur les régions voisines, quoique les stomoxes y abondent. On peut certainement, ainsi que l'a démontré Bouffard, infecter de Souma un animal au moyen de stomoxes ayant piqué un animal malade, mais le temps pendant lequel le stomoxe reste dangereux est très court relativement au temps pendant lequel, dans les mêmes conditions, la glossine conserve son pouvoir infectant. Il en est de même

(1) G. MARTIN, LEBOEUF et ROUBAUD. Epidémies de maladie du sommeil au Congo ; la contagion par famille et par case. *Bull. de la Soc. de Path. exotique*, 11 mars 1908, p. 144.

(2) GUÉRIN. De la maladie du sommeil (Paris, 1869).

(3) BOUFFARD. Sur l'étiologie de la Souma, trypanosomiase du Soudan français. *C. R. Soc. Biol.*, 19 janvier 1907, p. 71.

des moustiques; Fulborn et Mayer ont démontré que le temps pendant lequel les moustiques, se nourrissant sur des animaux trypanosomiés, peuvent reproduire la maladie est très court.

D'autre part, il ne faut pas perdre de vue que toutes les expériences poursuivies sur le rôle des moustiques dans la maladie du sommeil ont été faites, lorsqu'elles ont donné des résultats positifs, dans des conditions très spéciales, qui ne se rencontrent presque jamais réunies dans la pratique. Elles ont été faites avec des trypanosomes autres que *Tr. gambiense*, le plus souvent avec des animaux très infectés et avec un très grand nombre de moustiques.

Dans leurs derniers travaux, les Membres de la Mission française du Congo (1) ont eu recours au Nagana pour obtenir la transmission des trypanosomes par des moustiques du genre *Mansonia*, et leurs animaux étaient, rapportent-ils, très fortement infectés; encore n'ont-ils pas obtenu de résultats positifs dans le plus grand nombre de leurs expériences. Ils sont obligés de conclure qu'opérant avec le virus Nagana, même comme simples vecteurs, les glossines sont beaucoup plus dangereuses que les stomoxes ou les moustiques, ce qui pourrait peut-être s'expliquer par ce fait, récemment démontré par Stuhlman (2), qu'une tsétsé à jeun absorbe 126 à 270 p. 100 de son poids de sang, quantité très supérieure, prise au point de vue absolu, à celles que peuvent absorber les stomoxes ou les moustiques.

D'autre part, si l'on considère que le sang d'un homme infecté de *Tr. gambiense* ne renferme de parasites que dans 36 p. 100 des cas [chiffres de la Mission du Congo (3), très supérieurs à ceux obtenus par tous les autres auteurs], que, même dans ces cas, les parasites sont presque toujours rares ou très rares, on voit que l'infection par des insectes, qui ne prennent que peu de sang et dans l'intestin desquels il ne se produit pas, comme chez la tsétsé, une véritable culture (Kleine) (4), est pratiquement négligeable, et cela d'autant plus que les malades journellement examinés sont soumis à un traitement destiné à faire disparaître en 24 heures les trypanosomes de leur sang aussitôt qu'ils y apparaissent, ce qui ne nous est arrivé que cinq fois en deux ans sur un effectif de 60 malades.

(1) Martin, Leboeuf et Roubaud. Expérience de transmission du Nagana par les stomoxes et les moustiques du genre *Mansonia*. *Bull. de la Soc. de Path. exotique*, 8 juin 1908.

(2) Stuhlmann. Beitrage zur Kenntnis der tsétsé Fliege, *Gl. fusca und Gl. tachinoïdes. Arb. a. d. Kaiserl. Gesundheitsamte*, t. XXIV, fasc. 3, 1907.

(3) Martin et Lebœuf. Nouveaux documents sur le diagnostic microscopique de la maladie du sommeil. *Bull. de la Soc. de Path. exotique*, 14 octobre 1908.

(4) Kleine. Weitere Untersuchungen über die aetiologie der Schlafkrankheit. *Deutsche mediz. Woch.*, 12 juillet 1909, pp. 1257-1260.

(5) R. Koch. Bericht von der Deutschen Expedition zur Erforschung der Schlafkrankheit. *Deutsche mediz. Woch.*, 5 sept. 1907, p. 1462.

Les observations de Koch (5) dans l'Est Africain allemand sur la contagion de la trypanosomiase humaine par les relations sexuelles ont le mérite de n'être pas en contradiction avec ce qu'on observe sur le mode naturel d'expansion de la maladie. La Mission Allemande a, en effet, trouvé, à Kisiba, localité où il n'y a pas de tsétsé, 15 femmes atteintes de la maladie du sommeil et n'ayant jamais quitté la région, mais ces 15 femmes étaient toutes mariées avec des indigènes ayant contracté la maladie dans l'Ouganda. Aucun autre individu sédentaire (vieillard, enfant, femme mariée à un individu indemne, ou non mariée) n'a été reconnu atteint. Koch estime à plusieurs centaines le nombre des hommes ayant rapporté l'affection de l'Ouganda. Il rejette l'intervention des insectes autres que la tsétsé, comme les moustiques et les tiques, qui abondent dans la région. Les expériences de Mollërs (1) confirment les observations du savant bactériologiste allemand. Ces expériences ont porté sur 214 souris mâles et sur 107 femelles, 5 seulement de celles-ci ont été contaminées de Nagana par le coït. Les poux, les puces et les punaises n'ont pu transmettre le Nagana de souris à souris.

Dans le cas de notre village, nous n'avions guère à craindre la propagation de la maladie par les rapports sexuels de nos malades avec des indigènes de Sor. Dans l'observation de Koch, en effet, plusieurs centaines de malades ont réussi à contaminer 15 femmes et la maladie ne peut évidemment trouver dans ce mode de propagation matière à une extension suffisante pour s'implanter dans le pays, puisqu'elle ne s'est pas acclimatée ainsi dans les pays où il n'existe pas de tsétsé, et en particulier aux Antilles.

C'est pour ces raisons que nous avons pensé que non seulement il n'y avait aucun danger, mais qu'il y avait tout avantage à transporter un grand nombre de malades du sommeil dans une région dépourvue de glossines, comme les environs de Saint-Louis.

Les ressources dont nous disposions étaient relativement minimes, malgré toute la bonne volonté des autorités administratives; aussi, désirions-nous surtout préparer un projet d'installation, sinon luxueuse, du moins pratique et n'effrayant pas tout d'abord par la présentation d'une grosse note à payer. Nos malades ont été installés à l'extrémité d'un des faubourgs de Saint-Louis, relié au centre par une route carrossable. Cette partie de la ville, nommée Sor, est tout particulièrement infestée de moustiques : Anophèles et Stégomyas y pullulent ; on y rencontre aussi par-

(1) Möllers. Experimentelle ubertragungsversuche von tsétsé trypanosomen durch den zeugungssakt und durch ungeziefer (Inseckten und Zecken). *Zeitschr. f. Hyg.*, 27 mars 1907, pp. 425-432.

fois quelques Mansonia. Le paludisme y sévit d'une façon tellement intense que les Européens, et même les créoles, ne peuvent y séjourner pendant la saison d'hivernage. Nous n'avions pas le choix d'un autre emplacement, car, en dehors de l'île même de Saint-Louis, tous les environs sont infestés de moustiques et de paludisme et il était impossible de loger nos malades au centre de la ville.

L'emplacement choisi avait cependant le double avantage de se trouver dans le voisinage immédiat d'une route carrossable et d'être situé à moins de 100 mètres d'une bonne construction, dont l'administration avait l'intention de faire un dispensaire pour les

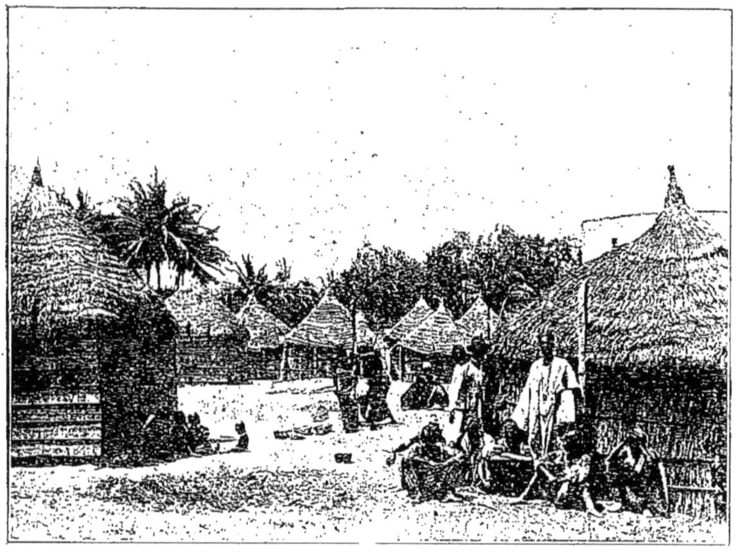

Fig. 15. — Le village de ségrégation de la Maladie du Sommeil à Sor.

habitants du faubourg de Sor. Nous acceptâmes, malgré un service déjà très lourd, de passer chaque jour la visite de ce dispensaire, afin de pouvoir disposer des locaux pour y pratiquer nos examens bactériologiques, y faire proprement des injections, des ponctions lombaires ou ganglionnaires, des saignées et des centrifugations, en un mot toutes les petites opérations nécessitées par l'étude de chaque cas.

La visite des malades du sommeil y est ainsi passée tous les jours, après la visite des malades de Sor. D'autre part, il existe autour du bâtiment du dispensaire deux petites dépendances, sortes de magasins en maçonnerie, où on peut, lorsque cela est nécessaire, hospitaliser, sous la surveillance du gardien de l'établissement, des malades du sommeil atteints d'affections intercurrentes quelconques, de pneumonie, de dysenterie, par exemple, ou d'accidents cérébro-médullaires graves.

Le terrain choisi a été loué et on y a construit des cases en paille, semblables à celles que les indigènes habitent dans leurs villages. Il a été également installé à proximité un robinet sur la conduite d'eau de la ville. On a enfin donné aux malades quelques lits recouverts de nattes, des couvertures, des ustensiles de ménage : marmites, pilons à couscous, et, de temps en temps, quelques mètres d'étoffe pour faire eux-mêmes leurs vêtements. Il leur a été alloué une indemnité de vivres de 0 fr. 60 par jour, suffisante pour leur nourriture. Cette indemnité doit leur être payée quotidiennement pour éviter que les indigènes, insouciants, ne dépensent en une seule fois l'allocation destinée à assurer leur nourriture pendant plusieurs jours.

Nous avons tenu à ce que ces indigènes vivent librement, comme chez eux. Ils n'ont pas de gardien et sont seulement astreints à se présenter à la visite du matin et quelquefois à une contre-visite du soir, lorsque le traitement l'exige. La plupart vont faire leurs provisions au marché et on les rencontre souvent en ville. Il en est qui s'occupent quelquefois à porter pour une légère rétribution les paquets des voyageurs, qui arrivent par le train.

Ainsi traités, nos malades, dont quelques-uns habitent le village de ségrégation depuis plus de deux ans, ne se plaignent pas trop; ils vivent facilement dans le farniente qui leur est cher, et apprécient aussi le voisinage de marchés bien approvisionnés. Ils ont, il est vrai, quelquefois la nostalgie du village natal, mais leur versatilité est grande et on arrive à les conduire assez facilement en ne prenant pas leurs réclamations trop aux sérieux et en montrant vis-à-vis d'eux beaucoup de douceur.

Une femme s'est enfuie, enlevée par un tirailleur indigène partant au Congo (le prestige de l'uniforme ne perd ses droits en aucun pays). Elle a été immédiatement signalée à l'autorité militaire et ramenée dans les 48 heures. Depuis, elle vit tranquillement au village avec son petit enfant, qu'elle a été autorisée à garder avec elle.

Nous avons, en effet, tenu à ce que les parents puissent accompagner leurs enfants et rester avec eux pendant toute la durée de leur traitement et nous nous sommes toujours montrés très larges pour accepter les membres de la famille, qui veulent accompagner leurs malades. Les indigènes en ont profité avec suffisamment de discrétion pour que cela ne devienne pas gênant. Une femme nous a amené sa fillette âgée d'une quinzaine d'années, et quand elle a constaté, au bout de 5 à 6 jours, les bons effets du traitement, elle l'a simplement confiée à d'autres malades du même village et a demandé à partir. Cette même femme nous a ramené depuis quatre autres indigènes atteints de trypanosomiase.

Une malade, actuellement guérie, nous a demandé la permission d'aller régler quelques affaires dans son village ; elle est revenue d'elle-même et nous a annoncé la venue de deux nouveaux malades, qui arrivèrent effectivement quelques jours plus tard.

Ainsi, sans que nous fassions aucune pression sur l'indigène, le nombre de nos clients augmente. Nous pourrions évidemment le décupler en peu de temps, mais comme en même temps que de

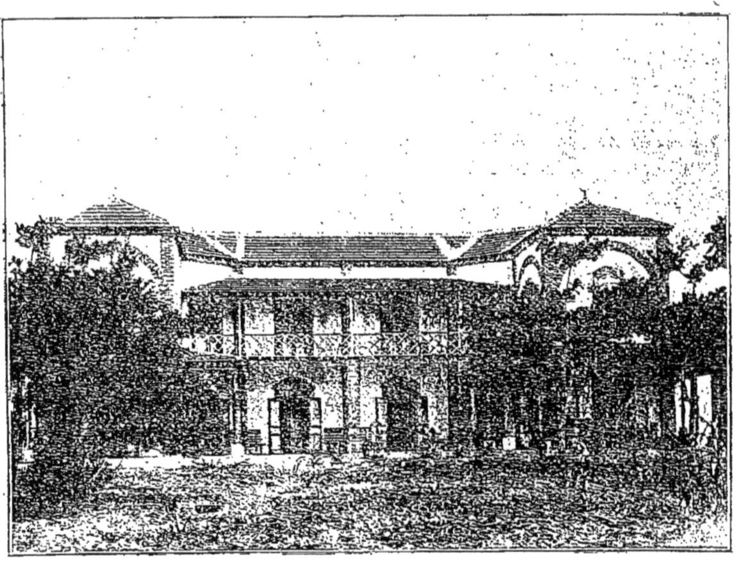

Fig. 16. — Le dispensaire annexé au village de ségrégation de Sor.

la ségrégation, nous faisons aussi des études sur le traitement de la trypanosomiase humaine, il nous deviendrait impossible de suivre d'assez près nos malades.

Le jour où l'on pourra arriver à fixer une thérapeutique générale, applicable à la majorité des cas, il sera plus facile à un seul médecin d'assurer un service plus important. En attendant, l'indigène, qui a besoin de temps pour admettre un changement dans ses habitudes et son genre d'existence, peut se familiariser avec l'idée du traitement de la maladie du sommeil dans un endroit spécial, éloigné de son village.

Les faits ont donné amplement raison à notre manière de voir ; depuis le mois de juin 1908, nous n'avons pas pu observer un seul cas de transmission de la maladie, et cependant un de nos malades a vécu pendant 18 mois dans notre village de ségrégation avec sa femme, qui est restée indemne; quatre femmes infectées y habitent depuis à peu près le même temps avec leurs enfants, qui sont également indemnes. Une petite malade de 13 ans y vit avec sa mère, sans que cette dernière ait été contaminée. En dehors du village, nous n'avons pas constaté non plus de contagion et cependant nous étions bien placés, pour nous en rendre compte, puisque tous les malades du faubourg de Sor passent par nos mains à la consultation gratuite. A cette consultation, nous examinons tous les matins 30 à 70 personnes, et comme le faubourg du Sor est très paludéen, nous avons constamment fait l'analyse du sang de tous les indigènes qui présentaient quelque symptôme fébrile. Nous avons même créé un répertoire de fiches, qui comprend actuellement des renseignements sur plus de 200 paludéens de Sor. Dans aucune des préparations recueillies, nous n'avons jamais observé de trypanosomes.

Le nombre des malades entretenus au village de ségrégation a été, du 14 juin au 31 décembre 1908, de 20, qui ont fourni 3.164 journées de présence. A ces malades, il convient d'ajouter 5 indigènes qui ont été autorisés à séjourner avec leurs parents et qui fournissent un total de 815 journées, en tout 3.979 journées à raison de 0 fr. 60, indemnité de vivres allouée à chaque malade, représentant une dépense de 2.387 fr. 40. A cette dépense, il convient d'ajouter une somme de 1.100 francs, qui a été dépensée pour l'installation des cases, l'achat de couvertures, d'ustentiles de cuisine et de vêtements, enfin une somme de 200 francs, représentant le loyer du terrain, du 14 juin au 31 décembre, en tout 3.687 fr. 40, ce qui met la journée du malade du sommeil à 0 fr. 92.

Il faut compter que c'est un minimum de dépense, car, en dehors de l'entretien des malades, il n'y a pas de frais généraux. Personnel, matériel, cuisines sont par le fait supprimés. C'est là l'avantage des villages de ségrégation, seuls assez économiques pour être à la portée du budget de toutes les colonies, si réduit qu'il soit. On l'a tellement bien compris qu'après avoir préconisé l'installation de lazarets grillagés ou non, et d'établissements très coûteux, aussi peu en rapport avec les ressources des pays à protéger qu'avec le caractère des indigènes, on en est venu aux villages de ségrégation, rendus obligatoires par la Circulaire du 10 juillet 1908 de M. l'Inspecteur Général du Service de Santé des Troupes Coloniales, Grall, approuvée par M. le ministre des Colonies Milliès-Lacroix. L'Afrique Occidentale allemande possède, depuis 1907, des camps de traitement établis dans les districts de Kisiba, de Shirati et du Tanganyka (1).

(1) R. Koch. Bericht von der Deutschen Expédition zur Erforschung der Schlafkrankheit. *Deutsche Mediz. Woch.*, 5 septembre 1907, p. 1462.

Du 1er janvier au 31 décembre 1909, le nombre des malades qui sont passés au village de ségrégation s'est élevé à 58, dont 17 provenant de l'année précédente. Ces 58 malades ont fourni 9.030 journées de présence. Un certain nombre de malades sont venus de plus de 300 kilomètres, ayant payé eux-mêmes leur place en chemin de fer, mais au mois de septembre, un indigène a monté la tête à tous les malades de race ouloff et a fait partir 9 malades d'un coup. L'administration s'étant montrée impuissante à les ramener, l'état d'esprit dans le village est moins bon qu'auparavant et les ouoloffs en particulier cherchent à partir, aussitôt qu'ils se sentent mieux. Les bambaras sont plus tranquilles.

Les malades continuent cependant à venir d'assez loin se présenter d'eux-mêmes, nous indiquant souvent aussi les points où doivent porter nos recherches, ce qui est un autre avantage assez inattendu des camps de ségrégation.

Nous croyons avoir réussi à démontrer que ces camps sont les seuls pratiques et que leur installation doit être faite, chaque fois qu'on le peut, dans une région dépourvue de tsétsé ; mais il faut bien reconnaître que les conditions dans lesquelles nous nous trouvons à Saint-Louis sont tout à fait exceptionnelles et que, dans presque tous les cas, on devra installer les malades dans des régions où les glossines sont répandues à peu près partout.

Nous pensons que l'on devra alors commencer par choisir un point qui en soit exempt dans le plus vaste rayon possible. Au besoin, les gîtes seront déterminés et détruits. En pratique, il sera toujours préférable d'installer les malades dans le voisinage d'une grande ville, où ils trouveront plus de facilité d'existence, où ils auront moins le spleen et où ils seront plus près des soins médicaux qui leur sont nécessaires. Cela obligera d'abord à purger ces grandes villes de gîtes à tsétsé, et c'est évidemment par elles que doit commencer l'assainissement.

Lorsque l'autorité médicale désire créer un village de ségrégation, elle doit chercher à le placer dans son voisinage immédiat afin de le contrôler plus facilement. Elle commencera donc par instituer une brigade sanitaire, semblable aux brigades de moustiques, chargée de rechercher et de détruire, dans un vaste rayon, tous les gîtes à tsétsé. Lorsque cette brigade aura atteint le but cherché, et purgé la région de glossines, alors seulement le village sera installé. La brigade pourra, à ce moment, être réduite comme effectif, mais elle fonctionnera toujours, afin d'éviter que la région ne soit de nouveau infectée. Il serait, même à notre sens, très intéressant d'établir parmi les agents sanitaires, chargés de la recherche des glossines, un roulement, qui permettrait de dresser constamment un certain nombre d'indigènes à la recherche et à la destruction des gîtes. Ces indigènes pourraient être ensuite employés dans la brousse à l'assainissement des villages contaminés.

Les quelques malades, malheureusement encore trop rares, que l'on guérit, constitueraient, à ce point de vue, des auxiliaires précieux, en ce sens que, au Sénégal du moins, ils conservent une grande reconnaissance pour celui qui les a soignés et ont une confiance illimitée dans toutes ses recommandations.

L'installation du camp de ségrégation de Saint-Louis demanderait à être complétée par une mesure sanitaire. Comme on ne peut compter dans une colonie française sur l'application ferme de la ségrégation et sur le retour des fugitifs, que, d'autre part au Sénégal, il n'y a de tsétsé que dans des régions limitées, actuellement connues en grande partie, et que là seulement les fugitifs sont dangereux, il suffirait qu'un arrêté prescrivît l'interdiction de séjour dans ces régions pour tout indigène reconnu atteint de la maladie du sommeil. Le *Journal officiel* publierait la liste des localités infestées de tsétsé et celle des indigènes atteints de trypanosomiase; frappés d'interdiction de séjour, ces indigènes devant toujours trouver asile au village des ségrégation. Les chefs de canton seraient responsables et punis de *fortes amendes* à chaque contravention constatée. La déclaration de tous les cas cliniques, notoirement connus, serait également obligatoire pour eux.

Mouvements des malades du village de ségrégation de la maladie du sommeil pendant les années 1908 et 1909.

MOIS	Malades restant des mois précédents	Entrées	ORIGINE	SORTIES	DÉCÈS	NOMBRE de journées
Juin 1908...	»	14	Petite côte. Niayes.	»	»	251
Juillet......	14	1	Saou.	»	1	427
Août.......	14	1	Kermatar Gaye.	»	»	432
Septembre..	15	1	»	»	»	486
Octobre.....	16	»	»	»	»	496
Novembre...	16	1	Saou.	»	»	516
Décembre...	17	1	Nianing.	»	»	525
Janvier 1909.	18	3	2 Nianing. 1 Saou.	»	2	558
Février.....	19	2	Nianing.	»	1	563
Mars.......	20	7	1 Diander Guedj. 6 Nianing.	2 { 1 délire furieux; 1 exeat sur demande }	1	756
Avril.......	24	3	2 Nianing. 1 Congo français.	0	0	759
Mai........	27	5	3 Diander. 2 Nianing.	0	1	903
Juin........	31	3	1 N'Gaparou. 2 Nianing.	2 guérisons 1 fuite.	3	915
Juillet......	28	4	1 Kermatar Gaye. 3 Delta du Sénégal	0	1	940
Août.......	31	0	»	0	1	958
Septembre..	30	2	Nianing.	9 en fuite.	4	769
Octobre.....	19	2	Diander.	2 guérisons	0	594
Novembre...	19	3	Nianing.	0	0	598
Décembre...	22	5	Nianing.	0	0	717
Totaux : 19 mois.	»	58	»	4 guérisons 10 en fuite.	15	12.163

5 malades supposés guéris ont pu, en outre, être renvoyés dans leurs villages au début de l'année 1910.

DEUXIÈME PARTIE

LES TRYPANOSOMIASES ANIMALES AU SÉNÉGAL

Dans toute la région où se rencontrent maladie du sommeil et glossines, les moutons ne peuvent pas vivre, les chevaux et les les chiens meurent en quantité considérable dans les villages les plus atteints par la trypanosomiase humaine et les zébus s'acclimatent si difficilement que les indigènes les croisent afin d'élever la taille de leurs animaux avec la race N'Dama, beaucoup plus résistante, la seule que l'on rencontre en Gambie et en Casamance.

A la Petite Côte, les animaux sont plus particulièrement frappés. A Joal, le même propriétaire a perdu, en 1907, 52 ânes, en 1909, il en a perdu 16; chez un des trois qui lui restent, nous retrouvons *Tr. Cazalboui*.

A Nianing, un commerçant a perdu 39 moutons sur un lot de 60 ; nous examinons 13 de ceux qui lui restent, ils sont atteints de Souma. Les grands moutons maures et les petits moutons toucouleurs sont également atteints. Dans un petit troupeau de bœufs appartenant au même propriétaire, nous trouvons un zébu malade, porteur également de *Tr. Cazalboui*. Un chien appartenant à la même personne est atteint de Baléri (*Tr. Pecaudi*). Un âne et un cheval sont aussi contaminés de Souma. C'est d'ailleurs un fait connu que les chevaux ne vivent pas à Nianing, on peut en conserver quelques-uns en bon état pendant la saison sèche, mais bien peu passent la saison des pluies sans être atteints de Souma ou de Baléri.

A Poponguine, un commerçant nous apprend qu'en 1907 il a perdu, au mois d'avril, 10 moutons qu'il venait d'acheter.

Au sud de la Petite Côte, le pays compris entre la rivière Saloum et la Gambie anglaise est aussi très éprouvé par les trypanosomiases animales. Les douaniers chargés de surveiller la limite du territoire anglais y font en chevaux des pertes continuelles, qui les ont engagés à employer pour leur cavalerie le traitement par l'orpiment, qui leur a déjà donné de bons résultats. L'abondance des glossines dans cette région, établie par les envois de M. l'administrateur Brocard, explique la mauvaise situation sanitaire du bétail dans tout le bas Saloum.

Dans la région des Niayes, nous avons observé, à Ouayenbam, chez un bœuf, un trypanosome très long qui nous a semblé se rapprocher de *Tr. Theileri*, et chez un mouton, à Sakal, *Tr. dimorphon*. A M'Bidjem, un chien a également présenté des trypanosomes très rares, qui ont disparu depuis et n'ont pas pu être déterminés.

Plus de 300 animaux ont été examinés dans la région des Nia-

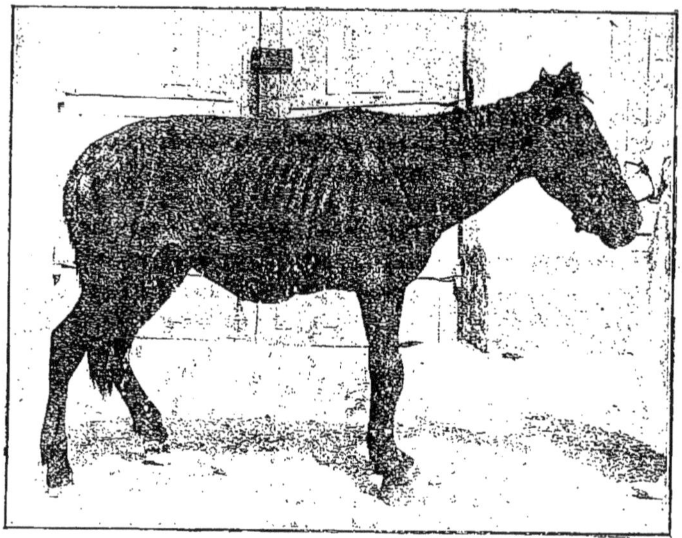

Fig. 17. — Cheval atteint de Baléri.

ges, avec examen positif seulement dans trois cas. La saison sèche, pendant laquelle nous avons voyagé, n'est évidemment pas propice pour se rendre compte de ce qui se passe sur le bétail, qu'il faudrait voir en fin d'hivernage, au moment où les tsétsé pullulent depuis 4 mois. De plus l'indigène a su sélectionner son bétail et ne conserver que les races peu sensibles, lesquelles peuvent toutefois constituer vis-à-vis des autres des réservoirs de virus très dangereux.

On peut cependant conclure, d'après surtout ce qui a été constaté à la Petite Côte, que les zébus et les moutons ne vivent pas dans ces régions à cause des trypanosomiases et de la présence des glossines. Il est même intéressant de constater qu'à la Petite

Côte, de même que sur le Niger, la zône dans laquelle sévit la Souma ne dépasse pas les régions à tsétsé et que, si les stomoxes, répandus dans tout le Sénégal, peuvent remplir le rôle de transmetteurs, ils ne le font que dans certaines conditions de voisinage ou de stabulation, qui donnent à penser qu'ils ne constituent que des lancettes très imparfaites et qu'ils ne sauraient à eux seuls entretenir la maladie dans une région un peu étendue. Le remplacement des zébus par les N'Damas, ou les croisés de N'Damas, entraîne le manque de lait dans la région de la côte située au sud du 15e degré de latitude Nord, la race N'Dama ne donnant que de mauvaises laitières.

Les mesures à appliquer au bétail ont déjà été prises en partie par les indigènes en ce qui concerne les bovidés. Elles doivent surtout tendre à introduire les races du Sud, qui ont déjà subi une sélection naturelle et sont plus résistantes aux trypanosomiases à tsétsé. M. Bancal a fait un essai sur les moutons et il prétend que le mouton du Dahomey s'acclimate très bien dans la région des Niayes, où ne peuvent pas vivre les moutons des régions plus méridionales.

Les environs de Saint-Louis et les rives du fleuve Sénégal constituent une zône dans laquelle les trypanosomiases animales ne se rencontrent que chez des animaux importés. Les environs de Guelembam et de Guembem sont évidemment dangereux à cause des glossines, mais les propriétaires de troupeaux le savent et n'y mènent pas leurs animaux. Lorsque M. le Chef de Service Zootechnique Pierre s'est rendu à Lampsar pour y faire une enquête sur une épizootie vraisemblablement due à la piroplasmose, et qu'il a montré des échantillons de tsétsé aux bergers, ces derniers ont déclaré que cette mouche n'existait pas dans les environs, mais que c'était elle qui les avait obligés de quitter les environs de Guembem. Quoique les tabanides ne soient pas rares dans la banlieue de Saint-Louis et que l'on y voie quelquefois des chevaux surrés, provenant de la Mauritanie, le Surra ne s'y est jamais montré l'état endémique, à notre connaissance. On observe bien de temps en temps, au mois d'octobre, à Saint-Louis et à Dakar, une épizootie sévissant sur les chevaux, qu'on a appelée typho-malaria. Cette affection, qui présente tous les symptômes de la typhoïde du cheval, a été attribuée par Dutton et Told (1) à la trypanosomiase des chevaux de Gambie; nous-même avons cru un moment qu'elle était due au Surra ou M'Bori, mais nous n'avons jamais pu retrouver de trypanosomes chez les animaux atteints, ni même inoculer la maladie aux animaux de laboratoire ou à d'autres chevaux. Nous pensons que

(1) DUTTON et TODD. Trypanosomiasis expedition to Senegambia 1902. Liverpool school of trop. med. Mem., XI, 1903.

l'immunité des animaux vis-à-vis du Surra dans la région de Saint-Louis provient surtout de ce que les dromadaires, qui, comme nous le verrons plus loin, constituent, à notre avis, le principal réservoir de virus, n'y séjournent que pendant une partie de l'année.

Le cours des fleuves, et celui du Sénégal tout particulièrement, serait funeste à ces animaux. Ils viennent bien dans le bas Sénégal pendant la bonne saison, au moment de la traite des arachides ; ils transportent les graines oléagineuses jusqu'aux gares de chemin de fer les plus proches, mais ils retournent en Mauritanie avant les premières pluies et s'éloignent du fleuve pour se réfugier, pendant la saison chaude et pluvieuse, sur les plateaux du Tagant. Ce sont, on le voit, les mêmes mesures qui ont été prises par les indigènes dans le Sud Algérien contre le Debab (1). Bien plus, les dromadaires qui ont séjourné quelque temps dans le bas Sénégal peuvent prendre une certaine immunité ; on les nomme chameaux ouoloffs et il acquièrent une grande valeur comme, en Egypte, les dromadaires qui passent pour avoir l'immunité contre le Debab et qu'on appelle *beatiq-el-debeeb* (préservés de la mouche).

La zône d'immunité du bétail, chevaux, moutons et bœufs, que l'on observe tout le long du fleuve Sénégal, semble servir de limite entre les trypanosomiases à tabanides et les trypanosomiases à tsétsé. Mais il y a tout lieu de penser que le voisinage du fleuve, reconnu par les indigènes pour être dangereux pour les dromadaires, pendant la saison des pluies, ne doit sa bonne situation sanitaire qu'à ce fait que les chameaux, réservoirs de virus, s'en éloignent pendant la mauvaise saison et que les races de bœufs zébus, qui vivent dans cette région et qu'on retrouve en Mauritanie, semblent peu sensibles au Surra.

A l'extrémité est du Sénégal, à l'endroit où le fleuve quitte la colonie pour entrer dans les territoires du Soudan, à Bakel, les observations de M. le vétérinaire Teppaz montrent que l'on retrouve les mêmes faits. Les trypanosomiases à tabanides : Surra et M'Bori sévissent à Sélibaby, sur la rive droite du fleuve, tandis que les trypanosomiases à tsétsé s'observent au sud, dans la région de Badon. Il n'est pas impossible que, grâce à des affluents de la rivière Gambie, qui remontent, au nord, presque jusqu'à Bakel, les trypanosomiases du sud et les glossines atteignent jusqu'à la rive gauche du Sénégal.

(1) Ed. et Et. Sergent. El Debab, trypanosomiase des dromadaires de l'Afrique du Nord. *Ann. Inst. Pasteur*, janv. 1905, pp. 17-48.

TRAITEMENT DES TRYPANOSOMIASES CHEZ LES CHEVAUX

TRAITEMENT DE LA SOUMA ET DE LA TRYPANOSOMIASE DES CHEVAUX DE GAMBIE PAR L'ORPIMENT SEUL OU ASSOCIÉ A L'ATOXYL

Malgré le très grand nombre des travaux publiés, durant ces dernières années, sur les trypanosomiases, les essais de traitement de ces affections, sauf ceux qui concernent la trypanosomiase humaine, n'étaient guère sortis du laboratoire. Pour retrouver ces essais, dans la pratique, chez les gros animaux, il fallait remonter à des faits déjà anciens.

En 1899, Lingard (1), dans l'Inde, a traité 21 chevaux atteints de Surra, par l'acide arsénieux ; un seul a guéri. Cet auteur conseille de donner 0 gr. 80 d'acide arsénieux aux chevaux tous les jours, pendant deux mois, et ensuite de l'iodure double d'arsenic et de quinine pendant six mois.

Pendant l'épizootie de Maurice, un grand nombre de médications ont été expérimentés sans succès contre le Surra des chevaux (2) : quinine, acide arsénieux, liqueur de Fowler, cacodylate de soude, arrhénal, injections intra-veineuses de sublimé. Bruce (3), au Zoulouland, suivant la méthode employée par Lingard, a essayé l'acide arsénieux sur les chevaux et sur les ânes atteints de Nagana. Il donne 0 gr. 40 à 0 gr. 80 d'acide arsénieux en solution, sous forme d'arsénite de soude. Les trypanosomes disparaissent le plus souvent du sang, et n'y reparaissent pas tant que les animaux sont soumis au traitement, mais il arrive un moment où la médication n'est plus supportée et les parasites réapparaissent alors dans le sang. Trélut aurait obtenu quelques succès en donnant 3 à 6 grammes par jour d'acide arsénieux à des chevaux dourinés. Archangelsky et Novikoff prétendent aussi avoir guéri des étalons dourinés avec des injections d'arséniate de soude ou d'acide cacodylique (4). Marchal (5) aurait également guéri 5 étalons dourinés par des

(1) LINGARD. Report on Surra, vol. II, part. I. Bombay, 1899, p. 61.
(2) LAVERAN et MESNIL. Trypanosomes et Trypanosomiases. Paris, 1906, p. 247.
(3) D. BRUCE. Rapports sur le Nagana, 1895 et 1896.
(4) LAVERAN et MESNIL, *loc. cit.*, p. 298.
(5) *Rec. de méd. vétér.*, 15 avril 1903, p. 230, et 15 avril 1904, p. 235.

injections sous-cutanées de 1 gramme de cacodylate de soude ou d'acide cacodylique. Plus récemment Thomas et Breinl (1) ont donné 2 grammes d'atoxyl 2 fois par semaine à un cheval inoculé de Surra. Les parasites ont disparu, l'animal a engraissé, et le nombre de ses hématies a augmenté. Les expérimentateurs ne disent pas s'il a guéri. Il est probable qu'il n'en est rien, car Hallot (2), au Tonkin, vient de traiter sans succès, par l'atoxyl, un cheval atteint d'une trypanosomiase, qui semble être le Surra. Monod (3), en Algérie, a bien guéri un cheval douriné par des injections d'atoxyl, mais nous ferons remarquer que la dourine, chez les chevaux, semble plus facilement curable que les autres trypanosomiases, car, d'après un grand nombre d'auteurs, elle serait traitée avec succès par des sels d'arsenic dont l'action a été vérifiée insuffisante dans d'autres trypanosomiases.

Il paraît, au premier abord, peu intéressant de guérir les gros animaux, parce que ces animaux, une fois guéris, n'acquièrent aucune immunité et se réinfectent rapidement s'ils continuent à vivre dans les pays où ils ont été contaminés. Cependant, dans un grand nombre de colonies, et en particulier au Sénégal, les trypanosomiases ne sont endémiques que dans des régions assez limitées, qui constituent des *fly-belts*. Soit par ignorance, soit par nécessité, on peut être amené à faire traverser ces *fly-belts* par des animaux de transport ou des troupes en marche, et pour ces dernières il peut y avoir nécessité absolue de passer sur certains territoires infectés.

Il arrive, en effet, fréquemment, que des animaux séjournant habituellement dans une région indemne se contaminent au moment de la traite des arachides par suite des déplacements que sont obligés de faire les commerçants. Les chevaux achetés pour la remonte des troupes de cavalerie proviennent quelquefois de régions infectées ou en ont traversé. Quelques-uns d'entre eux peuvent, même malgré une visite minutieuse, être achetés récemment infectés, comme le cas s'est produit pour l'escadron de Spahis de Saint-Louis. Cet escadron reçut, au mois de juin 1908, 20 chevaux provenant de Koulikoro, point situé sur la boucle du Niger. Sur ces 20 chevaux, examinés dès leur arrivée, deux furent reconnus contaminés par *Tr. dimorphon*. D'autre part, les opérations de police effectuées en Mauritanie nous contraignent à entretenir des animaux dans un pays où il existe des points très

(1) THOMAS et BREINL. Trypanosomes, Trypanosomiasis and Sleeping Sickness. *Liverpool school of trop. méd.* Mém. XVI, oct. 1905, p. 56.
(2) HALLOT. Maladie à Trypanosomes des chevaux du Tonkin. *Revue gén. de Méd. vétér.*, 15 août 1908, pp. 145-148.
(3) MONOD. La Dourine au dépôt de remonte de Constantine, 1907. Guérison d'un étalon traité par l'atoxyl. *Rev. de méd. vétér.*, 30 juin 1908, p. 303.

nombreux où ils sont facilement infectés par *Tr. Evansi* ou *Tr. soudanense*. Les pertes qu'y subissent nos effectifs de cavalerie sont, chaque année, très sérieuses, et les bœufs et les dromadaires employés aux transports sont également très éprouvés. La valeur marchande d'un cheval justifiera toujours les dépenses faites pour le traitement, même si l'on emploie l'atoxyl, à plus forte raison si l'orpiment seul suffit.

Le général Audéoud, commandant en chef les troupes de l'Afrique Occidentale Française, le colonel Gouraud, commissaire du Gouvernement général en Mauritanie, se sont beaucoup intéressés à la question, et deux commerçants de Tivavouane, dont les chevaux s'étaient contaminés au cours de voyages d'affaires, à Nianing, nous ont demandé de traiter leurs animaux. Il y a donc un assez gros intérêt économique, et chacun semble le reconnaître au Sénégal, à s'occuper du traitement des trypanosomiases des chevaux, dans les colonies où l'endémie n'occupe pas tout le territoire, ou lorsqu'elle est assez restreinte pour que ces animaux soient encore employés, malgré les pertes occasionnées par la maladie.

Ainsi que nous l'avons déjà signalé à propos des trypanosomiases animales sur la Petite Côte et dans la région des Niayes, au Sénégal (1), ces colonies sont surtout celles où il existe une saison sèche assez longue, pendant laquelle les mouches disparaissent presque complètement et où les animaux ne se contaminent que pendant la saison des pluies, qui coïncide avec la pullulation des diptères infectants.

L'opportunité d'un traitement des trypanosomiases chez les chevaux et chez les gros animaux de transport est plus discutable dans les colonies où il n'existe pas de saison sèche de longue durée et où l'endémie est telle que ces animaux disparaissent presque complètement. Il est à craindre que les réinfections y soient tellement fréquentes qu'il faille plutôt recourir à un traitement préventif ou, à son défaut, à une médication curative presque constante, interrompue par des périodes de repos ne dépassant pas la durée de l'incubation, de façon à toujours agir sur les réinfections dès qu'elles se produisent.

Les chevaux naturellement infectés que nous avons eu à traiter proviennent de deux régions différentes.

Deux chevaux, appartenant à l'escadron de Spahis, ont été, comme nous l'avons dit, achetés dans la boucle du Niger pour la remonte de cet escadron et reconnus infectés de *Tr. dimorphon*. Trois autres chevaux appartenant à deux commerçants de Tivavouane nous ont été confiés pour être traités, ces chevaux

(1) Thiroux, Wurtz et Teppaz. *Annales de l'Institut Pasteur*, 25 août 1908.

avaient été infectés par *Tr. Cazalboui*, au cours d'un voyage à Nianing.

Nous avons donc eu à traiter, chez cinq chevaux, deux trypanosomiases différentes.

La médication employée est celle qui a donné à M. le professeur Laveran et à l'un de nous (1) des résultats très encourageants sur les cobayes. C'est le traitement par le trisulfure d'arsenic ou orpiment précipité pur, seul ou associé à l'atoxyl (traitement mixte). Ce dernier traitement nous ayant donné les meilleurs résultats chez les cobayes, c'est par lui que nous avons commencé. Il a toujours été suivi de succès, quel que soit le trypanosome. Le traitement par l'orpiment seul n'a été essayé que sur deux chevaux atteints de Souma, il ne nous a donné aussi que des résultats positifs.

L'atoxyl a été administré selon le mode ordinaire en injections de 5 grammes du médicament, mis en solution dans 50 gr. d'eau stérilisée. L'injection, faite sous la peau de l'encolure, a quelquefois occasionné de petites indurations, mais il n'y a jamais eu d'abcès.

D'autre part, nous avons déterminé que, pour un cheval de la taille des chevaux arabes ou des chevaux du pays, dits Baiards, la dose d'orpiment nécessaire pour faire disparaître les trypanosomes de la circulation dans les vingt-quatre heures est de 15 gr. Les premières doses d'orpiment occasionnent souvent une diarrhée assez intense. Nous conseillons d'espacer les prises de médicament, la seconde dose n'occasionne généralement qu'une diarrhée très légère et passagère; mais on ne devra élever la quantité administrée que lorsque le médicament sera parfaitement toléré. On pourra alors donner 20, et ensuite 25 grammes, de trisulfure d'arsenic; on pourra même quelquefois dépasser cette quantité.

L'orpiment a été donné par la voie stomacale en bols ou en électuaires. Les bols sont composés d'orpiment mélangé à de la mélasse, du miel ou à une solution de gomme épaisse ; ils sont amenés à une consistance pâteuse au moyen de poudre de réglisse, de lycopode, ou plus simplement de farine, et ils sont roulés dans ces poudres comme de grosses pilules. Pour les administrer, on les pique à l'extrémité de petites branches flexibles, on fait ouvrir la bouche du cheval par un aide, et on les porte rapidement, d'un seul coup, jusque dans le pharynx, à la base de la langue. La boule enfarinée, composant le bol, doit être assez peu adhérente à la baguette pour se détacher facilement et rester dans le gosier. Il arrive que les chevaux, au bout

(1) Laveran et Thiroux. Recherches sur le traitement des trypanosomiases. *Ann. de l'Institut Pasteur*, février 1908.

de quelques séances, deviennent de plus en plus difficiles à manier, qu'ils se cabrent, reculent, et, contractant leur œsophage, rejettent le bol ; dans ce cas, on peut essayer de leur donner l'orpiment en barbottage, mélangé à du son mouillé, mais ils en laissent le plus souvent une partie, et il vaut mieux leur donner le médicament en électuaire. L'électuaire est une sorte de confiture, composée de mélasse, de miel ou de solution de gomme épaisse, dans laquelle on incorpore le poids du médicament à absorber. On enduit la langue du cheval avec une petite quantité de cette mixture, l'animal salive et fait des mouvements de déglutition pour se débarrasser du corps collant, qui compose l'électuaire. On arrive ainsi à lui faire absorber, par petites quantités, la totalité de l'orpiment à avaler. On lui donne ensuite un peu de fourrage sec, dont les brindilles enlèvent ce qui reste dans la bouche. Il faut se garder de faire boire les animaux à ce moment, car l'électuaire se dissoudrait dans l'eau et une partie de l'orpiment s'en irait dans l'abreuvoir. Malgré ces précautions, il se perd, par cette méthode, une petite quantité du médicament, laquelle peut être évaluée, au maximum, à 5 grammes, qui restent sur les mains de l'opérateur sur la spatule, ou sur la paroi des récipients, aussi pensons-nous que, lorsqu'on administre l'orpiment en électuaire, on peut forcer les doses indiquées plus haut de 5 grammes.

Les animaux soumis au traitement mixte ont reçu :

15 grammes d'orpiment le 1er jour, 5 grammes d'atoxyl le 3e jour ; 20 grammes d'orpiment le 5e jour, 5 grammes d'atoxyl le 7e jour ; 25 grammes d'orpiment le 9e jour, 5 grammes d'atoxyl le 11e jour ; 25 grammes d'orpiment le 13e jour, 5 grammes d'atoxyl le 15e jour ; 25 grammes d'orpiment le 17e jour 5 grammes d'atoxyl le 19e jour.

Le premier cheval traité ayant présenté une rechute 10 jours après la dernière dose d'arsenic, nous avons institué un second traitement chez cet animal, et nous avons fait, chez les suivants, deux traitements séparés par huit jours de repos, sans attendre la rechute.

Pour les chevaux traités à l'orpiment seul, nous avons suivi une marche analogue, nous avons institué deux traitements séparés par huit jours de repos. Chacun des traitements comprend sept ingestions d'orpiment, séparées cependant, dans ce cas, par trois jours d'intervalle, afin de ménager la susceptibilité intestinale de l'animal : 1er jour, 15 grammes d'orpiment ; 4e jour, 20 grammes ; 7e jour, 25 grammes ; 10e jour, 25 grammes ; 13e jour, 25 grammes ; 16e jour, 25 grammes ; 19e jour, 25 grammes ; 8 jours de repos et second traitement.

OBSERVATIONS

1° TRAITEMENT MIXTE ATOXYL ET ORPIMENT

CHEVAL N° 1. — Appartenant à M. Baille, négociant à Tivavouane C'est un très beau cheval de race maure. Il présente depuis quelque temps de la faiblesse de l'arrière-train, il s'essouffle rapidement après un léger travail, il maigrit, des œdèmes froids ont apparu au scrotum et aux membres. Pétéchies sur les conjonctives. L'animal a cohabité pendant quelques jours à Nianing, dans une paillote mal close, avec un cheval atteint de la maladie de Nianing (Trypanosomiase). Il paraît avoir été contaminé par ce cheval, que nous n'avons pu retrouver quelque temps après, au cours d'un voyage d'études sur les trypanosomiases, l'animal ayant été vendu pour une somme dérisoire par son propriétaire à des indigènes, qui l'avaient emmené dans la brousse.

Le cheval n° 1, examiné, fut trouvé infecté de nombreux trypanosomes, doués d'un mouvement très rapide de translation, analogue à celui d'une flèche, sans presque aucun mouvement de reptation. Ainsi que nous l'avons observé depuis, ce caractère permet de présumer, d'une façon presque certaine, que le trypanosome observé est celui de la Souma ou *Tr. Cazalboui*. Les préparations colorées confirmèrent notre premier diagnostic, ainsi que les inoculations expérimentales : un mouton s'infecta, tandis qu'un chien et un chacal inoculés restèrent indemnes. L'animal, envoyé à Saint-Louis, le 11 mars, fut mis en traitement immédiatement.

12 mars trypan. nombreux, 5 gr. atoxyl. 13, trypan. nombreux. 14, trypan. rares, A. G. notable ; les membres sont revenus à leur état normal, 8 gr. orpiment. 16, trypan., nombreux, 15 gr. orpiment. 19, o trypan., A. G. forte. 20, o trypan., 5 gr. atoxyl. 22, o trypan., 20 gr. orpiment. 23, trypan. très rares, A. G. notable. 24, o trypan., 5 gr. atoxyl. 27, o trypan. 25 gr. orpiment. 30, o trypan. 5 gr. atoxyl. 1er mai, o trypan., 25 gr. orpiment. 10, o trypan. 5 gr. atoxyl. L'animal va très bien et paraît complètement guéri. 11, 12, 13, 15. o trypan. 20, *rechute*. trypan. rares. 24, o trypan., A. G. légère, 15 gr. orpiment. 26, o trypan. 5 gr. atoxyl. 28, o trypan., 20 gr. orpiment. 30, o trypan. 5 gr. atoxyl. 2 juin, o trypan., 25 gr. orpiment. 4, o trypan. 5 gr. atoxyl. 6, o trypan. 25 gr. orpiment. 8, o trypan. 5 gr. atoxyl. 11, o trypan., 25 gr. orpiment. 13, o trypan. 5 gr. atoxyl. Du 13 juin au 10 juillet, o trypan. A. G. = o. Le cheval est renvoyé à cette date à son propriétaire, qui le réclame. Il est en excellent état, il a légèrement engraissé, il est gai, les membres sont nets, le scrotum ne présente plus d'œdème. Le 26 septembre, nous nous rendons à Tivavouane pour examiner les chevaux traités. Depuis sa sortie de l'infirmerie, le cheval n° 1 fait tous les jours un travail d'entraînement assez pénible auquel le soumet son propriétaire. Il est en excellent état et présente seulement deux plaies au cou et au poitrail dues à la lymphangite épizootique. o trypan. A. G. = o.

CHEVAL N° 2. — Cheval entier, 4 ans, récemment acheté à Koulikoro pour la remonte de l'escadron. L'état général est mauvais, la démarche discordante, le train postérieur, faible. Dans le sang, trypanososomes très rares, en forme de têtards et peu mobiles. Ces parasites sont inoculés positivement au chien. Sur les préparations colorées, on distingue nettement deux formes, et dans aucune on n'observe de flagelle libre. L'infection est due à *Tr. dimorphon*.

22 mai, trypan. très rares, 5 gr. atoxyl. 24 trypan. très rares, 15 gr. orpiment. 25, trypan. rares. 26, o trypan. 5 gr. atoxyl. 28, o trypan. 20 gr. orpiment. 30, o trypan. A. G. très légère, 5 gr. atoxyl. 1er juin, o trypan. A. G. = o, 25 gr. orpiment. 3, o trypan. A. G. = o, 5 gr. atoxyl. 5, o trypan., A. G. = o, 25 gr. orpiment. 7, o trypan. 5 gr. atoxyl. 10 jours de repos et second traitement. 17, o trypan. 15 gr. orpiment. 19, o trypan. 5 gr. atoxyl. 24, o trypan. 20 gr. orpiment. 26, o trypan. 5 gr. atoxyl. 29, o trypan. 25 gr. orpiment. 1er juillet, o trypan. A. G. = o, 5 gr. atoxyl. 3, o trypan., 25 gr. orpiment. 5, o trypan., 5 gr. atoxyl. 7, o trypan., 25 gr. orpiment. 11, o trypan., A. G. = o, 5 gr. atoxyl. 13, o, trypan., 25 gr. orpiment (1).

Du 13 juillet au 29 septembre, o trypan. A. G. = o. L'animal est resté assez longtemps maigre, environ 1 mois 1/2 après la fin du traitement. Actuellement, il a engraissé, il fait, depuis deux mois, le service du vaguemestre. L'appétit est bon, le poil brillant, l'allure régulière.

Cheval n° 3. — Cheval entier, 5 ans, récemment acheté à Koulikoro pour la remonte de l'escadron. L'animal est en assez bon état, quoique la démarche soit un peu discordante. Dans le sang, trypanosomes très rares, offrant les mêmes caractères morphologiques et d'inoculation que dans l'observation précédente, *Tr. dimorphon*.

22 mai, trypan. très rares, A. G. notable, 5 gr. atoxyl. 24, trypan. très rares, 15 gr. orpiment. 25, o trypan. A. G. forte. 26, o trypan. A. G. forte, 5 gr. atoxyl. 28, o trypan. 20 gr. orpiment. 30, o trypan. A.G. légère, 5 gr. atoxyl. 1er juin, o trypan. A. G. = o, 25 gr. orpiment. 3 o trypan. A. G. = o., 5 gr. atoxyl. 5, o trypan. 25 gr. orpiment. 7, o trypan. 5 gr. atoxyl. 12 jours de repos et second traitement. 19, o trypan. 5 gr. atoxyl. 24, o trypan. 15 gr. orpiment. 26, o trypan. 5 gr. atoxyl. 29, o trypan. 20 gr. orpiment. 1er juillet, o trypan. A. G. = o, 5 gr. atoxyl. 3, o trypan. 27 gr. orpiment. 5, o trypan. 5 gr. atoxyl. 7, o trypan. 25 gr. orpiment. 11, o trypan. 5 gr. atoxyl. 13, o trypan. 25 gr. orpiment. L'animal est un excellent état quoique un peu maigre. Du 13 juillet au 29 septembre, o trypan. A. G. = o. Ce cheval a repris son embonpoint normal. Il sert de monture au vétérinaire depuis la fin du traitement, et il fait chaque matin un travail de dressage assez dur. Il peut être considéré comme guéri.

2° TRAITEMENT PAR L'ORPIMENT SEUL

Cheval n° 1. — 9 ans, de la race des chevaux dits Baiards, qui représente la race autochtone dans le Bas-Sénégal. Cet animal nous a été

(1) Il a été administré par erreur à ce cheval une dose d'orpiment de plus que n'en comportait notre programme.

confié pour être traité, par M. Borde, négociant à Tivavouane. L'état général est excellent, la démarche ne présente rien d'anormal, mais l'animal est mou, les boulets sont légèrement engorgés. Le scrotum ne présente pas d'œdème. Les conjonctives sont jaunâtres, légèrement injectées, sans pétéchies. Ce cheval a séjourné quelque temps à Nianing, où son propriétaire pense qu'il a contracté, comme le suivant, la maladie des chevaux, dite de Nianing, L'examen du sang permet de constater la présence d'un grand nombre de trypanosomes, présentant les caractères de *Tr. Cazalboui*. L'inoculation est positive chez le mouton, elle reste négative chez le chien.

5 juin, trypan. nombreux, 15 gr. orpiment. 7, o trypan. A. G. forte, 20 gr. orpiment. 10, o trypan. 20 gr. orpiment. 13, o trypan. 25 gr. orpiment, 17. o trypan. A. G. légère, 25 gr. orpiment. 20, o trypan. A. G. très légère, 25 gr. orpiment. 23, o trypan. A. G. = o. 25 gr. orpiment. Huit jours de repos et second traitement. 1er juillet, o trypan. A. G. = o, 15 gr. orpiment. 4, o trypan. A. G. = o, 20 gr. orpiment. 7, o trypan. 25 gr. orpiment. 16, o trypan. 25 gr. orpiment. 19, o trypan. A. G. = o, 25 gr. orpiment. Du 20 juillet au 29 août, o trypan. A. G. = o. Pendant cette période, le cheval a été attelé tous les matins à une voiture à quatre roues et a assuré le service du village de ségrégation de la maladie du sommeil, distant d'environ 2 kilomètres de la ville européenne. Le 29, il est renvoyé à son propriétaire, qui le réclame. Le 26 septembre, nous nous rendons à Tivavouane pour l'examiner de nouveau. o trypan. A. G. = o. L'état général est excellent, et nous trouvons même qu'il ne travaille pas assez, il est trop gras.

Cheval n° 2. — 12 ans, Baiard, appartenant au même propriétaire que le précédent. Maigreur très accentuée, ventre levretté, côtes saillantes. Léger engorgement des boulets. Pas d'œdème scrotal. Les conjonctives sont jaunâtres et présentent de nombreuses pétéchies. Le rein est insensible, la démarche pénible et discordante, l'animal titube presque à chaque pas. Le sang, très pauvre en globules rouges, présente une agglutination notable, et renferme une grande quantité de trypanosomes dont les caractères morphologiques sont ceux de *Tr. Cazalboui*. L'inoculation, positive chez le mouton, reste négative chez le chien.

3 juin, trypan. nombreux, A. G. notable, 15 gr. orpiment. 6, o trypan. A. G. forte, 20 gr. orpiment. Diarrhée intense, selles liquides, vert-jaunâtre au début, et ensuite de la couleur de l'orpiment. L'animal a l'air très abattu et refuse toute nourriture. Le 9, la diarrhée a presque complètement disparu, le cheval mange un peu et boit beaucoup dans la journée. 10, o trypan. 25 gr. orpiment. 11, la diarrhée reparaît aussi intense que les jours précédents, avec troubles généraux identiques. 13, la diarrhée ayant presque complètement disparu, on fait une injection de 5 gr. d'atoxyl afin de ménager la susceptibilité intestinale. 16, les conjonctives sont moins congestionnées, les pétéchies ont disparu, ainsi que l'engorgement des membres. L'appétit est bon et l'état général satisfaisant. 18, o trypan. A. G. forte, 25 gr. orpiment. 20, o trypan., pas de troubles intestinaux, 25 gr. orpiment.

23, o trypan. A. G. = 0,25 gr. orpiment. Huit jours de repos, second traitement. 1er juillet, o trypan. A. G. = 0, 15 gr. orpiment. 4, o trypan. A. G. = 0, 20 gr. orpiment. 7, o trypan. 25 gr., orpiment. 10, o trypan. A. G. = 0, 25 gr. orpiment. 16, o trypan. 25 gr. orpiment. 19, o trypan. A. G. = 0, 25 gr. orpiment. Du 20 juillet au 29 août, o trypan. A. G. = 0. Le cheval est resté longtemps maigre, il n'a commencé à engraisser que vers le 10 août, il est vrai que son état général était mauvais au début. Le 29 août, l'animal est renvoyé à son propriétaire, qui le réclame. Le 26 septembre, nous nous rendons à Tivavouane, où nous le trouvons en parfait état de santé et très en forme. o trypan. A. G. = 0.

Pour résumer les résultats obtenus par le traitement mixte, le cheval n° 1 atteint de Souma, trois mois et demi après la fin du traitement, ne présentait plus aucun symptôme de trypanosomiase.

Les chevaux 2 et 3, atteints de trypanosomiase des chevaux de Gambie (*Tr. dimorphon*), ne présentaient plus aucun des symptômes de trypanosomiase deux mois et demi après la cessation du traitement; le n° 2, dont l'état général était mauvais au début, n'a commencé à engraisser qu'un mois et demi après la cessation de la médication, tandis que le n° 3 a pu faire du service, même avant la fin de son traitement.

Pour les chevaux traités par l'orpiment seul, les chevaux 1 et 2 atteints de Souma ne présentaient aucun symptôme de trypanosomiase deux mois et demi après la fin du traitement. Le n° 2, plus atteint, a fait, une convalescence d'un mois environ, tandis que le n° 1 a pu être employé même avant la fin du traitement.

TRAITEMENT DE LA BALÉRI PAR L'ORPIMENT SEUL

Un seul cheval a été traité pour Baléri. Il a été cette fois inoculé expérimentalement sous la peau de l'encolure avec *Tr. Pecaudi* (virus que nous avons recueilli à Nianing, au cours d'une mission relative aux trypanosomiases) (1). Il faisait partie d'un lot de trois chevaux, chez lesquels nous avions essayé d'empêcher l'infection expérimentale en leur faisant ingérer tous les 7 jours 15 grammes d'orpiment, tandis qu'ils étaient inoculés tous les trois jours avec du sang virulent. Les trois chevaux ainsi mis en expérience se sont infectés après une incubation normale de 15 jours. Cette nouvelle expérience démontre, après celles que l'un de nous a faites avec le professeur Laveran (2), que

(1) THIROUX, WURTZ et TEPPAZ, Maladie du sommeil et trypanosomiases animales sur la Petite Côte et dans la région des Niayes, au Sénégal. *Annales de l'Institut Pasteur* juillet 1908.

(2) LAVERAN et THIROUX. L'Emploi de l'acide arsénieux est-il préventif dans les trypanomiases ? *C. R. Acad. des Sciences*, 30 septembre 1907, p. 561.

pas plus que l'acide arsénieux, le sulfure d'arsenic, excellent médicament curatif, ne peut être employé comme préventif dans les trypanosomiases.

Le traitement appliqué a été le traitement par l'orpiment seul, tel que nous l'avons indiqué précédemment; mais, grâce à l'amélioration rapide obtenue par la médication, nous avons pu, à un moment donné, l'écourter ainsi qu'il suit : 1er jour : 20 grammes d'orpiment ; 4e, 25 grammes; 7e, 30 grammes; 10e, 30 grammes; 16e, 30 grammes; 19e, 30 grammes; 8 jours de repos et second traitement comprenant seulement cinq ingestions à trois jours d'intervalle au lieu de 7.

OBSERVATION

Cheval n° 1. — De la race autochtone, dite M'Baiarde, acheté sur le marché de Saint-Louis, 12 ans environ. Etat général satisfaisant, quoique l'animal soit maigre.

4 septembre, o trypan., A. G. = o, 15 gr. d'orpiment en électuaire. 5, inoculation, sous la peau de l'encolure, de sang riche en *Tr. Pecaudi*. 8, 2e inoculation de *Tr. Pecaudi*. 9, o trypan., A. G. = o. 11, o trypan., A. G. très légère, 15 gr. orpiment, 3e inoculation de *Tr. Pecaudi*. 12, o trypan., A. G. légère. 13, 4e inoculation de *Tr. Pecaudi*, o trypan., A. G. notable. 16, o trypan., A. G. notable, 5e inoculation de *Tr. Pecaudi*. 18, o trypan., A. G. notable, 15 gr. orpiment. 19, trypan. non rares. 20, o trypan., A. G. forte, léger engorgement des boulets, pas d'œdème des testicules.

Début du traitement, 20 gr. orpiment. 22, o trypan., A. G. notable. 23, o trypan., A. G. notable, amaigrissement et mauvais état général, 25 gr. orpiment. 26, o trypan., A. G. notable, l'état général est moins mauvais, 30 gr. orpiment. 29, o trypan., A. G. notable ; état général satisfaisant. 2 octobre, o trypan., A. G. légère, 30 gr. orpiment. 5, o trypan., A. G. = o, 30 gr. orpiment. 9, o trypan., A. G. = o, 30 gr. orpiment. 8 jours de repos. 12, o trypan., A. G. = o. 15. o trypan., A. G. = o. 19, o trypan., A. G. = o, 20 gr. orpiment. 22, o trypan., A. G. = o, 20 gr. orpiment. 26, o trypan., A. G. = o, 30 gr. orpiment. 27, 28, 29, o trypan., A. G. = o. 31, o trypan., A. G. = o, 30 gr. orpiment. 3 novembre, o trypan., A. G. = o. 30 gr. orpiment.

Depuis le 3 novembre, c'est-à-dire depuis près de 3 mois, l'agglutination globulaire a été constamment nulle et on n'a jamais observé de trypanosomes dans le sang circulant. L'état général est resté très satisfaisant et l'animal, mieux nourri au laboratoire que par son ancien propriétaire, a engraissé. Il est actuellement tout à fait en forme. Nous e considérons comme guéri.

Les trois trypanosomiases a tsésés que nous avons reconnues curables par l'orpiment seul ou associé à l'atoxyl : Trypanosomiase des chevaux de Gambie, Souma et Baléri, occupent une zône considérable. Leur territoire s'étend du 15e degré de latitude Nord et presque des rives du Sénégal et du Haut-Niger jusqu'au Congo et à l'est jusqu'au Tchad, peut-être même certaines d'entre elles vont-elles bien au delà puisque, d'après Laveran (1), Balfour semblerait avoir observé la Baléri au Soudan Anglo-Egyptien (2) et que G. Memno, F. Martoglio et L. Anani (3) ont signalé l'existence chez les animaux domestiques en Erythrée, d'une trypanosomiase à laquelle les cobayes, les lapins et les singes sont réfractaires et que Laveran pense pouvoir être la Souma. Ce sont encore les trois Trypanosomiases, Souma, Baléri et Trypanosomiase des chevaux de Gambie que Bouet (4) retrouve à la côte d'Ivoire et au Dahomey. G. Martin (5) semble les avoir observées dans la Haute-Guinée. La même auteur, avec Lebœuf et Roubaud (6), les signale au Congo Français à coté de *Tr. congolense*, Kérandel (7) les observe dans la Haute-Sangha, le Logone, l'Ouhame et le Chari-Tchad, Pécaud et Cazalbou (8) étudient sur les bords du Haut-Niger les Trypanosomes auxquels Laveran donne leur nom et que Bouffard (9) retrouve ensuite. Nous-même retrouvons les trois mêmes trypanosomiases au Sénégal (10), à la Petite Côte et jusque dans les Niayes, et si Dutton et Todd (11) n'ont signalé en Gambie que *Tr. dimorphon* chez les chevaux, c'est qu'ils ont confondu les trois parasites en une seule espèce, depuis démembrée par Laveran.

On peut donc affirmer qu'avec l'orpiment on possède actuellement un moyen sûr et pratique de guérir, chez les équidés, les trypanosomiases qui sont transmises par les glossines, les plus répandues dans tout l'Ouest Africain, et peut-être devrait-on dire dans toute l'Afrique intertropicale.

Il serait intéressant d'étudier encore chez les chevaux, parmi les trypanosomiases transmises par les tsétsé, celles qui sont dues à

(1) LAVERAN. Sur les Trypanosomiases du Haut-Niger. *C. R. Acad. des Sciences*, 4 février 1907, p. 243. *Ann. de l'Institut Pasteur*, 1907. p. 338.

(2) BALFOUR. *Second Report of the Welcome, research. laboratories*, 1906.

(3) *Annali d'Igiene Spérimentale*, 1905, t. XV, p. 25.

(4) BOUET. Les Trypanosomiases animales de la Basse-Côte d'Ivoire. *Ann. de l'Institut Pasteur*, juin 1907. Les Trypanosomiases animales de la Haute-Côte d'Ivoire. *Ann. de l'Institut Pasteur*, décembre 1907. Notes sur les Trypanosomiases du Dahomey. *C. R. de la Soc. de Path. exotique*, juin 1908.

(5) G. MARTIN. Les Trypanosomiases de la Guinée Grançaise, Paris, 1906.

(6) MARTIN, LEBŒUF et ROUBAUD. Les Trypanosomiases animales du Congo Français. *C. R. de la Soc. de Path. exotique*, juin 1908.

(7) KÉRANDEL. Trypanosomiases des mammifères du Congo Français. *C. R. de la Soc. de Path. exotique*, juin 1908.

(8) L. CAZALBOU. La Souma. *Rev. générale de méd. vétér.*, 1er et 15 septembre 1906. PÉCAUD. La Soumaya, trypanosomiase du Moyen-Niger. *Soc. Biol.* 13 janvier 1906.

(9) BOUFFARD. La Souma, trypanosomiase du Soudan Français. *Ann. Institut Pasteur*, 25 juillet 1907. La Baléri, trypanosomiase animale des territoires de la Boucle du Niger. *Ann. Institut Pasteur*, 25 janvier 1908.

(10) THIROUX, WURTZ et TEPPAZ, *loc. cit.*

(11) DUTTON et TODD. First report of the trypanosomiasis expedition to Senegambia. *Liverpool School of trop. medicine.* Mém. XI, 1903.

Tr. Brucei ou à *Tr. congolense* (1). La première n'a été signalée dans l'ouest africain qu'au Togo (virus Martini), mais son importance est au contraire prépondérante dans l'Afrique du Sud. La seconde n'a guère été observée, en dehors du Congo, mais nous pensons, d'après ce que nous avons vu chez un cheval venant de la boucle du Niger, et chez lequel nous avons trouvé un trypanosome qui semblait différer très légèrement par sa mobilité de *Tr. dimorphon*, ainsi que d'après des renseignements oraux que nous a donnés M. Pécaud, qui prétend qu'il existe deux espèces de *dimorphon* dans le Haut-Niger, que *Tr. congolense* remonte peut-être jusqu'au Niger.

Deux trypanosomiases différentes Souma (*Tr. Cazalboui*) et Trypanosomiase des chevaux de Gambie (*Tr. dimorphon*) ont pu être traitées avec succès chez les chevaux, par la médication mixte orpiment et atoxyl.

Deux chevaux atteints de Souma et un cheval atteint de Baléri ont été traités avec succès par l'orpiment seul. Nous croyons que ce médicament, d'un prix moins élevé, suffira pour traiter les trypanosomiases des chevaux, sans avoir recours à l'atoxyl, dont la valeur, par rapport aux doses qu'il faut administrer, rendrait la médication beaucoup plus onéreuse, et qui a, d'autre part, des propriétés toxiques qui rendent son emploi difficile chez certaines races de chevaux, ainsi que nous le verrons à propos du Surra.

Les animaux, qui semblent très gravement atteints, sont encore le plus souvent curables, mais ils font une convalescence assez longue, qui peut durer deux mois. Au contraire, les chevaux, dont l'état général n'a pas encore beaucoup souffert, peuvent déjà fournir, aussitôt après la première moitié du traitement, un travail normal.

TRAITEMENT DU SURRA CHEZ LE CHEVAL PAR L'ORPIMENT SEUL OU ASSOCIÉ A L'ÉMÉTIQUE OU A L'ATOXYL

Nous venons de rapporter les heureux résultats que nous avons obtenus dans le traitement de la Souma, de la Baléri et de la Trypanosomiase des chevaux de Gambie par l'orpiment seul, ou associé à l'atoxyl. Nous avons eu plus de difficultés à obtenir les mêmes résultats avec le Surra et nous avons pensé, un moment, que la même méthode ne pourrait être appliquée à cette trypanosomiase. Nous nous sommes cependant rendu compte de ce que nos insuccès et les accidents mortels, que nous observions au cours du traitement atoxyl-orpiment, étaient dus, non

(1) Laveran a récemment démontré que le traitement par l'orpiment était très actif contre l'infection du cobaye par *Tr. congolense. Bull. Soc. path. exot.*, juill. 1910, p. 443.

à la maladie, mais à une intoxication par l'atoxyl. Depuis que ce médicament a été employé dans les trypanosomiases, les chevaux ont été reconnus comme le supportant moins bien que les autres espèces animales. Parmi les chevaux, il semble même y avoir des races plus sensibles que d'autres, et nous ne croyons pas que l'on puisse admettre que les doses à administrer soient proportionnelles au poids des animaux, tout en restant efficaces.

Nous avons obtenu des succès dans le traitement de la Souma de la Trypanosomiase des chevaux de Gambie, alors que nous avons opéré sur des chevaux de la taille des arabes, et qui en sont d'ailleurs issus, mais lorsque nous avons voulu traiter à l'atoxyl des chevaux M' Baiards, un peu plus petits, et de la taille des poneys, les doses de 5 grammes et même de 4 grammes se sont montrées toxiques. Les animaux mouraient en 12 et 48 heures de diarrhées cholériformes, d'accidents paralytiques, débutant par les membres postérieurs ou d'accidents nerveux, caractérisés par une sorte de fureur, accompagnée de tourner en cercle, l'animal ne s'arrêtant que pour tomber et mourir.

Par contre, les doses de 2 grammes 50 à 3 grammes d'atoxyl se sont montrées inefficaces. Les rares animaux qui ont supporté une ou plusieurs doses de 5 grammes ont guéri, tandis que tous ceux qui n'ont reçu que des doses de 2 grammes 50 à 3 grammes ont tous présenté des rechutes. Il est donc indispensable de déterminer très exactement pour chaque race de chevaux la dose d'atoxyl à employer, *et, dans certaines races, la dose efficace est pratiquement trop près de la dose toxique pour être administrée sans danger.*

Holmes (1) rapporte bien avoir guéri, dans quelques cas, des chevaux (poneys de 250 kilos, du poids des chevaux M' Baiards, que nous avons employés), avec des doses de 2 grammes d'atoxyl et de 5 grammes d'orpiment. Dans nos observations, ces doses se sont montrées tout à fait insuffisantes pour guérir les animaux. Nous ne sommes pas non plus d'accord au point de vue de de la dose toxique avec cet auteur, qui estime qu'elle est de 10 grammes pour 250 kilos (500 livres), la race de chevaux sur laquelle il a expérimenté est, comparativement à celle des M' Baiards du Sénégal, 4 fois plus résistante.

En présence des difficultés que l'on rencontre dans l'emploi de l'atoxyl, chez les chevaux de certaines races de petite taille, nous avons dû essayer d'autres méthodes. Nous avons donc traité un certain nombre de chevaux à l'émétique de potasse. Cette méthode, ainsi que nous le verrons plus loin, nous a donné une bonne proportion de guérisons, mais l'injection d'émétique dans les

(1) Holmes. Treatment of Surra by atoxyl and orpiment. *Journ. of trop. Véterinary science*, nov. 1908, III, pp. 434-442.

veines ne deviendra, pas plus chez le cheval que chez l'homme, une opération courante pour les praticiens non spécialisés. Il semble très facile, au premier abord, de placer une aiguille dans la jugulaire et de ne monter la seringue dessus que lorsque le sang s'écoule par le chas de l'aiguille, mais il faut compter avec les mouvements du cheval qui, au beau milieu de l'opération, même maintenu avec un tord-nez, fait sortir l'aiguille de la veine ou la fait traverser le vaisseau de part en part. A la suite des injections défectueuses, on observe des tuméfactions très étendues de toute l'encolure. La suppuration est exceptionnelle lorsqu'on opère proprement et avec des instruments bouillis ; mais lorsqu'on incise les tumeurs, il s'en écoule un liquide brunâtre, résidu de l'injection irritante, entouré d'une véritable coque de tissu sclérosé. Ces tumeurs abandonnées à elles-mêmes finissent par se résorber, cependant il faut plusieurs mois pour les voir disparaître. En outre qu'elles peuvent immobiliser le cheval pour un temps assez long, elles ont aussi l'inconvénient d'empêcher d'atteindre la jugulaire pour les injections suivantes. Dans le cas où cet accident arriverait successivement des deux côtés, on peut facilement faire des injections dans les veines dites antibrachiales, qui se trouvent à la face interne des membres antérieurs, à la condition, l'animal étant maintenu par le tord-nez, de lui faire tenir relevé le pied du côté opposé à celui qu'on doit injecter.

Le cheval supportant très bien de fortes doses d'émétique par la voie stomacale, nous avons administré le médicament en électuaire, de la façon qui a été indiquée pour l'orpiment dans notre premier mémoire. Mais, pris de cette manière, l'émétique semble agir très peu sur les trypanosomes, c'est ainsi qu'une dose de 5 grammes prise par ingestion n'a pu faire disparaître les parasites du sang d'un cheval. (Observ. n° 8.) Nous avons donc abandonné ce mode d'administration peu efficace.

Nous avons aussi associé l'orpiment à l'émétique, nous verrons même, plus loin, que c'est cette méthode qui nous a donné les résultats les meilleurs et les plus rapides. Enfin, devant la difficulté des injections intra-veineuses, dans des régions où, le plus souvent, c'est un officier ou un administrateur qui aura à appliquer le traitement, nous sommes revenus à la méthode la plus simple de l'ingestion d'orpiment, qui nous a donné des résultats très satisfaisants.

Les doses, le mode d'administration et les intervalles ont été ceux indiqués plus haut, pour ce qui concerne le traitement à l'orpiment seul ou associé à l'atoxyl.

Nous avons seulement, dans quelques cas, poussé les doses d'orpiment jusqu'à 40 grammes chez des animaux qui avaient déjà subi antérieurement un traitement à l'orpiment. Il nous semble intéressant de signaler que, dans ce cas, ils conservent pendant longtemps une certaine accoutumance, qui permet de dépasser la dose de 30 grammes.

Dans le traitement par l'émétique seul, nous avons injecté dans la jugulaire 1 gramme à 1 gramme 20 d'émétique de potasse en solution dans 40 à 50 centimètres cubes d'eau salée à 7 pour mille, et nous avons fait deux séries de 5 injections, séparées elles-mêmes par 8 jours de repos. Dans le traitement émétique-orpiment, nous avons repris les mêmes intervalles que dans le traitement atoxyl-orpiment, soit 2 séries de 5 injections d'émétique alternant avec 5 ingestions d'orpiment, un jour d'intervalle entre chaque médication et 8 jours de repos entre les deux séries.

Les animaux traités, au nombre de 13, ont tous, sauf un, été infectés expérimentalement, point qui a son importance, car nous avons cru remarquer que, chez les chevaux, la trypanosomiase expérimentale est plus grave que la maladie contractée naturellement et plus difficile à guérir. Le virus employé a été fourni par un dromadaire Surré, qui nous avait été confié par Monsieur le Commissaire du Gouvernement général en Mauritanie, pour des essais de traitement.

OBSERVATIONS

TRAITEMENT PAR L'ÉMÉTIQUE SEUL

Cheval n° 1. — 3 ans, de la race des chevaux dits Baiards, de la taille d'un poney et du poids de 250 kilos environ ; acheté sur le marché de Saint-Louis. Inoculé sous la peau le 13 novembre 1900 avec du sang de chien, infecté de Surra (origine dromadaire).

26 novembre, trypan. très rares, A. G. forte, injection 1 gr. émétique de K dans la jugulaire. 27-28, trypan. non rares, A. G. forte. 29-30, o trypan. A. G. notable. 1er décembre, o trypan., 1 gr. émétique. 2, œdème douloureux de la gouttière jugulaire, o trypan., A. G. notable. 4-5, o trypan, A. G, forte. 6, o trypan., A. G. forte, 1 gr. émétique. 7-9-10, o trypan. A. G. forte, 11 o trypan. A. G. notable, 1 gr. 20 émétique. 12-13, o trypan. A. G. légère. 15, o trypan. A. G. légère, 1 gr. 20 émétique. 8 jours de repos. 17-18-21, o trypan. A. G. très légère. 23, o trypan. A. G. notable, 1 gr. 20. émétique dans la veine antibrachiale, la voie jugulaire étant devenue impraticable des deux côtés. 24-26, o trypan. A. G. notable. 28, o trypan. A. G. = o, 1 gr. 20 émétique. 29-31, o trypan. A. G. légère. 2 janvier 1909, o trypan. A. G. légère, 1 gr. 20 émétique. 4-5, o trypan. A. G. très légère. 7, o trypan. A. G. très légère, 1 gr. 20 émétique dans la jugulaire. 8-9, o trypan. A. G. = o. 12, o trypan. A. G. = o, 1 gr. 20 émétique. Du 13 janvier au 24 avril, o trypan. A. G. légère ou = o. L'animal considéré

comme guéri est réinoculé positivement le 24 avril pour servir à une nouvelle expérience,

Cheval n° 2. — Cheval Baiard de taille assez élevée, appartenant à l'escadron de Spahis, rentré de Mauritanie infecté de Surra.

15 avril 1909, trypan. non rares, A. G. forte. 16, trypan. rares, A. G. notable. 17, o trypan. A. G. notable, 1 gr. émétique de K dans la jugulaire. 23, o trypan. A. G. forte, 1 gr. émétique. 29, o trypan. A. G. forte, 1 gr. émétique. 4 mai, o trypan. A. G. légère, 1 gr. émétique. 9, o trypan. A. G. forte, 1 gr. émétique. 8 jours de repos. 18, o trypan. A. G. notable, 1 gr. émétique. 24, o trypan. A. G. légère, 1 gr. 20, émétique. 5 juin, o trypan., A. G. très légère, 1 gr. 20 émétique. 11, o trypan. A. G. très lègère, 1 gr. 20 émétique. Du 12 juin au 10 septembre, o trypan. L'agglutination globulaire devient peu à peu égale à o. Dès le 21 juin, le cheval est remis en service (voiture à 4 roues). En septembre, il est en parfait état de santé et peut être considéré comme guéri.

Cheval n° 3. — Baiard, 26 ans, donné par son propriétaire pour servir aux expériences. Inoculé sous la peau le 12 février 1909 avec du sang de chien infecté de Surra (origine dromadaire).

18 février, trypan. nombreux, A. G. notable. Injection, 1 gr. émétique de K dans la jugulaire. 19-20-22-23, o trypan., A. G. très légère. 24, o trypan., A. G. légère, 1 gr. émétique. 25-26-27. 1er mars, o trypan., A. G. = o, 1 gr. 20 émétique. 2-3, o trypan., A. G. notable. 5, o trypan. A. G. notable, 1 gr. 20 émétique. 9, o trypan., A. G. forte, 1 gr. 20 émétique. 8 jours de repos. 10-13-15, o trypan., A. G. = o. 16, o trypan., A. G. notable, 1 gr. émétique. 17, o trypan., A. G. forte. 23, o trypan., A. G. notable, 1 gr. 20 émétique. 24, o trypan., A. G. = o, 1 gr. 20 émétique. 3 avril, o trypan., A. G. légère, 1 gr. 20 émétique. 4, o trypan., A. G. notable. 8, o trypan., A. G. notable, 1 gr. 20, émétique. Du 9 avril au 4 mai. o trypan., état général très satisfaisant. 5, *rechute*, trypan. nombreux; l'animal est soumis au traitement mixte atoxyl-orpiment (v. plus loin).

Cheval n° 4. — Baiard. 11 ans, acheté sur le marché de Saint-Louis. Inoculé sous la peau le 11 avril 1909 avec du sang de cheval infecté de Surra (origine directe dromadaire). 15 avril, trypan. rares, A. G. notable. 16-17, trypan. nombreux, A. G. forte. 19 o trypan., A. G. très forte, pétéchies sur les conjonctives avec hémorragie, larmoiement de sang; état général mauvais. Injection 1 gr. émétique de K dans la jugulaire, 20, o trypan., A. G. forte, les pétéchies ont bruni et presque disparu, état général meilleur. 23, o trypan., A. G., notable, 24, o trypan, A. G. forte, 1 gr. émétique. 27, o trypan., A. G. très forte. 29, o trypan., A. G. notable. 1 gr. émétique. 2-3 mai, o trypan., A. G. notable. 4, o trypan., A. G. forte, 1 gr. émétique. 7, o trypan., A. G. notable. 9, o trypan., A. G. légère, 1 gr. émétique, état général satisfaisant. Le traitement est arrêté après la première série de 5 injections. Du 10 au 25, o trypan., A. G. légère. Etat général satisfaisant. 31, o trypan., A. G. notable. Etat général mauvais. Amaigrissement, œdèmes. 3 juin, *rechute*, trypan. non rares, A. G. forte. L'animal est abattu le 4 juin.

TRAITEMENT PAR L'ORPIMENT SEUL

CHEVAL nº 5. — Baiard, 12 ans, acheté sur le marché de Saint-Louis. A déjà été infecté en septembre 1908 avec *Tr. Pecaudi* et a guéri à la suite d'un traitement par l'orpiment seul, terminé le 3 novembre 1908.

Inoculé sous la peau, le 5 février 1909, avec du sang de chien infecté de Surra (origine dromadaire). 15 février, trypan. rares, A. G. forte, 15 grammes orpiment en électuaire. 16, trypan. rares, A. G. forte. 17, o trypan., A. G. très forte. 18, o trypan., A. G. notable, 20 gr. orpiment. 19-20, trypan. rares, A. G. forte. 21, o trypan., A. G. très forte, 25 gr. orpiment. 22, trypan. très rares, A. G. notable. 23, o trypan., A. G. légère. 24, trypan. très rares, A. G. notable, 30 gr. orpiment. 25, trypan. très rares, A. G. notable. 26, o trypan., A. G. très forte. 27, o trypan., A. G. forte, 30 gr. orpiment. 1er mars, o trypan., A. G. notable, 35 gr. orpiment. 2-3, o trypan., A. G. forte. 5, o trypan., A. G. notable, 40 gr. orpiment. 15 jours de repos. 10-13-15, o trypan., A. G. notable. 16, trypan. très rares, A. G. très forte. 17-18-19, o trypan., A. G. forte. 20, o trypan., A. G. notable, 25 gr. orpiment. 23, o trypan., A. G. notable, 30 gr. orpiment. 24, o trypan., A. G. légère, 26. o trypan., A. G. légère, 30 gr. orpiment. 29, o trypan., A. G. lègère, fortes coliques dans la soirée. 30, o trypan. A. G. notable. 2 avril, o trypan., A. G. légère, 30 gr. orpiment. 4, o trypan., A. G. légère, 5, o trypan. A. G. légère, 30 gr. orpiment. 8, o trypan., A. G. légère, 30 gr. orpiment. Etat général excellent. Depuis le 9 avril jusqu'au 15 septembre, o trypan., A. G. légère, puis égale à o. Du 6 au 16 mai, nous avons seulement observé une dépilation très intense. L'animal, qui n'a pas rechuté 5 mois après la fin du traitement, peut être considéré comme guéri.

CHEVAL nº 6. — 3 ans, Baiard, acheté sur le marché de Saint-Louis. A déjà été infecté en 1908 de Mr Bori. A guéri après traitement à l'émétique seul, terminé le 13 janvier (voir cheval nº 1). Inoculé de nouveau sous la peau, le 21 avril 1909, avec du sang de chameau infecté de Surra. 23, o trypan., A. G. notable. 25, trypan. non rares, A. G. forte. 26, trypan. nombreux, A. G. forte, 15 gr. orpiment. 27, trypan. non rares, A. G. forte. 28-29, o trypan., A. G. forte. 30, o trypan., A. G. forte, 20 gr. orpiment. 2 mai, o trypan., A. G. très forte. 3, o trypan., A. G. notable, 25 gr. orpiment. 4, o trypan. A. G. forte. 6, o trypan. A. G. notable, 25 gr. orpiment. 7, o trypan., A. G. forte. 10, o trypan., A. G. forte, 25 gr. orpiment. 11, o trypan., A. G. notable. 13, o trypan., A. G. forte, 25 gr. orpiment. 8 jours de repos. 14-17, o trypan., A. G. notable. 21, trypan. non rares, A. G. forte, 25 gr. orpiment. 22 trypan. rares, A. G. forte. 22 trypan.

rares, A. G. forte. 23, o trypan., A. G. forte, 30 gr. orpiment. 25, o trypan., A. G. forte, 30 gr. orpiment. 26-27, o trypan., A. G. notable. 28, o trypan., A. G. forte, 30 gr. orpiment. 29-30, o trypan. A. G. forte. 31, o trypan., A. G. forte, 30 gr. orpiment. 1er juin, o trypan., A. G. forte. 2, o trypan., A. G. très forte, 30 gr. orpiment. 4-5, o trypan, A. G. notable. 6. o trypan., A. G. très forte, 30 gr. orpiment. 7-8, o trypan., A. G. légère. 9, o trypan, A. G. légère, 30 gr. orpiment. Du 10 juin au 15 septembre, o trypan., L'A. G., restée notable pendant longtemps, a peu à peu diminué pour devenir égale à o. L'animal a présenté également pendant longtemps de l'œdème des boulets, et de l'émaciation musculaire. Ces symptômes, dus à la stabulation, ont disparu quelques jours après que ce cheval a été mis au travail. (Voiture à 4 roues, service journalier du village de ségrégation.) A présenté au mois de juillet une dépilation par plaques, assez accentuée. Etat général excellent, peut être considéré comme guéri.

TRAITEMENT PAR L'ÉMÉTIQUE ASSOCIÉ A L'ORPIMENT

Cheval n° 7. — Baiard, 12 ans, acheté sur le marché de Saint-Louis. Inoculé sous la peau le 25 novembre 1908 avec du sang de chien infecté de Surra (origine dromadaire).

10 décembre, trypan. très rares, A. G. notable. 11, o trypan., A. G. forte, injection 1 gr. émétique de K dans la jugulaire. 12, o trypan., A. G. forte. 13, o trypan., A. G. forte, 15 gr. orpiment. 15, o trypan., A. G. forte, 1 gr. 20 émétique. 17, o trypan., A. G. notable, 20 gr. orpiment. 18, o trypan., A. G. forte. 20, o trypan., A. G. forte, 1 gr. 20 émétique. 22, o trypan., A. G. forte, 25 gr. orpiment. 25, o trypan., A. G. forte, 1 gr. 20 émétique. 27, o trypan., A. G. notable, 30 gr. orpiment. 29, o trypan., A. G. légère, 1 gr. 20 émétique. 31, o trypan., A. G. forte, 30 gr. orpiment, 8 jours de repos. 4-6 janvier 1909, o trypan., A. G. notable. 8, o trypan., A. G. légère, 1 gr. 20 émétique. 11, o trypan., A. G. forte, 20 gr. orpiment. 13, o trypan., A. G. notable, 1 gr. 20 émétique. 15, o trypan., A. G. légère, 25 gr. orpiment. 17, o trypan., A. G. légère, 1 gr. 20 émétique. 19, o trypan, A. G. légère, 30 gr. orpiment. 21, o trypan., A. G. légère, 1 gr. 20 émétique. 23, o trypan., A. G. légère, 30 gr. orpiment. 25, o trypan., A. G. légère, 1 gr. 20 émétique. 27, o trypan., A. G. légère, 30 gr. orpiment. Du 28 janvier au 15 septembre, o trypan., l'A. G., encore légère à la fin du traitement, diminue peu à peu pour disparaître, l'état général est excellent, l'animal peut être considéré comme guéri.

Cheval n° 8. — Baiard, 10 ans, acheté sur le marché de Saint-Louis. Inoculé sous la peau le 27 décembre 1908 avec du sang de chien infecté de Surra (origine dromadaire). 9 janvier 1909, trypan. rares, A. G. forte; on fait avaler à l'animal 5 grammes d'émétique de K en électuaire 10, trypan. rares, A. G. forte, injection 1 gr. d'émétique de K dans la jugulaire. 11, o trypan., A. G. forte. 12, o trypan., A. G. forte,

15 gr. orpiment. 14, o trypan., A. G. notable, 1 gr. 20 émétique. 16, o trypan., A. G. forte, 20 gr. orpiment. 18, o trypan., A. G. notable, 1 gr. 20 émétique. 20, o trypan., A. G. légère, 20 gr. orpiment. 22, o trypan., A. G. légère, 1 gr. 20 émétique. 24, o trypan., A. G. notable, 30 gr. orpiment. 26, o trypan., A. G. légère, 1 gr. 20 émétique. 29, o trypan., A. G. légère, 30 gr. orpiment. Du 30 janvier au 15 septembre, o trypan., l'A. G. diminue de plus en plus, l'état général reste excellent. Le cheval, employé par l'hôpital militaire, fait un service régulier dans de très bonnes conditions, il peut être considéré comme guéri. Il est à noter que ce cheval a guéri en 20 jours avec 5 injections d'émétique et 5 ingestions d'orpiment seulement, c'est-à-dire un traitement de très courte durée et de moitié moins long que le précédent.

TRAITEMENT PAR L'ORPIMENT ASSOCIÉ A L'ATOXYL

Cheval n° 9.— 4 ans, Baiard, acheté sur le marché de Saint-Louis. Inoculé sous la peau le 23 octobre 1908, avec du sang de chien infecté de Surra (origine dromadaire). 29, trypan. très rares, A. G. notable. 31, o trypan., A. G. forte, injection sous-cutanée 5 gr. atoxyl. Diarrhée liquide intense dans la journée. 2 novembre, la diarrhée a cessé, o trypan., A. G. notable. 3, o trypan., A. G. notable, 15 gr. orpiment. 5, o trypan., A. G. notable, 5 gr. atoxyl. 6, paralysie de l'arrière-main; l'animal ne peut se relever, il meurt, dans l'après-midi, d'intoxication.

Cheval n° 10. — Baiard, 12 ans, acheté sur le marché de Saint-Louis. Inoculé sous la peau, le 4 avril 1909, avec du sang de dromadaire infecté de Surra. 9, trypan. très rares, A. G. forte. 11, o trypan., A. G. forte, injection sous-cutanée 5 gr. atoxyl. 13, o trypan., A. G. forte, 15 gr. orpiment. 15, o trypan., A. G. forte, 5 gr. atoxyl. Mauvais état général, démarche pénible, œdème des boulets. 17, o trypan., A. G. forte, 20 gr. orpiment. 18, l'animal présente dans la matinée une violente excitation, cherche à piétiner des pieds de devant son palefrenier et rue des pieds de derrière. Enfermé dans une écurie vide, il se met à tourner rapidement en cercle pendant plusieurs heures, jusqu'à ce qu'il tombe pour mourir, vers trois heures de l'après-midi. Mort intoxiqué.

Cheval n° 11. — Baiard, 20 ans, donné par son propriétaire pour servir aux expériences (même cheval que le n° 3) ; rechute après un traitement à l'émétique seul.

12 mai, trypan. nombreux, A. G. forte, injection sous-cutanée 2 gr. atoxyl. 15, o trypan., A. G. forte, 15 gr. orpiment. 19, o trypan., A. G. notable, 2 gr. atoxyl. 21, o trypan., A. G. notable, 20 gr. orpiment. 23, trypan. rares, A. G. notable, 2 gr. 50 atoxyl. 24, trypan. rares, A. G. forte. 25, o trypan., A. G. forte, 25 gr. orpiment. 27, trypan. rares, A. G. forte, 2 gr. 50 atoxyl. 28, o trypan., A. G. forte. 29, o trypan., A. G. forte, 30 gr. orpiment. 31, o trypan., A. G.

forte, 2 gr., 50 atoxyl. 2 juin, 0 trypan., A. G. forte, 30 gr. orpiment. 8 jours de repos. Du 4 au 9, 0 trypan., A. G. notable. 10, 0 trypan., A. G. forte, 2 gr. 50 atoxyl. 13, 0 trypan., A. G. très forte, 15 gr. orpiment. 15, 0 trypan. A. G. forte, 2 gr. 50 atoxyl. 17, 0 trypan., A. G. forte, 20 gr. orpiment. 19, 0 trypan., A. G. forte, 2 gr. 50 atoxyl. 21, 0 trypan., A. G. légère, 25 gr. orpiment. 23, trypan. rares, A. G. légère, 2 gr. 50 atoxyl. 25, 0 trypan., A. G. forte, 30 gr. orpiment. 27, 0 trypan., A. G. forte, 3 gr. 50 atoxyl. 29, 0 trypan., A. G. forte, 30 gr. orpiment. 2 juillet, trypan. très rares, A. G. forte. Mauvais état général. En présence des rechutes constantes de l'animal en fin de traitement, on le fait abattre.

Cheval n° 12. — Baiard, 10 ans, acheté sur le marché de Saint-Louis. Inoculé sous la peau, le 22 avril 1909, avec du sang de dromadaire infecté de Surra. 26, trypan. nombreux, A. G. forte. 27, 0 trypan., A. G. forte, injection sous-cutanée 3 gr. atoxyl. Après l'injection, l'animal se couche et présente de l'essoufflement et des coliques passagères. 30, 0 trypan., A. G. notable, 15 gr. orpiment. 3 mai, 0 trypan., A. G. forte, 2 gr. atoxyl. 5, 0 trypan., A. G. légère, 20 gr. orpiment. 8, 0 trypan., A. G. notable, 2 gr. atoxyl. 16, 0 trypan., A. G. forte, 25 gr. orpiment. 12, 0 trypan., A. G. forte, 2 gr. atoxyl. 15, 0 trypan., A. G. très forte, 25 gr. orpiment. 16, trypan. nombreux, A. G. légère. 17, 0 trypan., A. G. forte, 2 gr. atoxyl. 19, 0 trypan., A. G. forte, 25 gr. orpiment. 8 jours de repos. 23-25, 0 trypan., A. G. forte. 27, trypan. rares, A. G. forte, 2 gr. atoxyl. 29, 0 trypan., A. G. légère. 30, trypan. nombreux. A. G. légère. 31, 0 trypan., A. G. forte, 2 gr. 50 atoxyl. 2 juin, 0 trypan., A. G. forte, 20 gr. orpiment. 4, 0 trypan., A. G. forte, 2 gr., 50 atoxyl. 5. trypan. non rares, A. G. légère. 6, 0 trypan., A. G. forte, 30 gr. orpiment. 8, 0 trypan, A. G. légère, 2 gr. 50 atoxyl. 9, trypan. rares, A. G. forte, mauvais état général, rechutes fréquentes au moment de la fin du traitement. L'animal est abattu.

Cheval n° 13. — Baiard, 10 ans, acheté sur le marché de Saint-Louis. Inoculé sous la peau, le 5 avril 1909, avec du sang de dromadaire, infecté de Surra. 10, trypan. nombreux, A. G. légère. 11, trypan. rares, A. G. forte, injection sous-cutanée, 5 gr. atoxyl. 13, 0 trypan., A. G. forte, 15 gr. orpiment. 15, 0 trypan., A.G. forte, 5 gr. atoxyl. Mauvais état général, démarche pénible, œdème des boulets. 17, 0 trypan., A. G. forte, 20 gr. orpiment. 19, 0 trypan., A. G. forte, 5 gr. atoxyl. 21, 0 trypan., A. G. légère, état général meilleur, l'œdème des boulets a disparu. 23, 0 trypan., A. G. forte, état général satisfaisant. 24, 0 trypan., A. G. légère, 20 gr. orpiment. 27, 0 trypan., A. G. notable, 3 gr. atoxyl; essoufflement, coliques. 29, 0 trypan., A. G. forte, 20 gr. orpiment. 3 mai, 0 trypan., A. G. très forte, 2 gr. atoxyl. 5, 0 trypan., A. G. forte, 25 gr. orpiment. 8 jours de repos. 7-9-11, 0 trypan., A. G. notable. 13, 0 trypan., A. G. forte, 2 gr. atoxyl 15, 0 trypan., A. G. forte, 15 gr. orpiment. 17, 0 trypan. A. G., légère, 2 gr. atoxyl. 19, 0 trypan. A. G. = 0., 20 gr. orpiment. 21, o trypan., A. G. légère, 2 gr. 50 atoxyl. 23, o trypan., A. G. =0,20 gr. orpiment. 25, o trypan., A. G. forte, 2 gr. 50 atoxyl. 27, o trypan., A. G. notable, 25 gr. orpiment. 29, o trypan., A. G. forte, 2 gr. 50 atoxyl. 31, o trypan., A. G. notable, 30 gr. orpiment. Du 31 mai au 15 septembre, o trypan., l'A. G. arrive très vite à être égale à o, l'état général est excellent, l'animal peut être considéré comme guéri ; il est mis en service à la voiture (service de la Mauritanie).

Nous résumons ci-après, dans un tableau, les résultats thérapeutiques obtenus. Nous donnons la préférence au traitement mixte, orpiment-émétique, deux guérisons sur deux traités, qui, très actif, peut, dans certains cas, être très court, 20 jours pour le cheval qui fait l'objet de l'observation n° 9 et qui a guéri avec 5 injections intra-veineuses d'émétique et 5 ingestions d'orpiment.

Etant donnée la difficulté relative de pratiquer des injections intra-veineuses d'émétique, nous conseillons cependant aux personnes qui n'ont pas une grande habitude de ces injections le traitement par l'orpiment seul, qui est plus long, mais nous a donné des résultats tout aussi bons, 2 animaux guéris sur 2 traités.

L'émétique employé seul donne de moins bons résultats que les deux traitements précédents. Nous n'avons obtenu avec cette médication que deux succès sur quatre animaux traités.

Nous ne pouvons conseiller l'emploi de l'atoxyl qu'avec une extrême prudence, chez les chevaux dont la sensibilité vis-à-vis de ce médicament n'est pas parfaitement connue. Des doses de moins de 4 grammes nous semblent insuffisantes.

Tableau des résultats obtenus dans le traitement du Surra du cheval.

NATURE du traitement	NOMBRE des animaux traités	Intoxications	Rechutes	Guérisons	Proportion des succès
Emétique seul.....	4	0	2	2	2/4
Orpiment seul	2	0	0	2	2/2
Emétique-orpiment .	2	0	0	2	2/2
Atoxyl-orpiment....	5	2	2	1	1/5
TOTAL.......	13	2	4	7	7/13

Les rechutes au début et même au milieu du traitement n'empêchent pas les animaux de guérir; elles ne peuvent être considérées comme d'un mauvais pronostic que lorsqu'elles se reproduisent jusqu'à la fin du traitemeut. Un certain nombre de nos chevaux ont en effet guéri après avoir fait plusieurs rechutes en cours de traitement.

Nous avons enfin observé des dépilations étendues après la fin de la médication chez des animaux dont la guérison s'est affirmée depuis. Ces dépilations ne doivent pas toujours être considérées comme un signe d'infection. Elles semblent, au contraire, dans les deux cas que nous avons observés, coïncider avec une période de convalescence.

RÉSULTATS DU TRAITEMENT DES TRYPANOSOMIASES CHEZ LES CHEVAUX

Nous considérons que la question du traitement des trypanosomiases chez les chevaux est pratiquement résolue par l'emploi de l'orpiment, qui s'est jusqu'à présent montré actif contre toutes les trypanosomiases dans lesquelles nous l'avons expérimenté. La médication, très simple, semble d'ailleurs en train de passer dans l'usage courant. Le service des Douanes l'a employé avec succès sur ses chevaux, à la frontière de la Gambie anglaise. Le commandant du Cercle de Kaolack use également de l'orpiment pour ses chevaux dans le Sine-Saloum, et M. le Vétérinaire Pierre, chef du Service Zootechnique de l'Afrique Occidentale, nous a rapporté qu'un convoi de chevaux, dirigé de la région de Bamako sur la Haute-Côte d'Ivoire, ayant été contaminé en passant dans les environs de Kankan, tous les animaux ont pu être conservés grâce à l'emploi de l'orpiment.

Enfin, le capitaine Foussat, commandant le Cercle du Baoulé, à la Côte d'Ivoire, l'a également employé sans que nous connaissions encore les résultats obtenus.

Comme pour les malades du sommeil, l'orpiment employé doit être de l'orpiment *précipité pur*, les orpiments ordinaires du commerce contenant jusqu'à 80 o/o d'acide arsénieux.

LE DROMADAIRE PEUT ÊTRE CONSIDÉRÉ COMME RÉSERVOIR DE VIRUS VIS-A-VIS DU SURRA

Au cours des expériences qui précèdent, nous avons pu faire de très intéressantes constatations.

Notre virus a été conservé un certain temps par passages sur chiens. Il nous a paru, à un moment donné, qu'il avait baissé beaucoup de virulence, c'est ainsi qu'après inoculation les parasites mettaient quelquefois 10 à 15 jours à apparaître dans le sang du cheval. Nous avons même, au mois d'avril 1909, perdu notre virus sur un chien peu infecté, qui a cessé définitivement de montrer des parasites; heureusement, avions-nous à ce moment un cheval inoculé de Surra de même provenance. Schilling a signalé des faits semblables pour le Nagana, et il a même proposé d'atténuer le virus par passage sur chien, dans le but d'obtenir un vaccin. Les passages successifs de Surra par chevaux semblent arriver aussi à la diminution de la virulence, surtout lorsque ces passages sont peu fréquents et que le virus reste longtemps sur le même animal.

Montgomery (1), Pease et Gaiger (2) ont déjà signalé l'influence des camélidés sur le développement du Surra dans l'Inde, aussi avons-nous eu l'idée de repasser notre Surra affaibli sur le dromadaire, qui semble au Sénégal, et surtout en Mauritanie, être le véritable réservoir naturel de *Tr. Evansi*.

Le résultat a été concluant : au bout d'un seul passage sur dromadaire, les parasites, inoculés directement au cheval, apparaissaient dans le sang, 4 à 5 jours après l'inoculation, et les animaux infectés présentaient des symptômes de maladie à marche suraiguë, tels qu'amaigrissement très rapide, cachexie, œdème, hémorrhagies de la muqueuse buccale et des conjonctives, telles qu'un de nos chevaux présentait de l'écoulement palpébral de larmes sanguinolentes ?

Cette constatation entraîne immédiatement la mesure prophylactique suivante : on ne doit pas, dans les pays à Surra, laisser

(1) MONTGOMERY. On the prophylaxis of trypanosomiasis vith the particular reference of the influence of the Camel in India. *Journ. of. trop. Veter. Sc.*, t. III, 3 juill. 1903, pp. 301-329.

(2) Pease et S. H. Gaiger. Notes of the duration and Course of Camel Surra. *Journ. of. trop. Veter. Sc.*, t. III, 4 nov. 1908, pp. 427-433.

pâturer les chevaux dans le voisinage des chameaux. Il faudra, en pays militaire, veiller à éloigner autant que possible les campements de méharistes de ceux des cavaliers (spahis).

On peut aussi déduire des observations précédentes la raison pour laquelle le Surra s'arrête nettement dans l'Afrique du Nord, à une certaine latitude, 16 degrés environ pour le Sénégal, alors que plus au sud les tabanides sont plus répandus que les glossines et qu'il y a encore des chevaux en assez grand nombre. Si l'on considère, en effet, que le 16e degré est aussi au Sénégal la limite des régions où peut vivre le dromadaire, on peut penser que le Surra disparaît au-dessous par suite de la disparition du réservoir du virus. D'ailleurs, la distribution du Surra coïncide exactement avec l'habitat des camélidés. Il n'y a, croyons-nous, qu'une exception à cette règle, c'est sa présence à Maurice, encore est-il que, dans cette île, les bœufs de provenance et de race indoue semblent pouvoir servir de réservoir de virus. Parmi les bœufs du Sénégal, la race de Mauritanie, qui n'est pas très éprouvée par le Surra au nord du Sénégal et pourrait vraisemblablement servir de réservoir de virus, ne dépasse pas les mêmes limites que le dromadaire, parce que, plus au sud, elle ne résiste pas, ainsi que nous l'avons démontré (1), aux trypanosomiases à glossines. Nous pensons que le Gouvernement de Maurice aurait avantage à remplacer son bétail d'origine indoue par des races de l'Afrique Australe, qui seraient peut-être, non pas moins sensibles au Surra, mais moins aptes à constituer un réservoir de virus et à prolonger l'épizootie.

(1) THIROUX, WURTZ et TEPPAZ. La Maladie du sommeil et les trypanosomiases animales sur la Petite Côte et dans la région des Niayes, au Sénégal. *Ann. de l'Institut Pasteur*, juillet 1908, p. 585.

TRAITEMENT DU SURRA CHEZ LE DROMADAIRE PAR L'ORPIMENT SEUL OU ASSOCIÉ A L'ÉMÉTIQUE OU A L'ATOXYL

Au cours de nos expériences sur le traitement des trypanosomiases des chevaux, nous fûmes priés par M. le commissaire du Gouvernement général en Mauritanie de nous occuper des trypanosomiases des dromadaires, qui occasionnent tous les ans des pertes très sérieuses à notre cavalerie de méharistes, en Mauritanie. Le colonel Gouraud nous fit en même temps remettre deux dromadaires surrés pour nos essais. De ces deux animaux, l'un mourut au bout de six jours, un seul put donc être utilisé pour nos expériences. C'est sur cet animal qu'a été pris le virus qui nous a servi pour nos études sur le traitement du Surra du cheval. Plus tard, lorsque nous avons voulu accroître la virulence de *Tr. Evansi*, nous avons acheté, sur le marché de Saint-Louis, un jeune dromadaire de 3 ans, qui, après nous avoir rendu un virus renforcé, nous a servi pour des expériences de traitement.

Nous avons d'abord expérimenté avec l'orpiment seul, mais ce médicament, si merveilleusement efficace chez le cheval, est très mal supporté par le dromadaire; à la dose de 20 grammes, il occasionne déjà de la diarrhée, il cesse alors d'être absorbé, reste sans action sur les parasites, et il est inutile dans ces conditions d'en augmenter les doses. Pour être efficace, le médicament devrait pouvoir être donné en plus grande quantité qu'au cheval, le dromadaire étant un animal beaucoup plus gros, nous estimons qu'il faudrait qu'il pût supporter, sans diarrhée, 60 grammes d'orpiment; or, il ne supporte même pas les doses de 20 à 30 grammes que l'on donne couramment aux chevaux. L'insuffisance du médicament est manifeste, et chez ces dromadaires, traités par l'orpiment, qui présentent une diarrhée continuelle, les parasites reparaissent constamment au cours du traitement. Cela est d'autant plus regrettable qu'il est très commode de faire prendre l'orpiment en bol au dromadaire, l'animal, une fois couché et les pieds attachés, est sans défense, sa gueule est moins profonde que celle du cheval, et les bols sont plus facilement portés jusqu'à la base de sa langue.

L'émétique a été employé en injections intra-veineuses dans la jugulaire, l'injection se fait plus facilement que chez le cheval, à la condition de prendre la jugulaire très haut,et presque directement au-dessous du maxillaire inférieur.

Nous avons injecté 1 gr. 50 d'émétique en solution dans 50 centimètres cubes d'eau physiologique tous les 5 jours (5 injections). L'animal a rechuté au bout de 21 jours,mais il n'a jamais présenté de trypanosomes dans son sang pendant la durée du traitement.

La médication émétique-orpiment a été aussi tentée chez le même animal, mais il était déjà trop fatigué et il est mort au bout de dix jours.

Le traitement atoxyl-orpiment a été essayé chez un second dromadaire. L'atoxyl a été injecté sous la peau à la dose de 4 à 5 grammes, l'orpiment administré en bols, alternativement, avec un jour de repos entre les deux médications. Deux séries de 5 doses chacune, séparées par 8 jours de repos. 1er jour, 4 gr. atoxyl. 3e jour, 20 gr. orpiment. 5e jour, 4 gr. 5 atoxyl. 7e jour, 25 gr. orpiment. 9e jour, 4 gr. 5 atoxyl. 11e jour, 25 gr. orpiment. 13e jour, 4 gr. 5 atoxyl. 15e jour, 20 gr. orpiment. 17e jour, 4 gr. 5 atoxyl.8 jours de repos, et 2e série, semblable à la première.

L'animal a rechuté au bout de 21 jours, sans avoir présenté de parasites dans son sang pendant toute la durée du traitement. Comme dans les expériences précédentes, l'orpiment a été mal supporté, et a occasionné de la diarrhée. L'atoxyl semble, au contraire, bien toléré par les dromadaires.

OBSERVATIONS

1° TRAITEMENT PAR L'ORPIMENT SEUL.

Dromadaire no 1. — Animal jeune, 3 ans environ, nous a été confié par le colonel Gouraud pour essai de traitement. Présente des parasites pouvant être identifiés avec *Tr. Evansi*. Animal amaigri et en assez mauvais état. 17 août 1908, trypan. très rares, A. G. = 0.18, trypan. non rares, A. G. = 0,15 gr. orpiment en bol. 19, trypan. nombreux, A. G. notable. 20, trypan. nombreux, A. G. notable, 20 gr. orpiment. 21, 0 trypan., A. G. = 0. 22, trypan. non rares, A. G. = 0. 23, trypan. rares, A. G. = 0, 30 gr. orpiment. 24, 0 trypan., A. G. = 0, diarrhée abondante. 25, 0 trypan., A. G. = 0, la diarrhée a presque complètement disparu. 27, 0 trypan., A. G. très légère, 30 gr. orpiment. 28, encore un peu de diarrhée, abcès au pied antérieur droit. 31, 0 trypan., A. G. légère, la diarrhée a disparu, 30 gr. orpiment. 3 septembre, 0 trypan., A. G. = 0, 35 gr. orpiment. 4, 0 trypan., A. G. légère, diarrhée abondante. 5, 0 trypan., A. G. légère, la diarrhée a cessé. 7, 0 trypan., A. G. = 0, 35 gr. orpiment. 8, diarrhée très abondante avec amaigrissement sensible. 9, o trypan., A. G. = o, la diarrhée a cessé. 11, trypan. très rares, A. G. légère, 30 gr. orpiment, 6 jours de repos. 15, diarrhée légère. 16-18-19, o trypan., A. G. = o. 22, o trypan., A. G., légère, 25 gr. orpiment. 23, diarrhée. 25, trypan. très rares, A. G. notable, 30 gr. orpiment. 28, o trypan., A. G. = o, 35 gr. orpiment. 2 octobre, o trypan., A. G. légère, 40 gr. orpiment. 5, o trypan., A. G. = o, 45 gr. orpiment. 8, o trypan., A. G. = o, 50 gr. orpiment. 10, diarrhée très abondante, o trypan. A. G. = o. 12, la diarrhée a disparu. 13, o trypan., A. G. = o, 50 gr. orpiment. 15-17, o trypan., A. G. = o. 21, rechute, trypan. très rares, A. G. notable. L'animal est immédiatement soumis au traitement à l'émétique de potasse.

2° TRAITEMENT PAR L'ÉMÉTIQUE SEUL

Dromadaire n° 2. — C'est l'animal de l'observation précédente, qui vient de rechuter après un traitement à l'orpiment seul ; l'animal est très maigre, mais l'état général est encore bon. 21 octobre 1908, trypan. très rares, A. G. notable. 22, trypan. rares, A. G. légère, injection 1 gr. 50 émétique dans la jugulaire. 27, o trypan., A. G. légère, 1 gr. 50 émétique. 29, o trypan., A G. = o. 2 novembre, o trypan., A. G. = o, 1 gr. 50 émétique. 3-5, o trypan., A. G. = o. 7, o trypan., A. G. = o, 1 gr. 50 émétique. 9, o trypan., A. G. légère. 13, o trypan., A. G. = o, 1 gr. 50 émétique. Du 13 novembre au 2 décembre, o trypan., A. G. = o. 3, rechute, trypan. rares, A. G. légère. L'animal est en mauvais état, on tente néanmoins de le traiter par la médication mixte émétique-orpiment.

3° TRAITEMENT ÉMÉTIQUE-ORPIMENT

Dromadaire n° 3. — C'est l'animal des deux observations précédentes, qui a rechuté une 2e fois, l'observation est à peine ébauchée, l'animal, très fatigué, meurt en effet au bout de 10 jours. 3 décembre 1908, trypan. rares, A. G. légère. 6, o trypan., A. G. légère. Injection 1 gr. émétique dans la jugulaire. 9, o trypan., A. G. légère, 20 gr. orpiment, additionné de 0,80 centigrammes d'extrait d'opium. 10, o trypan., A. G. = o, diarrhée abondante, 30 gr. orpiment additionné de o, 80 centigrammes extrait d'opium. 11, o trypan., A. G. = o, diarrhée abondante, 1 gr. émétique. 12, la diarrhée est toujours très abondante, l'animal ne veut plus se lever. Il meurt le 13.

4° TRAITEMENT ATOXYL-ORPIMENT

Dromadaire n° 4. — Agé de 2 ans 1/2 environ, acheté sur le marché de Saint-Louis. Inoculé, le 18 mars 1909, avec du sang de cheval infecté de Surra (origine dromadaire n° 1, virus conservé sur chiens). 24, trypan. non rares, A. G. = o. Du 1er au 29 avril, trypan. nombreux. 30, trypan. nombreux, A. G. notable, 15 gr. orpiment, en un bol. 2 mai, o trypan., A. G. = o, diarrhée abondante. 4, o trypan., A. G. = o, la diarrhée a cessé. 5, o trypan., A. G. = o, 15 gr. orpiment. 6-7 trypan. non rares, A. G. légère. 8, trypan. nombreux, A. G. légère. Injection sous-cutanée de 4 gr. atoxyl. 9, trypan. très rares, A. G. notable. 10, trypan. très rares, A. G. = o, 20 gr. orpiment. 11, o trypan., A. G. = o. 12, o trypan., A. G. = o, 4 gr. 50 atoxyl. 14, o trypan., A. G. = o, 25 gr. orpiment. 17, o trypan., A. G. légère, 4 gr. 50 atoxyl. 21, o trypan., A. G. = o, 25 gr. orpiment. 22-25, o trypan., A. G. légère, diarrhée abondante. 26, o trypan., A. G. = o, diarrhée terminée. 27, o trypan., A. G. = o, 4 gr. 50 atoxyl. 30, o trypan., A. G. légère, 20 gr. orpiment. 1er juin, o trypan., A. G. = o, 4 gr. 50 atoxyl. 4, o trypan., A. G. légère, 20 gr. orpiment. 8, o trypan., A. G. légère, 4 gr. 50 atoxyl. 9-10, o trypan., A. G. = o. 11, o trypan., A. G. = o, 20 gr. orpiment. 8 jours de repos. 14, o trypan., A. G. = o. 20, o trypan., A. G. = o, 4 gr. atoxyl. 22, o trypan., A. G. = o, 15 gr. orpiment. 28, o trypan., A. G. = o, 4 gr. atoxyl. 1er juillet, o trypan., A. G. légère, 20 gr. orpiment. 3, o trypan., A. G. légère, la diarrhée est abondante. 5, o trypan., A. G. légère, la diarrhée est terminée, 4 gr. 50 atoxyl. 7, o trypan., A. G. = o, 20 gr. orpiment. 12, o trypan., A. G. légère, 5 gr. atoxyl. 15, o trypan., A. G. = o, 20 gr. orpiment. 18, o trypan., A. G. = o, 5 gr. atoxyl. 22, o trypan. A. G. = o, 20 gr. orpiment. 10 août, rechute, trypan. nombreux, état général mauvais. L'animal est abattu.

Des observations précédentes, on ne saurait conclure d'une façon absolue, les animaux mis en expérience étant trop peu nombreux. Il y a cependant quelques points qui s'en dégagent nettement : l'orpiment, qui donne de si bons résultats chez le cheval, ne peut être employé à doses suffisamment élevées pour être efficaces chez le dromadaire, qui le supporte mal ; l'atoxyl, au contraire, mal toléré par les chevaux, semble ne présenter vis-à-vis du dromadaire que des propriétés peu toxiques. Il y aurait lieu de reprendre les expériences de traitement avec ce médicament, seul ou associé à l'émétique, dont l'emploi n'a peut-être pas été poursuivi assez longtemps, dans la seule expérience que nous ayons faite. Les doses d'émétique pourraient, peut-être aussi, comme celles d'atoxyl, être augmentées dans une assez large proportion.

Un fait assez curieux, que nous avons observé au cours de ces expériences, est le suivant : l'agglutination globulaire, toujours très marquée chez le cheval trypanosomé, est, au contraire, souvent nulle ou très faible chez les dromadaires infectés.

TABLE DES MATIÈRES

PREMIÈRE PARTIE

MALADIE DU SOMMEIL

DEUXIÈME PARTIE

TRYPANOSOMIASES ANIMALES

POITIERS. — IMP. BLAIS ET ROY.

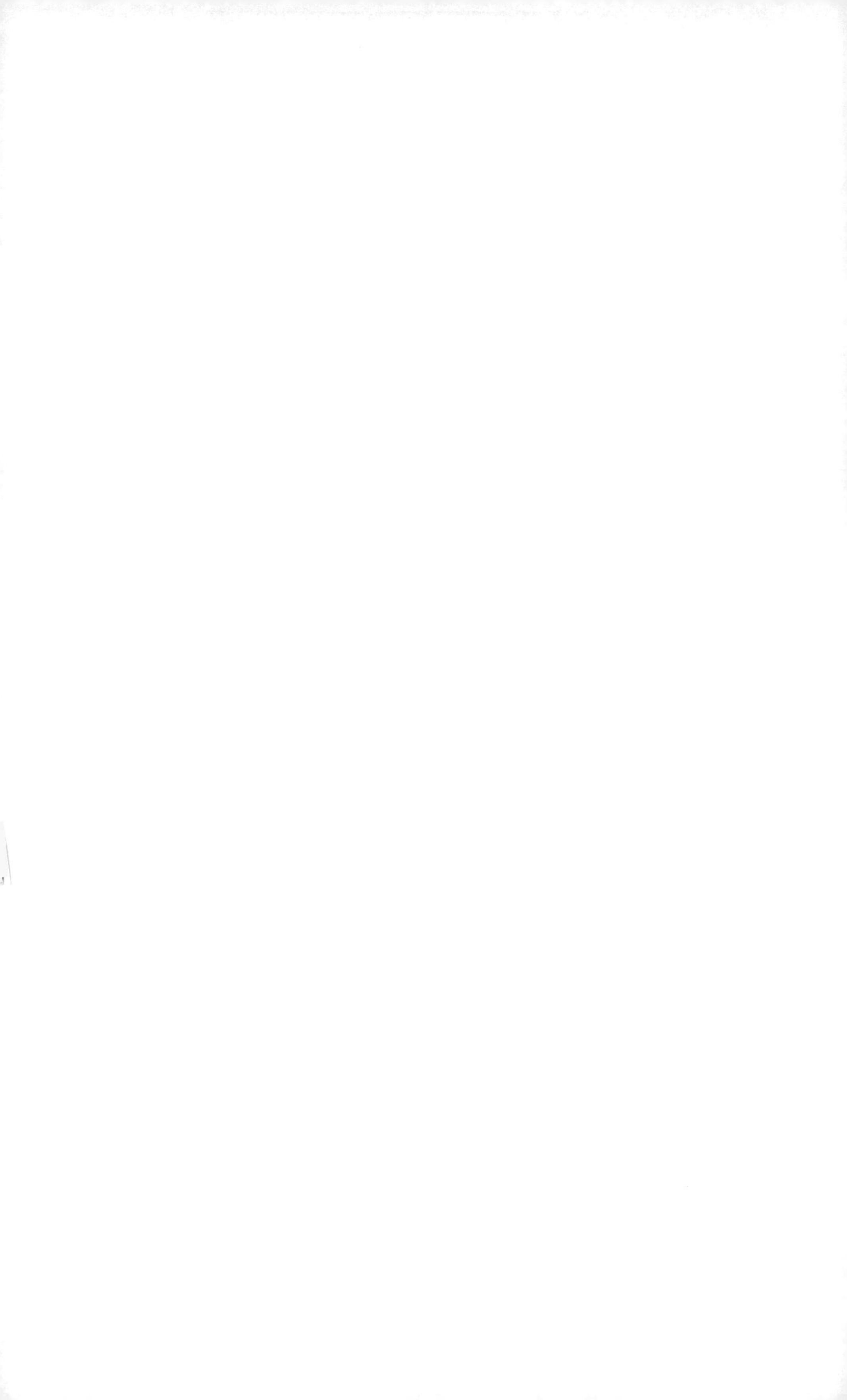

www.ingramcontent.com/pod-product-compliance
Ingram Content Group UK Ltd.
Pitfield, Milton Keynes, MK11 3LW, UK
UKHW020324230726
13925UKWH00002B/615

9 782013 539104